Kohlhammer

Die Herausgeber

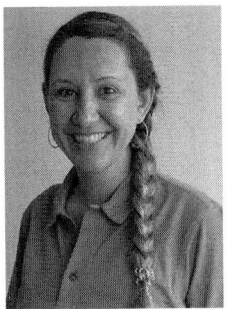

Sabrina Eggmann, Dr. phil, MSc, Physiotherapeutin und Therapieexpertin im Bereich Respiratory auf der Intensivstation am Inselspital, Universitätsspital Bern, Schweiz. Verantwortlich für das Curriculum CAS Physiotherapie auf der Intensivstation der Berner Fachhochschule.

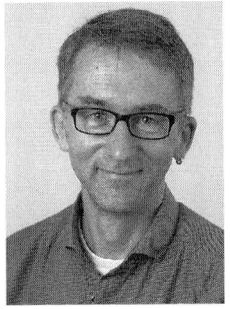

Peter Nydahl, Dr. rer. hum. biol., BScN, MScN, Gesundheits- und Krankenpfleger, Pflegewissenschaftler, Pflegeforschung und -entwicklung am Universitätsklinikum Schleswig-Holstein, Kiel. Mitbegründer des internationalen Netzwerks Frühmobilisation.

Sabrina Eggmann/Peter Nydahl (Hrsg.)

Frühmobilisation in der Intensivbetreuung

Mobilität einschätzen, umsetzen, evaluieren

Verlag W. Kohlhammer

Dieses Werk einschließlich aller seiner Teile ist urheberrechtlich geschützt. Jede Verwendung außerhalb der engen Grenzen des Urheberrechts ist ohne Zustimmung des Verlags unzulässig und strafbar. Das gilt insbesondere für Vervielfältigungen, Übersetzungen, Mikroverfilmungen und für die Einspeicherung und Verarbeitung in elektronischen Systemen.

Die Wiedergabe von Warenbezeichnungen, Handelsnamen und sonstigen Kennzeichen in diesem Buch berechtigt nicht zu der Annahme, dass diese von jedermann frei benutzt werden dürfen. Vielmehr kann es sich auch dann um eingetragene Warenzeichen oder sonstige geschützte Kennzeichen handeln, wenn sie nicht eigens als solche gekennzeichnet sind.

Es konnten nicht alle Rechtsinhaber von Abbildungen ermittelt werden. Sollte dem Verlag gegenüber der Nachweis der Rechtsinhaberschaft geführt werden, wird das branchenübliche Honorar nachträglich gezahlt.

Dieses Werk enthält Hinweise/Links zu externen Websites Dritter, auf deren Inhalt der Verlag keinen Einfluss hat und die der Haftung der jeweiligen Seitenanbieter oder -betreiber unterliegen. Zum Zeitpunkt der Verlinkung wurden die externen Websites auf mögliche Rechtsverstöße überprüft und dabei keine Rechtsverletzung festgestellt. Ohne konkrete Hinweise auf eine solche Rechtsverletzung ist eine permanente inhaltliche Kontrolle der verlinkten Seiten nicht zumutbar. Sollten jedoch Rechtsverletzungen bekannt werden, werden die betroffenen externen Links soweit möglich unverzüglich entfernt.

1. Auflage 2023

Alle Rechte vorbehalten
© W. Kohlhammer GmbH, Stuttgart
Gesamtherstellung: W. Kohlhammer GmbH, Stuttgart

Print:
ISBN 978-3-17-042427-2

E-Book-Formate:
pdf: ISBN 978-3-17-042428-9
epub: ISBN 978-3-17-042429-6

Inhalt

1	**Hintergrund**		**11**
1.1	Geschichte der Frühmobilisation		12
	Sabrina Eggmann & Peter Nydahl		
	1.1.1	Paradigmenwechsel	12
	1.1.2	Fazit	14
	Literatur		14
1.2	Immobilität und Dekonditionierung im Krankenhaus		15
	Sabrina Eggmann		
	1.2.1	Auswirkungen der Immobilität	15
	1.2.2	Fazit	17
	Literatur		17
1.3	Langzeitfolgen nach einem Intensivstationsaufenthalt		18
	Sabrina Eggmann & Franziska Wüthrich		
	1.3.1	Post-Intensivstationssyndrom (PICS)	18
	1.3.2	Fazit	22
	Literatur		22
1.4	ABCDEF-Ansatz		24
	Stefan Nessizius & Carsten Hermes		
	1.4.1	A: Assess, prevent and manage pain	24
	1.4.2	B: Both – SAT spontaneous awakening trial & SBT – spontaneous breathing trial	25
	1.4.3	C: Choice of analgesia and sedation	25
	1.4.4	D: Delirium: assess, prevent and manage pain	26
	1.4.5	E: Early Mobilisation and Exercise	27
	1.4.6	F: Family Engagement	27
	Literatur		28
2	**Frühmobilisation**		**30**
2.1	Definition Frühmobilisation		31
	Sabrina Eggmann & Peter Nydahl		
	2.1.1	Was ist Frühmobilisation?	31
	2.1.2	Fazit	35
	Literatur		35
2.2	Evidenz		36
	Peter Nydahl		
	2.2.1	Evidenzstufen	36

	2.2.2	Evidenz	37
	2.2.3	Grenzen der Evidenz	38
	2.2.4	Fazit	39
	Literatur		39
2.3	Sicherheit		39
	Peter Nydahl		
	2.3.1	Unerwünschte Ereignisse	40
	2.3.2	Evidenz	40
	2.3.3	Planung	41
	2.3.4	Sicherheitskriterien	42
	2.3.5	Sonderfälle	42
	2.3.6	Stufenweise mobilisieren	43
	2.3.7	Instabilität	43
	2.3.8	Iatrogene Sicherheitsereignisse	44
	2.3.9	Fazit	44
	Literatur		44
2.4	Screening – Identifikation geeigneter PatientInnen		45
	Sabrina Eggmann		
	2.4.1	Risikoevaluation	45
	2.4.2	Rehabilitationsbedürfnisse	46
	2.4.3	Zeitpunkt »so früh als möglich«	47
	2.4.4	Fazit	49
	Literatur		49
2.5	Aufbau Frühmobilisation, ICU Mobility Scale		50
	Angela Kindler & Stefan J Schaller		
	2.5.1	Algorithmen/Aufbau der Frühmobilisation	50
	2.5.2	Fazit	55
	Literatur		55
2.6	Trainingskriterien		56
	Sabrina Eggmann		
	2.6.1	FITT – Frequenz, Intensität, Type und Time (Dauer)	56
	2.6.2	Fazit	58
	Literatur		58

3	**Frühmobilisation in der Praxis**		**60**
3.1	Assessments		60
	Peter Nydahl		
	3.1.1	Bewusstsein	61
	3.1.2	Schmerz	62
	3.1.3	Fazit	68
	Literatur		68
3.2	Kraft und Kraftmessung		69
	Jonas Maurer & Sabrina Eggmann		
	3.2.1	Kraftentwicklung	69
	3.2.2	Kraftmessung	70
	3.2.3	Fazit	74

		Literatur	74
	3.3	Deutsche CPAx Version	75
		Sabrina Eggmann & Angela Kindler	
		3.3.1 Beurteilung körperlicher Funktion und Aktivität	75
		3.3.2 Praktische Umsetzung	77
		3.3.3 Fazit	79
		Literatur	79
	3.4	Frühmobilisationsprotokolle am Beispiel des Surgical Intensive Care Unit Optimal Mobilisation Score (SOMS)	80
		Julius J. Grunow & Stefan J. Schaller	
		3.4.1 Evidenz für Frühmobilisierungsprotokolle	80
		3.4.2 Surgical Intensive Care Unit Optimal Mobility Scale (SOMS)	82
		3.4.3 Fazit	86
		Literatur	86
	3.5	Praktische Durchführung	88
		Sabrina Eggmann & Angela Kindler	
		3.5.1 Planen	88
		3.5.2 Vorbereiten	90
		3.5.3 Durchführen	91
		3.5.4 Nachbereiten und Reflektieren	92
		3.5.5 Pause	93
		3.5.6 Fazit	93
		Literatur	94
	3.6	Notfallmanagement	94
		Peter Nydahl	
		3.6.1 Notfälle bei PatientInnen	94
		3.6.2 Unfälle bei Mitarbeitenden	96
		3.6.3 Fazit	96
	3.7	Kontinuum der Rehabilitation: Frührehabilitation nach dem Intensivstationsaufenthalt	96
		3.7.1 Einblick in die Abläufe einer Weaning-Station	96
		Christa Villinger	
		Literatur	100
		3.7.2 Einblick in die Abläufe einer Rehabilitationsklinik	100
		Valentine Stefanicki Hanschur	
		Literatur	105
4	**Spezielle Situationen/Barrieren**		**106**
	4.1	Barrieren und Lösungsansätze	107
		Rolf Dubb, Arnold Kaltwasser & Oliver Rothaug	
		4.1.1 Was sind Barrieren	107
		4.1.2 Maßnahmen zur Überwindung von Barrieren	109
		4.1.3 Fazit	110
		Literatur	110

4.2	Spezielle Situationen/Barrieren: Mobilisation von Patientinnen an extrakorporaler Membranoxygenierung (ECMO)	111

Angela Kindler, Franziska Wüthrich & Rahel Frohofer

	4.2.1	Theoretische Grundlagen zur ECMO	111
	4.2.2	Besondere Herausforderungen	112
	4.2.3	Fazit	118
		Literatur	119
4.3		Gewichtige PatientInnen	119

Peter Nydahl

	4.3.1	Adipositas	120
	4.3.2	Fazit	123
		Literatur	123
4.4		Frühmobilisierung älterer Menschen	124

Silke Filipovic & Silke Klarmann

	4.4.1	Mobilität und Alltagsaktivität in der Geriatrie	124
	4.4.2	Frühmobilisierung – der wichtigste Therapiebaustein im Alter	125
	4.4.3	Einsatz der Mobilität beim geriatrischen Patienten	127
	4.4.4	Fazit	130
		Literatur	130
4.5		Pädiatrische Intensivstation	130

Ruth Stauffer Lacorcia

	4.5.1	Frühmobilisation und Aktivität in der Pädiatrie	131
	4.5.2	Barrieren und Förderfaktoren	132
	4.5.3	Prävention von Delir und Immobilität	133
	4.5.4	Praktische Umsetzung	134
	4.5.5	Fazit	137
		Literatur	138
4.6		Delir und Mobilisierung	139

Peter Nydahl

	4.6.1	Delir	139
	4.6.2	Kommunikation	140
	4.6.3	Fallbeispiele	140
	4.6.4	Lösungsansätze zu den Fallbeispiele	143
	4.6.5	Fazit	143
		Literatur	144
4.7		Familienintegration bei der Frühmobilisation	144

Marie-Madlen Jeitziner, Beatrice Jenni-Moser & Matthias Thomas Exl

	4.7.1	Integration der Familie	144
	4.7.2	Bereitschaft des interprofessionellen Behandlungsteams	145
	4.7.3	Beziehungs- und Vertrauensaufbau	145
	4.7.4	Information und Wissen	146
	4.7.5	Durchführung der Frühmobilisation	146

		4.7.6 Mit der Familie auf Augenhöhe	147
		4.7.7 Fazit	147
		Literatur	147
	4.8	Personalmangel	149
		Carsten Hermes & Stefan Nessizius	
		4.8.1 Fazit	152
		Literatur	152
5	**Fallbeispiele**		**154**
	5.1	Früheinsetzende Physiotherapie bei PatientInnen auf der ICU unter laufender ECLS-Therapie – ein Fallbericht	155
		Jochen Bräunig	
		5.1.1 Fallbericht	156
		5.1.2 Fazit	160
		Literatur	161
	5.2	Frühmobilisierung auf der neurologischen Intensivstation aus Sicht der Physiotherapie – ein Fallbericht	161
		Silke Stebner	
		5.2.1 Das therapeutische Team auf der neurologischen Intensivstation	161
		5.2.2 Standards auf der neurologischen Intensivstation	162
		5.2.3 Besonderheiten bei der Frühmobilisierung akutneurologischer PatientInnen	167
		5.2.4 Fazit	168
		Literatur	168
6	**Versorgungskonzepte und Implementierung**		**169**
	6.1	Prähabilitation	170
		Martin L. Verra	
		6.1.1 Ausgangslage	171
		6.1.2 Konzept der Prähabilitation	171
		6.1.3 Aktuelle Evidenzlage	173
		Literatur	173
	6.2	Strategien zur Umsetzung eines Konzepts zur Frühmobilisierung	174
		Hajime Katsukawa	
		6.2.1 Bilden eines Mobi-Teams	174
		6.2.2 Identifizieren und Beseitigen von Hindernissen	176
		6.2.3 Strategien zur Überwindung von Barrieren	177
		6.2.4 Fazit	181
		Literatur	181
	6.3	Evaluation und Qualitätsmanagement	182
		Hendrik Mende, Rolf Dubb & Arnold Kaltwasser	
		6.3.1 Evaluation	182
		6.3.2 Fazit	184
		Literatur	184

Die Autorinnen, die Autoren **185**

Stichwortverzeichnis **189**

Piktogramme **192**

1 Hintergrund

Erleben der Intensivstation: Ein persönlicher Fallbericht erzählt von Daniel Aebersold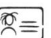

Durch meine sehr schwere Covid-Erkrankung war ich rund acht Wochen an eine ECMO angeschlossen und rund sechs Wochen im künstlichen Koma.

In der Zeit des künstlichen Komas erlebte ich unzählige Geschichten unterschiedlichster Art. Beispielsweise war ich im vordersten Wagen eines Zuges unterwegs. Der Zug war offen und hatte keine Scheiben. Die Fahrt führte über einen hohen Pass und ich hatte nur sehr schlechte Kleidung. Mir war sehr kalt und ich kämpfte gegen den Erfrierungstod.

Aber auch viele unterschiedliche Erlebnisse, in denen ich in irgendwelchen Häusern in meiner näheren Umgebung wohnte, die ich aus meinem realen Alltag gut kenne. Dabei war ich meist krank und musste betreut werden, teilweise hatte ich sehr gute Betreuung wie z. B. durch meine Frau und teilweise wurde ich von fremden Menschen in irgendwelchen Ställen gehalten wie ein Tier. Dann auch verschiedenste Erlebnisse, in denen ich an Kreuzungen stand und mich für einen Weg entscheiden musste. Weiter befand ich mich auch oft in irgendwelchen Tunnel und sah in der Ferne Licht.

Später hatte ich wohl trotzdem mitbekommen, dass ich von Thun nach Bern verlegt wurde, denn ich irrte in meinen Geschichten nun stundenlang in der Stadt Bern umher. Dabei wollte ich unbedingt nach Hause, hatte aber kein Geld und erneut nur sehr schlechte Kleidung. Auch in diesen Geschichten war es wieder bitterkalt und ich kämpfte gegen den Erfrierungstod an. In diesen Geschichten kam immer wieder eine sehr warmherzige Frau vor, die mich irgendwo umherirrend oder irgendwo todkrank liegend aufsuchte. Sie hielt mir immer die Hand, sie hatte eine wunderbar warme Hand und ich genoss es unbeschreiblich, wenn sie meine Hand hielt. Sie war meine letzte Hoffnung.

In einigen Geschichten lag ich im Spital. Die Räume, in denen ich lag, waren sehr unterschiedlich. Teilweise waren es riesige Hallen voller Betten mit schwer kranken Menschen. Es herrschte viel Hektik und Aufregung. Teilweise wurde ich von den Pflegenden in diesen Geschichten auch beschimpft, da ich z. B. erbrechen musste und mein Bett verschmutzte, oder weil ich Hilfe brauchte und klingelte.

In einer anderen Geschichte lag ich ebenfalls in einem Spital, das wie ein farbiges rundes Schaufenster aussah mit bunten Lichtern. Die Pflegenden sagten uns Patienten, dass wir für ein paar Stunden in die Stadt gehen dürfen. Alle gingen, nur ich konnte mich nicht bewegen. Die Bettdecke auf mir war so schwer, dass ich mich darunter nicht bewegen konnte, und so musste ich im Bett liegen bleiben. Ich kämpfte mit aller Kraft gegen die Last, aber alles umsonst.

1.1 Geschichte der Frühmobilisation

Sabrina Eggmann & Peter Nydahl

Die Idee der Frühmobilisierung ist nicht neu. Jahrhundertelang haben sich Menschen trotz schwerer Erkrankung weiterhin bewegt, sofern dies rein physisch noch möglich war. Die Idee der Genesung durch Bettruhe entstand erst im 19. Jahrhundert. Aufgrund von technischen Anpassungsschwierigkeiten von Beatmungsmaschinen resultierte eine tiefe physische und mentale Immobilisation mit tiefer Sedierung auf Intensivstationen. Erst in den letzten 20 Jahren ist wieder ein Paradigmenwechsel von weniger Sedierung und mehr Aktivität zu bemerken.

1.1.1 Paradigmenwechsel

In den 1990er Jahren waren wir davon überzeugt, PatientInnen auf Intensivstationen durch tiefe Sedierung und Immobilisierung vor Schaden und Stress zu schützen (Strom and Toft, 2014). Wir sind davon ausgegangen, das Richtige zu tun, indem wir bei Personen mit Herzinsuffizienz oder schwerer Lungenfunktionsstörung den Sauerstoffverbrauch minimierten und sie durch eine tiefe Sedierung von erhöhtem Stress abschirmten (▶ Tab. 1.1). PatientInnen wurden zum Teil relaxiert, um die Funktionsweise der Beatmungsgeräte optimal zu gewährleisten und störende Interaktionen zu minimieren. Ein »gegen das Beatmungsgerät kämpfen« wurde damals als häufiges Problem beschrieben. Allerdings verließ keiner aus dieser schwerkranken Patientengruppe die Intensivstation zu Fuß. Das Weaning von der Beatmung gestaltete sich zunehmend als sehr schwierig.

Entsprechend stellten immer mehr KlinikerInnen eine tiefe Sedierung in Frage (▶ Tab. 1.1). Erste Studien unterstützten diese Ansichten, indem sie aufzeigten, dass tägliche Aufwach- oder Spontanatmungsversuche oder eine Kombination aus beidem die Zeit an Beatmungsgeräten und auf der Intensivstation verkürzten und die Mortalität weiter reduzierten (Ely, 2021, Girard et al., 2008). Als kritisch kranke PatientInnen weniger tief sediert und dadurch wacher waren, wurde zunehmend das Problem des Deliriums erkannt. Dies führte zur Erstellung des ersten Assessments zur routinemäßigen Überprüfung eines Deliriums mittels der »Confusion Assessment Method for the Intensive Care Unit« (CAM-ICU) (Ely et al., 2001). Fast zeitgleich führte Stiller aus Australien ein erstes Protokoll zur Frühmobilisierung von IntensivpatientInnen ein (Stiller, 2004) und etwas später gelang Bailey et al. eine Meilensteinstudie, in der sie zeigten, dass auch beatmete PatientInnen sicher aus dem Bett mobilisiert und über die Intensivstation gehen konnten (Bailey et al., 2007). Dabei kam es zu keinen akzidentellen Extubationen und die meisten unerwünschten Ereignissen (< 0.1%) waren vorübergehende physiologische Veränderungen. Die Vorteile einer frühen Mobilisation während der täglichen Spontanatmungs- und Aufwachversuche wurden mittels einer randomisierten kontrollierten Studie von Schweickert et al. demonstriert, wobei eine frühe Mobilisierung zu einer erhöhten Selbständigkeit bei der Krankenhausentlassung und zu weniger Delirium auf der Intensivstation führte (Schweickert et al., 2009).

Zunächst von der Welt unbemerkt, haben dänische Intensivstationen komplett aufgehört ihre PatientInnen zu sedieren (Strom et al, 2014). Dabei haben sie festgestellt, dass sich das psychologische Outcome von nicht-sedierten zu sedierten Personen nicht unterschied. Die Annahme, dass eine Sedierung mit einer Abschirmung vor psychologischen Spätfolgen schützen sollte wurde dadurch weiter hinterfragt (Nedergaard et al., 2020). Um auf die Spätfolgen einer langen Immobilisierung und eines Weaningversagens hinzuweisen, wurde der Begriff »Post Intensive Care Syndrome« entwickelt (Needham et al., 2012). Dadurch werden langfristige Folgen einer kritischen Erkrankung sichtbar. Es erlaubt eine einfachere Identifikation betroffener Personen, ermöglicht aber auch die Prävention und zukünftige Therapien. Die Vorteile und Schäden einer tiefen Sedierung, Lähmung und Immobilisierung wurde also zunehmend in Frage gestellt. Es entstand ein neues Paradigma. Die PADIS-Leitlinie (Pain, Agitation/Sedation, Delirium, Immobility, Sleep Disruption: prevention and management) (Devlin et al., 2018) rückte den Schlaf, die Mobilisierung und eine familienzentrierte Versorgung in die Gegenwart und betrachtete die Integration von Angehörigen in die Versorgung als essenziell (Davidson et al., 2017). Das ABCDEF-Maßnahmenbündel, welches wir heute noch anwenden, entstand (▶ Kap. 1.4).

Tab. 1.1: Entstehung des ABCDEF-Maßnahmenbündels (eigene Zusammenstellung)

Jahr	Paradigma: Wir schützen PatientInnen durch tiefe Sedierung und Immobilisierung.
1995	Tägliche Spontanatmungsversuche (SBT) reduzieren die Entwöhnungszeit (Ely et al., 1996).
2000	Tägliche spontane Aufwachversuche (SAT) reduzieren die Verweildauer auf der Intensivstation (Kress et al., 2000).
2001	Kombinierte tägliche SBT & SAT reduzieren Beatmungs- und Verweildauer und sind lebensrettend (Girard et al., 2008).
2001	Ein Delir kommt häufig vor und kann erkannt werden (Ely, 2021).
2004	Die Frühmobilisierung von IntensivpatientInnen anhand von Protokollen ist machbar und sicher (Stiller, 2004).
2007	Gehen mit Beatmung und endotrachealem Tubus ist machbar und sicher (Bailey et al., 2007).
2009	Frühe Mobilisierung verbessert funktionelle Ergebnisse (Schweickert et al., 2009).
2010	Keine Sedierung verkürzt die Beatmungs- und Verweildauer (Strom and Toft, 2014).
2012	Viele IntensivpatientInnen haben langfristige Gesundheitsprobleme: Definition des Post-Intensiv-Care-Syndroms (Needham et al., 2012).

Tab. 1.1: Entstehung des ABCDEF-Maßnahmenbündels (eigene Zusammenstellung) – Fortsetzung

Jahr	Paradigma: Wir schützen PatientInnen durch tiefe Sedierung und Immobilisierung.
2017	Angehörige und geliebte Menschen gehören zu PatientInnen (Davidson et al., 2017).
2018	Schlaf und Mobilisierung müssen weiter optimiert werden (Devlin et al., 2018).
	Paradigma: Wir schützen PatientInnen durch Teilhabe/Partizipation und Mobilisierung.

1.1.2 Fazit

Nach rund 30 Jahren haben sich die Paradigmen geändert. Heutzutage sind kritisch kranke Personen wach und werden auf der Intensivstation rehabilitiert. Sie kommunizieren und entscheiden mit ihrer Familie am Krankenbett. Heute schützen wir PatientInnen durch Partizipation und Mobilisierung.

Literatur

Bailey P, Thomsen GE, Spuhler VJ et al. (2007). Early activity is feasible and safe in respiratory failure patients. *Crit Care Med;* 35: 139–45.

Davidson JE, Aslakson RA, Long AC et al. (2017). Guidelines for Family-Centered Care in the Neonatal, Pediatric, and Adult ICU. *Crit Care Med;* 45: 103–128.

Devlin JW, Skrobik Y, Gelinas C et al. (2018). Clinical Practice Guidelines for the Prevention and Management of Pain, Agitation/Sedation, Delirium, Immobility, and Sleep Disruption in Adult Patients in the ICU. *Crit Care Med;* 46: e825–e873.

Ely EW, Baker AM, Dunagan DP, Burke HL et al. (1996). Effect on the duration of mechanical ventilation of identifying patients capable of breathing spontaneously. *N Engl J Med;* 335: 1864–9.

Ely EW, Inouye SK, Bernard GR et al. (2001). Delirium in mechanically ventilated patients: validity and reliability of the confusion assessment method for the intensive care unit (CAM-ICU). *Jama;* 286: 2703–10.

Ely WE (2021). *Every Deep-Drawn Breath: A Critical Care Doctor on Healing, Recovery, and Transforming Medicine in the ICU.* New York: Scribner.

Girard TD, Kress JP, Fuchs BD et al. (2008). Efficacy and safety of a paired sedation and ventilator weaning protocol for mechanically ventilated patients in intensive care (Awakening and Breathing Controlled trial): a randomised controlled trial. *Lancet;* 371: 126–34.

Kress JP, Pohlman AS, O'Connor MF & Hall JB (2000). Daily interruption of sedative infusions in critically ill patients undergoing mechanical ventilation. *N Engl J Med;* 342: 1471–7.

Nedergaard HK, Jensen HI, Stylsvig M et al. (2020). Effect of non-sedation on post-traumatic stress and psychological health in survivors of critical illness-A substudy of the NONSEDA randomized trial. *Acta Anaesthesiol Scand;* 64: 1136–1143.

Needham DM, Davidson J, Cohen H et al. (2012). Improving long-term outcomes after discharge from intensive care unit: report from a stakeholders' conference. *Crit Care Med;* 40: 502–9.

Schweickert WD, Pohlman MC, Pohlman AS et al. (2009). Early physical and occupational therapy in mechanically ventilated, critically ill patients: a randomised controlled trial. *Lancet;* 373: 1874–82.

Stiller K, Phillips, A., Lambert, P. (2004). The safety of mobilisation and its effects on haemodynamics and respiratory status of intensive care patients. *Physiotherapy Theory and Practice*; 20: 175–185.

Strom T & Toft P (2014). Sedation and analgesia in mechanical ventilation. *Semin Respir Crit Care Med*; 35: 441–50.

1.2 Immobilität und Dekonditionierung im Krankenhaus

Sabrina Eggmann

Seit Jahrzehnten ist bekannt, dass eine verordnete Bettruhe im Krankenhaus zu schädlichen Ereignissen führt. Immobilität begünstigt die Entstehung von Thrombosen, Dekubitus, Insulinresistenz, Atelektasen und Pneumonien. Außerdem kommt es bereits innerhalb von wenigen Tagen zum Muskelabbau und einer Dekonditionierung, welche insbesondere bei älteren Personen mit funktionellen Beeinträchtigungen und dem Verlust der Selbständigkeit einhergehen. Eine frühe Mobilisierung kann diesen Komplikationen entgegenwirken.

1.2.1 Auswirkungen der Immobilität

Bettruhe im Krankenhaus

Die schädlichen Auswirkungen einer prolongierten Immobilität – wie die häufig verordnete Bettruhe im Krankenhaus, wurden bereits im Jahre 1944 intensiv diskutiert (DOCK, 1944). Trotzdem steht bis heute in jedem Krankenhauszimmer ein Bett. Entsprechend verbringen PatientInnen, trotz erhaltener Gehfähigkeit, bis zu 83 % ihrer Hospitalisation liegend im Bett (Brown et al., 2009). Sehr häufig erfolgt eine verordnete Bettruhe ohne spezifische Indikation oder wird nicht frühzeitig aufgehoben. Entsprechend ist ein Krankenhausaufenthalt insbesondere für ältere Personen über 65 Jahren mit einem längerfristigen Verlust der Selbständigkeit und Mobilität verbunden. Nebst dem Risiko einer zunehmenden Abwärtsspirale durch Chronifizierung und Multimorbidität, schädigt eine unnötige Immobilität außerdem dem Selbstvertrauen, reduziert die Lebensfreude und kann zu einer vorzeitigen Institutionalisierung oder gar zum Tod führen (Wittink et al., 2011).

> **Definition**
>
> Eine *Krankenhausassoziierte Behinderung* (HAD; Englisch: Hospital-Associated Disability) wird als Verlust der Selbständigkeit bei Aktivitäten des täglichen Le-

bens nach einem Krankenhausaufenthalt definiert. Die Prävalenz einer HAD liegt bei 30 % bei hospitalisierten Personen über 65 Jahren (Loyd et al., 2020).

Bettruhe auf der Intensivstation

Auf der Intensivstation ist das Problem einer prolongierten Immobilität noch verstärkt durch sedierende Medikamente, der mechanischen Beatmung, multiorganische Instabilität sowie daraus resultierende Komplikationen wie einer ausgeprägten Muskelschwäche oder Delirium. Entsprechend wird mehr als 99 % der Zeit auf der Intensivstation liegend verbracht, wobei dies erschreckenderweise bis zur Krankenhausentlassung mit 97 % der Zeit kaum ansteigt (Baldwin et al., 2020). Eine aufrechte Position beim ersten Erwachen wurde für durchschnittlich 5 Minuten, bei Intensivstationsaustritt für 14 Minuten und bei Krankenhausentlassung für 47 Minuten pro Tag beobachtet. Nachfolgende Studien (Rollinson et al. 2022; Fazzini et al. 2023) bestätigen das Problem einer ausgeprägten Immobilität und Inaktivität auf der Intensivstation und zeigen klaren Handlungsbedarf.

> **Info**
>
> Aktivitätsempfehlungen für gesunde, ältere Erwachsene liegen bei 150 Minuten pro Woche mit moderater Intensität (z. B. gehen, Fahrrad fahren) oder bei 75 Minuten pro Woche mit hoher Intensität (z. B. laufen, Langlauf oder Tennis). Weiter wird ein regelmäßiges, zweiwöchentliches Krafttraining und bei Bedarf ein Gleichgewichtstraining empfohlen (Chodzko-Zajko et al., 2009).

Auswirkungen von Immobilität

Die Auswirkungen einer verlängerten Immobilität sind gut untersucht. So führen bereits 5 Tage mit einer gelockerten Bettruhe zum Verlust von Muskelmasse und Muskelkraft bei älteren (60–75 Jahre), nicht aber in jüngeren (18–35 Jahre) Personen (Tanner et al., 2015). In dieser Studie spiegelte die gelockerte Bettruhe den Alltag im Krankenhaus wieder, das heißt die gesunden ProbandInnen durften im Rollstuhl die Körperpflege am Waschbecken durchführen oder zur Toilette fahren. Das Essen wurde aufrecht sitzend im Bett eingenommen und es gab einmal pro Tag eine passive Bewegungstherapie durch die Physiotherapie. Der rasche Abbau innerhalb von 5 Tagen bei gesunden Personen ist also erschreckend. Nach den 5 Tagen Bettruhe führten die ProbandInnen ein exzentrisches, hochintensives, betreutes Krafttraining über 8 Wochen durch, wobei die Verluste wieder ausgeglichen werden konnten. Insgesamt zeigt die Studie von Tanner et al. (2015) also die rasche Geschwindigkeit des Abbaus bei gesunden, älteren Personen und betont die Wichtigkeit einer frühen Mobilisierung im klinischen Setting. Eine Bettruhe von 10 Tagen bei gesunden, älteren Personen führte zu vergleichbaren Resultaten, wobei insbesondere ein ausgeprägter Kraftverlust (-14 %), eine reduzierte Muskelpower beim

Treppensteigen (-14%) und eine abfallende maximale aerobe Leistungsfähigkeit (-12%) nachgewiesen wurden (Kortebein et al., 2008). Zum Vergleich: durch normale Alterungsprozesse sinkt die aerobe Leistungsfähigkeit jährlich um 1.5%. Die ProbandInnen waren während den 10 Tagen also um 10 Jahre gealtert (Kortebein et al., 2008). Entsprechend stieg auch die Inaktivität in der Zeit nach der Bettruhe an, obwohl die ProbandInnen keine funktionellen Beeinträchtigungen im Alltag aufwiesen. Die Resultate dürften bei erkrankten, hospitalisierten Personen wahrscheinlich noch ausgeprägter sein.

Immobilität und Inaktivität führen zur Dekonditionierung. Die Leistungsfähigkeit nimmt ab durch eine erhöhte muskuläre Ermüdung und einer Reduktion des Herzzeitminutenvolumens (Wittink et al., 2011). Weitere physiologische Konsequenzen sind eine Abnahme der Knochendichte mit einem erhöhten Risiko für Frakturen oder eine Insulinresistenz, welche wiederum das Risiko weiterer Herzkreislauferkrankungen erhöht (Wittink et al., 2011). Ein funktioneller Abbau ist aber auch assoziiert mit kognitiver Beeinträchtigung wie Demenz und Delirium (Hartley et al., 2017). Weitere Folgen sind erhöhte Entzündungsparameter, Atelektasen und Pneumonien, vaskuläre Dysfunktionen und Thrombosen oder Dekubitus (Brower, 2009).

1.2.2 Fazit

Immobilität im Krankenhaus und die daraus resultierende Dekonditionierung sind häufig und mit langfristigen, unerwünschten Komplikationen assoziiert. Entsprechend sollen präventive Maßnahmen und Aktivitätsempfehlungen durch alle Gesundheitsfachpersonen gefördert werden.

Literatur

Baldwin, C. E., Rowlands, A. V., Fraysse, F. et al. (2020). The sedentary behaviour and physical activity patterns of survivors of a critical illness over their acute hospitalisation: An observational study. Aust Crit Care, 33(3), 272–280. https://doi.org/10.1016/j.aucc.2019.10.006

Brower, R. G. (2009). Consequences of bed rest. Crit Care Med, 37(10 Suppl), S422–428. https://doi.org/10.1097/CCM.0b013e3181b6e30a

Brown, C. J., Redden, D. T., Flood, K. L., & Allman, R. M. (2009). The underrecognized epidemic of low mobility during hospitalization of older adults. J Am Geriatr Soc, 57(9), 1660–1665. https://doi.org/10.1111/j.1532-5415.2009.02393.x

Chodzko-Zajko, W. J., Proctor, D. N., Fiatarone Singh, M. A. et al. (2009). American College of Sports Medicine position stand. Exercise and physical activity for older adults. Med Sci Sports Exerc, 41(7), 1510–1530. https://doi.org/10.1249/MSS.0b013e3181a0c95c

DOCK, W. (1944). THE EVIL SEQUELAE OF COMPLETE BED REST. Journal of the American Medical Association, 125(16), 1083–1085. https://doi.org/10.1001/jama.1944.02850340009004

Fazzini B, Märkl T, Costas C, Blobner M, Schaller SJ, Prowle J, Puthucheary Z, Wackerhage H. The rate and assessment of muscle wasting during critical illness: a systematic review and meta-analysis. Crit Care. 2023 Jan 3;27(1):2. doi: 10.1186/s13054-022-04253-0.

Hartley, P., Gibbins, N., Saunders, A. et al. (2017). The association between cognitive impairment and functional outcome in hospitalised older patients: a systematic review and meta-analysis. Age Ageing, 46(4), 559–567. https://doi.org/10.1093/ageing/afx007

Kortebein, P., Symons, T. B., Ferrando, A. et al. (2008). Functional impact of 10 days of bed rest in healthy older adults. J Gerontol A Biol Sci Med Sci, 63(10), 1076–1081. https://doi.org/10.1093/gerona/63.10.1076

Loyd, C., Markland, A. D., Zhang, Y. et al. (2020). Prevalence of Hospital-Associated Disability in Older Adults: A Meta-analysis. J Am Med Dir Assoc, 21(4), 455–461.e455. https://doi.org/10.1016/j.jamda.2019.09.015

Rollinson TC, Connolly B, Berlowitz DJ, Berney S. (2022). Physical activity of patients with critical illness undergoing rehabilitation in intensive care and on the acute ward: An observational cohort study. Aust Crit Care. 2022 Jul;35(4):362–368. doi: 10.1016/j.aucc.2021.06.005.

Tanner, R. E., Brunker, L. B., Agergaard, J. et al. (2015). Age-related differences in lean mass, protein synthesis and skeletal muscle markers of proteolysis after bed rest and exercise rehabilitation. J Physiol, 593(18), 4259–4273. https://doi.org/10.1113/jp270699

Wittink, H., Engelbert, R., & Takken, T. (2011). The dangers of inactivity; exercise and inactivity physiology for the manual therapist. Man Ther, 16(3), 209–216. https://doi.org/10.1016/j.math.2011.01.006

1.3 Langzeitfolgen nach einem Intensivstationsaufenthalt

Sabrina Eggmann & Franziska Wüthrich

In den letzten Jahren stieg die Überlebenschance nach einem Intensivstationsaufenthalt stetig an. Damit einhergehend wurden bei zahlreichen Überlebenden langfristige physische und psychische Folgen, welche mit einer reduzierten Lebensqualität einhergehen, beobachtet. Diese Langzeitfolgen werden unter dem Namen Post-Intensivstationssyndrom zusammengefasst.

1.3.1 Post-Intensivstationssyndrom (PICS)

Definition

Ein *Post-Intensivstationssyndrom (PICS; Englisch: Post-Intensive Care Syndrome)* ist definiert als eine neue oder sich verschlechternde Beeinträchtigung, welche nach einem Intensivstationsaufenthalt aufgetreten ist und auch nach der Hospitalisierung persistiert (Needham et al., 2012).

Das PICS steht demnach für einen Überbegriff von Symptomen, welche nach einem Intensivstationsaufenthalt auftreten können (Needham et al., 2012). Ein PICS kann sowohl bei Überlebenden wie auch bei deren Angehörigen diagnostiziert werden und beeinträchtigt die Lebensqualität von Betroffenen (▶ Abb. 1.1). In einer japanischen Studie lag die Prävalenz eines PICS mit mindestens einem Symptom nach 6 Monaten um die 60 % (Kawakami et al., 2021). Wichtig, trotz der Häufigkeit von

PICS und den damit einhergehenden Beeinträchtigungen geben nur wenige Überlebende an, dass ihr Leben nicht mehr lebenswert sei (Kerckhoffs et al., 2019). Ein PICS soll demnach nicht primär in die Prognostizierung oder eventuelle Therapielimitierungen einbezogen werden.

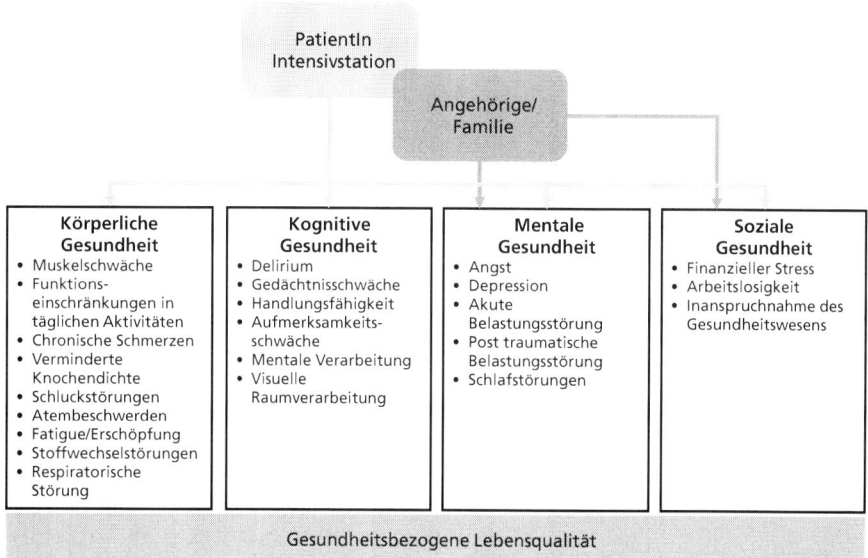

Abb. 1.1: Post-Intensivstationssyndrom (eigene Darstellung)

Körperliche Gesundheit

Körperliche Beeinträchtigungen nach einem Intensivstationsaufenthalt sind vielfältig und können alle Strukturen und Funktionen betreffen (▶ Abb. 1.1). Häufig betroffen sind:

- **Pulmonal:** eingeschränkte Ventilation, reduzierte inspiratorische Muskelkraft (Fan et al., 2014; Nordon-Craft et al., 2012)
- **Kardiovaskulär:** verändertes Herzzeitminutenvolumen, erhöhtes Risiko für kardiovaskuläre Ereignisse (Herzinfarkt, Schlaganfall, Herzinsuffizienz) (Kosyakovsky et al., 2021; Nordon-Craft et al., 2012)
- **Muskuloskelettal:** Myopathie, Muskelatrophie mit ausgeprägter Schwäche und Funktionsverlust, starker Gewichtsverlust trotz zunehmendem Körperfettanteil, Abnahme der Knochendichte, Gelenksverletzungen und Kontrakturen, Schmerzen (Dos Santos et al., 2016; Gustafson et al., 2021; Nordon-Craft et al., 2012)
- **Neuromuskulär:** Polyneuropathie, Abnahme der Nervenleitgeschwindigkeit, veränderte Muskelerregung, verminderte posturale Kontrolle (Dos Santos et al., 2016; Nordon-Craft et al., 2012)

- **Weitere:** ausgeprägte Fatigue, Belastungsfähigkeit, Insulinresistenz, anhaltender kataboler Zustand, komplizierte Wunden und Vernarbungen, verminderter Appetit (Bench et al., 2021; Nordon-Craft et al., 2012; Ohtake et al., 2018)

In der Folge sind zahlreiche Betroffene eingeschränkt in Alltagsaktivitäten, wie im Haushalt, beim Einkaufen, Kochen, Anziehen, Körperpflege, Autofahren, etc., und im Alltag auf Hilfe angewiesen (Ohtake et al., 2018). Über die Zeit kann eine Erholung erfolgen, wobei die Symptome häufig nach sechs Monaten abflachen (Herridge et al., 2016). Eine Erholung wird insbesondere bei jüngeren Personen mit einem kürzeren Intensivstationsaufenthalt sowie höherem Mobilitätslevel und Selbständigkeit auf der Intensivstation beobachtet (Herridge et al., 2016).

Intensivstationserworbene Muskelschwäche

Eine wichtige körperliche Beeinträchtigung, welche sich bereits nach dem ersten Erwachen auf der Intensivstation bemerkbar macht, ist die sogenannte Intensivstationserworbene Muskelschwäche (ICUAW; Englisch: Intensive Care Unit Acquired Weakness).

> **Definition**
>
> Eine *Intensivstationserworbene Muskelschwäche* ist definiert als eine klinisch festgestellte, generalisierte, symmetrische und schlaffe Muskelschwäche bei kritisch kranken PatientInnen, wofür es keine andere plausible Ätiologie als die kritische Erkrankung gibt (Stevens et al., 2009).

Pathophysiologisch liegt aufgrund des katabolen Zustandes ein Ungleichgewicht zwischen reduzierter Proteinsynthese und beschleunigtem Abbau vor, wodurch es zur Muskelatrophie kommt (Vanhorebeek et al., 2020). Gleichzeitig kommt es aber auch zu strukturellen Veränderungen (Entzündung, Fetteinlagerungen, Nekrose), reduzierter neuronaler Erregbarkeit sowie Mikrozirkulationsstörungen, welche eine Muskeldysfunktion begünstigen (Vanhorebeek et al., 2020). Eine ICUAW ist also häufig ein Mischbild zwischen einer Polyneuropathie und einer Myopathie. Bei vorliegender Diagnostik, insbesondere einer Muskel- und Nervenleitungsmessung wird eine ICUAW spezifiziert und als »critical illness polyneuropathy« (CIP), »critical illness myopathy« (CIM) oder die Mischform »critical illness neuromyopathy« (CIMN) diagnostiziert (Stevens et al., 2009). Eine ICUAW beginnt innerhalb der ersten Tage nach einer kritischen Erkrankung und wird insbesondere durch den Krankheitsschweregrad, Hyperglykämie, Immobilität sowie häufige Medikamente (Vasoaktiva, Corticosteroide, Sedativa) begünstigt (Vanhorebeek et al., 2020). Das Auftreten einer ICUAW ist mit kurzzeitigen Komplikationen, beispielsweise einer verlängerten Beatmungszeit, Extubationsversagen oder Schluckstörungen assoziiert und führt zu einer verlängerten Aufenthaltsdauer auf der Intensivstation und im Krankenhaus mit entsprechend erhöhten Gesundheitskosten. Bei Krankenhausaustritt sind PatientInnen mit einer muskulären Schwäche weniger selbständig und leistungsfähig (Eggmann et al., 2020). Eine ICUAW ist damit ein wesentlicher Faktor für ein PICS im Verlauf mit einer eingeschränkten Übungstoleranz, Fatigue oder verminderter Gehfähigkeit. Außerdem erhöht eine ICUAW die Mortalität nach einem Intensivstationsaufenthalt (Vanhorebeek et al., 2020). Zur Behandlung und Prävention sollte eine Hyperglykämie und eine frühe parenterale Ernährung vermieden werden, Zudem wird Reduktion der Sedativa in Kombination mit einer frühen Mobilisierung empfohlen.

Kognitive Gesundheit

Eine intensivmedizinische Behandlung kann nicht nur körperliche, sondern auch kognitive und psychische Folgen haben (▶ Abb. 1.1). Während der akuten Phase der kritischen Erkrankung manifestiert sich eine kognitive Beeinträchtigung meist als akute Hirnfunktionsstörung, in Form von Koma oder Delir. Letzteres ist gekennzeichnet durch akute Veränderung des mentalen Zustandes, fluktuierende Symptomatik, Störung der Aufmerksamkeit und desorientiertem Denken. Andererseits werden Folgebeeinträchtigungen in Form kognitiver Dysfunktionen beschrieben, die teils viele Jahre über die Hospitalisation hinaus bestehen. Am häufigsten betroffen sind hierbei Gedächtnis, Aufmerksamkeit, verbale Flüssigkeit und exekutive Funktionen (Wolters et al., 2013). Diese Beeinträchtigungen haben nicht nur eine Auswirkung auf die gesundheitsbezogene Lebensqualität (Rengel et al., 2019), sie können auch die Aktivitäten des täglichen Lebens und das Ausüben des Berufs beeinträchtigen.

Wichtige Risikofaktoren für die Entstehung kognitiver Dysfunktionen sind das Vorhandensein und die Dauer eines Delirs sowie eine längere Beatmungsdauer. Wichtige Strategien zur Prävention kognitiver Dysfunktionen beinhalten unter anderem eine passende Sedationsstragtegie mit, sofern angezeigt, täglichen Aufwachversuchen sowie frühe Mobilisation (Rengel et al, 2019, Wilcox et al., 2021). Die Kombination aus Frührehabilitation und täglichem Sedationsstop zeigt eine positive Wirkung, sowohl auf die Beatmung- als auch auf die Delirdauer (Schweickert et al., 2009). Des Weiteren gilt es, im Verlauf der intensivmedizinischen Behandlung Faktoren, die ein Delirium begünstigen können, zu erkennen und möglichst zu vermeiden, insbesondere bei PatientInnen, die vorbestehend schon ein erhöhtes Risiko für Delir haben (Wilcox et al., 2021). Eine frühe Erkennung und Behandlung des Delirs sind demnach von hoher Bedeutung.

Mentale Gesundheit

Neben den physischen und kognitiven Komponenten des PICS spielt auch die mentale Gesundheit eine wichtige Rolle (▶ Abb. 1.1). Nicht nur die akute Behandlungsphase an sich kann als sehr belastend wahrgenommen werden, PatientInnen berichten auch über Angstzustände, depressive Verstimmungen und posttraumatische Belastungsstörung (PTSD) nach der Hospitalisation, mit entsprechenden Auswirkungen auf die gesundheitsbezogene Lebensqualität (Parker et al., 2015; Bienvenu et al., 2018). Zudem können persistierende körperliche und kognitive Einschränkungen die mentale Gesundheit negativ beeinflussen.

Dabei sind gemäß einer kürzlich durchgeführten Untersuchung weniger die physischen oder kognitiven Funktionsstörungen im Spektrum eines PICS ausschlaggebend für die subjektive Bewertung der gesundheitsbezogenen Lebensqualität, sondern vielmehr die mentale Komponente. Persistierende Angstzustände und/oder Depressionen waren am meisten mit einem als inakzeptabel beurteilten Outcome assoziiert (Kerckhoffs et al. 2019). Dies ist umso wichtiger, als psychische Symptome nach einem Intensivstationsaufenthalt bis zu mehreren Jahren bestehen bleiben können. Wichtig ist es daher, besonders gefährdete PatientInnen zu identifizieren und ihnen früh geeignete Unterstützung zukommen zu lassen (Bienvenu et al., 2018).

Soziale Gesundheit

Die soziale Komponente des PICS wurde erst später aufgrund neuer Erkenntnisse ergänzt (▶ Abb. 1.1). So kehren ein Jahr nach der kritischen Erkrankung ca. 60% zu ihrer ursprünglichen Arbeit zurück (Kamdar et al., 2020). Allerdings ist diese Rückkehr oft mit einem reduzierten Beschäftigungsgrad, einer Umschulung oder einer erneuten Arbeitslosigkeit verbunden. Dies führt zu hohen sozialen Belastungen und finanziellem Stress bei Betroffenen und deren Familien und geht oftmals mit einer Verschlechterung der mentalen Gesundheit sowie einer reduzierten Lebensqualität einher (Khandelwal et al., 2018; McPeake et al., 2019). Ein niedrigerer sozioökonomischer Status und soziale Isolierung tragen zudem zu einer erhöhten Komorbidität und Mortalität, körperlicher und funktioneller Beeinträchtigungen sowie zu einer reduzierten Lebensqualität bei (Falvey et al., 2021; Jones et al., 2019).

1.3.2 Fazit

Eine kritische Erkrankung endet nicht nach der Krankenhausentlassung. Die Folgen können teils über Jahre weiterbestehen und die Lebensqualität von betroffenen Personen stark beeinträchtigen. Eine frühe Mobilisierung und ganzheitliche Rehabilitation können Symptome reduzieren, die Aufenthaltsdauer verkürzen und Gesundheitskosten einsparen.

Literatur

Bench, S., Czuber-Dochan, W., Shah, A., & Stayt, L. (2021). Exploring adult critical illness survivors' experiences of fatigue: A qualitative study. J Adv Nurs, 77(12), 4836–4846. https://doi.org/10.1111/jan.14995

Dos Santos, C., Hussain, S. N., Mathur, S. et al. (2016). Mechanisms of Chronic Muscle Wasting and Dysfunction after an Intensive Care Unit Stay. A Pilot Study. Am J Respir Crit Care Med, 194(7), 821–830. https://doi.org/10.1164/rccm.201512-2344OC

Eggmann, S., Luder, G., Verra, M. L. et al. (2020). Functional ability and quality of life in critical illness survivors with intensive care unit acquired weakness: A secondary analysis of a randomised controlled trial. PLoS One, 15(3), e0229725. https://doi.org/10.1371/journal.pone.0229725

Falvey, J. R., Cohen, A. B., O'Leary, J. R. et al. (2021). Association of Social Isolation With Disability Burden and 1-Year Mortality Among Older Adults With Critical Illness. JAMA Intern Med, 181(11), 1433–1439. https://doi.org/10.1001/jamainternmed.2021.5022

Fan, E., Dowdy, D. W., Colantuoni, E. et al. (2014). Physical complications in acute lung injury survivors: a two-year longitudinal prospective study. Crit Care Med, 42(4), 849–859. https://doi.org/10.1097/ccm.0000000000000040

Gustafson, O. D., Williams, M. A., McKechnie, S. et al. (2021). Musculoskeletal complications following critical illness: A scoping review. J Crit Care, 66, 60–66. https://doi.org/10.1016/j.jcrc.2021.08.002

Herridge, M. S., Chu, L. M., Matte, A. et al. (2016). The RECOVER Program: Disability Risk Groups and 1-Year Outcome after 7 or More Days of Mechanical Ventilation. Am J Respir Crit Care Med, 194(7), 831–844. https://doi.org/10.1164/rccm.201512-2343OC

Jones, J. R. A., Berney, S., Connolly, B. et al. (2019). Socioeconomic Position and Health Outcomes Following Critical Illness: A Systematic Review. Crit Care Med, 47(8), e512-e521. https://doi.org/10.1097/ccm.0000000000003727

Kamdar, B. B., Suri, R., Suchyta, M. R. et al. (2020). Return to work after critical illness: a systematic review and meta-analysis. Thorax, 75(1), 17–27. https://doi.org/10.1136/thoraxjnl-2019-213803

Kawakami, D., Fujitani, S., Morimoto, T. et al. (2021). Prevalence of post-intensive care syndrome among Japanese intensive care unit patients: a prospective, multicenter, observational J-PICS study. Crit Care, 25(1), 69. https://doi.org/10.1186/s13054-021-03501-z

Kerckhoffs, M. C., Kosasi, F. F. L., Soliman, I. W. et al. (2019). Determinants of self-reported unacceptable outcome of intensive care treatment 1 year after discharge. Intensive Care Med, 45(6), 806–814. https://doi.org/10.1007/s00134-019-05583-4

Khandelwal, N., Hough, C. L., Downey, L. et al. (2018). Prevalence, Risk Factors, and Outcomes of Financial Stress in Survivors of Critical Illness. Crit Care Med, 46(6), e530–e539. https://doi.org/10.1097/ccm.0000000000003076

Kosyakovsky, L. B., Angriman, F., Katz, E. et al. (2021). Association between sepsis survivorship and long-term cardiovascular outcomes in adults: a systematic review and meta-analysis. Intensive Care Med, 47(9), 931–942. https://doi.org/10.1007/s00134-021-06479-y

McPeake, J., Mikkelsen, M. E., Quasim, T. et al. (2019). Return to Employment after Critical Illness and Its Association with Psychosocial Outcomes. A Systematic Review and Meta-Analysis. Ann Am Thorac Soc, 16(10), 1304–1311. https://doi.org/10.1513/AnnalsATS.201903-248OC

Needham, D. M., Davidson, J., Cohen, H. et al. (2012). Improving long-term outcomes after discharge from intensive care unit: report from a stakeholders' conference. Crit Care Med, 40(2), 502–509. https://doi.org/10.1097/CCM.0b013e318232da75

Nordon-Craft, A., Moss, M., Quan, D., Schenkman, M. (2012). Intensive care unit-acquired weakness: implications for physical therapist management. Phys Ther, 92(12), 1494–1506. https://doi.org/10.2522/ptj.20110117

Ohtake, P. J., Lee, A. C., Scott, J. C. et al. (2018). Physical Impairments Associated With Post-Intensive Care Syndrome: Systematic Review Based on the World Health Organization's International Classification of Functioning, Disability and Health Framework. Phys Ther, 98(8), 631–645. https://doi.org/10.1093/ptj/pzy059

Stevens, R. D., Marshall, S. A., Cornblath, D. R. et al. (2009). A framework for diagnosing and classifying intensive care unit-acquired weakness. Crit Care Med, 37(10 Suppl), S299–308. https://doi.org/10.1097/CCM.0b013e3181b6ef67

Vanhorebeek, I., Latronico, N., Van den Berghe, G. (2020). ICU-acquired weakness. Intensive Care Med, 46(4), 637–653. https://doi.org/10.1007/s00134-020-05944-4

1.4 ABCDEF-Ansatz

Stefan Nessizius & Carsten Hermes

Die Basis einer ganzheitlichen PatientInnenversorgung auf der Intensivstation findet sich in den aktuellen Leitlinien der Society of Critical Care Medicine (SCCM) für Pain, Agitation, Delirium, Immobility and Sleep Disruption (PADIS), in die der ABCDEF-Ansatz als interprofessioneller Behandlungsansatz eingebettet ist (Wilson et al 2020). Die wesentlichen Eckpunkte sind eine abgestimmte und koordinierte Versorgung, wobei das Delirium besonders berücksichtigt wird. Der ABCDEF-Ansatz der SCCM ist einzigartig, weil es für jeden Patienten jeden Tag vom gesamten Team angewendet werden kann. Es reduziert die Delirhäufigkeit und -dauer und fördert die funktionelle Unabhängigkeit nach einem Intensivaufenthalt.

Frührehabilitation

Als Frührehabilitation werden alle Maßnahmen zusammengefasst, die eine frühestmögliche kombinierte akut- und rehabilitations-medizinische Behandlung von IntensivpatientInnen im interprofessionellen Team zum Ziel haben. Die Wirksamkeit zeigt sich in einer Reduzierung der Beatmungsdauer sowie der Aufenthaltsdauer und damit des Erreichens eines besseren funktionellen Outcomes bei Entlassung aus der Intensivstation. Die damit verbundene bessere körperliche und soziale Funktionsfähigkeit hat einen wesentlichen Einfluss auf die Lebensqualität nach der Intensivstation.

1.4.1 A: Assess, prevent and manage pain

Das »A«-Element des ABCDEF-Ansatzes besteht aus der Bewertung, Vorbeugung und Behandlung von Schmerzen. Die besondere Problematik bei IntensivpatientInnen ergibt sich aus der u. U. eingeschränkten Kommunikationsfähigkeit in Kombination mit etwaigem reduziertem mentalem Status (z. B. Delir) und dem Einsatz von invasiven Verfahren inklusive eines künstlichen Beatmungszugangs. IntensivpatientInnen erleben häufig Schmerzen sowohl in Ruhe als auch bei intensivmedizinischen Interventionen jeglicher Art. Unbehandelte Schmerzen bieten eine Prädisposition zur Ausbildung eines Delirs und verschlechtern damit das Outcome. Im Rahmen der Frühmobilisation sind Schmerzen ein wichtiges Beurteilungskriterium bezüglich der momentan möglichen Belastungs- und Bewegungsgrenzen (nonverbale und/oder verbale Anzeichen).

Schmerz-Scores dienen zur Beurteilung der Schmerzintensität von IntensivpatientInnen. Der Gold-Standard ist die Selbsteinschätzung durch die PatientIn mit Hilfe der Numeric Rating Scale (NRS), wobei 0 kein Schmerz und 10 dem am stärksten vorstellbaren Schmerz entspricht. Empfohlene valide fremdanamnestische Schmerzassessments zur Schmerzbeurteilung von nicht mitteilungsfähigen PatientInnen sind die Behavioral Pain Scale (BPS/BPS-NI) und das Critical-Care Pain Observation Tool (CPOT).

Die positive Beeinflussung der Schmerzvermeidung und -verarbeitung kann einerseits durch ein adäquates medikamentöses Schmerzmanagement (siehe Punkt C – choice of analgesia and sedation) und andererseits durch den zielgerichteten Einsatz von nicht-pharmakologischen Maßnahmen erreicht werden. Dabei sollten sämtliche schmerzreduzierende Möglichkeiten in Erwägung gezogen werden. In erster Linie sind die Ursachenermittlung und die Zuwendung zur PatientIn zu nennen. Weitere Beispiele zu schmerzreduzierenden Maßnahmen sind schmerzarme Lagerungen, das passive/assistive Bewegen oder auch Massagetechniken. Neben atemphysiotherapeutischen kommen auch mobilisierende Maßnahmen sowie Aromapflege/-therapie zum Einsatz. Ebenso sind eine Musiktherapie, Basale Stimulation oder der Einsatz von Therapietieren und die Integration von Familie und Angehörigen zur Unterstützung (auch bei pflegerischen Maßnahmen) geeignet. Moderne Medien unterstützen sowohl in der Kommunikation mit den Behandlungsteams als auch mit der Familie oder zu Ablenkung und Entspannung.

1.4.2 B: Both – SAT spontaneous awakening trial & SBT – spontaneous breathing trial

Das »B«-Element des ABCDEF-Ansatzes besteht aus Spontanaufwachversuchen (SATs) und Spontanatmungsversuchen (SBTs). Die tägliche Unterbrechung der Sedierung unter laufender Schmerzkontrolle (Analgesie) ist eine Möglichkeit, um die regelmäßigen Spontanatemversuche durchführen zu können. Dadurch kommt es zu einer wiederholten Aktivierung der inspiratorischen Atemmuskulatur, die im Optimalfall zu einer rascheren Entwöhnung von der Beatmung führt.

1.4.3 C: Choice of analgesia and sedation

Das »C«-Element des ABCDEF-Ansatzes besteht aus der Auswahl von Analgesie und Sedierung und konzentriert sich auf die Erstellung eines sicheren und wirksamen Medikamentenschemas für die Behandlung von Schmerzen und Unruhe bei kritisch kranken Erwachsenen. Es gibt keine pharmakologische Delir-Prävention, insbesondere Haloperidol verringerte nicht die Delirium-Inzidenz, die Delirium-Dauer bzw. Anzahl Koma-freier Tage (Bury et al 2019, DAS Leitlinie2020).

Für jede PatientIn wird ein individuelles Sedierungsziel festgelegt, das mittels Titration der Sedativa erreicht wird. Dabei werden in der PADIS-Leitlinie intravenöse Opioide als Mittel der ersten Wahl bei nicht-neuropathischen Schmerzen empfohlen. Auch sollen Nicht-opioide Analgetika zusätzlich in Betracht gezogen werden, um die Menge der verabreichten Opioide und die daraus resultierenden unerwünschten Nebenwirkungen zu verringern.

Als Sedativa wird für eine leichte Sedierung Propofol oder Dexmedetomidin (Kombination oder Mono) empfohlen. Benzodiazepine (Midazolam oder Lorazepam) sollten vermieden werden. In der deutschen Delir-Analgesie und Sedierungsleitlinie wird darüber hinaus auch der Einsatz von volatilen Anästhetika auf der Intensivstation für alle Sedierungslevel empfohlen (Hermes et al 2021).

> **Tipp für die Praxis**
>
> »Intensivstationäre PatientInnen sollen wach, aufmerksam, schmerz-, angst- und delirfrei sein, um an der eigenen Behandlung und Genesung aktiv teilnehmen zu können.«
> (Zitat aus DAS Leitlinie, zitiert in Hermes et al 2021)

1.4.4 D: Delirium: assess, prevent and manage pain

Das »D«-Element des ABCDEF-Ansatzes besteht aus der Beurteilung, Vorbeugung und Behandlung von Delirien. Das Delir (Bedeutung: »neben der Spur sein«) ist ein unspezifisches hirnorganisches Syndrom mit Störungen des Bewusstseins und der Aufmerksamkeit, der Wahrnehmung, des Denkens, des Gedächtnisses, der Psychomotorik, der Emotionalität und des Schlaf-Wach-Rhythmus (Devlin et al 2018). Sowohl die Dauer als auch Schweregrad sind individuell sehr unterschiedlich und die Inzidenz beträgt ca. 80 % für beatmete und ca. 40 % für nicht-beatmete IntensivpatientInnen.

Die Folgen sind erheblich:

- Verlängerung der Aufenthaltszeit und auf der Intensivstation und im Krankenhaus
- Verzögerung der Weanings
- Steigerung der Ein-Jahres-Mortalität (1YM)
- Negative Auswirkungen bezüglich der kognitiven Fähigkeiten

Die Bedeutung dieser negativen Folgen für das spätere Leben zeigen sich in einer u. U. starken Beeinträchtigung der Alltagsfunktionen und damit einer massiven Beeinträchtigung der Lebensqualität. Somit ist das Delir einer der größten Einflussfaktoren auf ein negatives Outcome.

Für IntensivpatientInnen werden in der Literatur verschiedene Assessments empfohlen, die gängigen sind der CAM-ICU (Confusion Assessment Methode Intensive Care Unit) und ICDSC (Intensive Care Delirium Screening Check List). Als Variante kann auch der CAM-IMC (Intermediate Care) für wache PatientInnen eingesetzt werden (Guenther et al 2021). Eine grobe Unterscheidung wird nach dem vorherrschenden motorischen Subtyp (hypoaktiv, hyperaktiv oder gemischt) vorgenommen. Für das hypoaktive Delir kann die kombinierte Verwendung einer score-basierten EEG-Klassifikation der akuten Enzephalopathie und des hypoaktiven Delirs mit einer klinischen Klassifikation des Delirs einen interessanten Ansatz zur Detektion darstellen.

Nicht-pharmakologische Delir-Interventionen sind ein wichtiger Baustein im erfolgreichen Delirmanagement. Laut PADIS-Leitlinien sollen verschiedene Interventionen ressourcenorientiert sowohl zur Prävention als auch zur Therapie zum Einsatz kommen:

- Schlafprotokoll
- Zeitgerechtes Entfernen von intensivmedizinischen Kathetern und Fixierungen
- Optionale Sehhilfen, Hörgeräte
- Einsatz von Ohrstöpseln zur Schlafhygiene
- Adäquates Flüssigkeitsmanagement
- Schmerzmanagement
- Lärmreduktion
- Intensivtagebücher
- Möglichkeiten zur Reorientierung
- Mehrmals täglich kognitive Stimulation
- Frühmobilisation und Bewegungstherapie

1.4.5 E: Early Mobilisation and Exercise

Die frühzeitige (innerhalb von 72 h nach Aufnahme) passive, assistive oder aktive Bewegungstherapie und Frühmobilisation sind ein wesentlicher Teil des ABCDEF-Ansatzes und sicher umsetzbar. Dabei wird die evtl. bereits vorhandene Eigenaktivität unterstützt bzw. aktiviert. Die positiven Effekte zeigen sich in einer Reduktion der Delir- sowie der Beatmungstage. Ebenso reduzieren sich die Aufenthaltszeiten auf der Intensivstation und im Krankenhaus. Die ressourcenorientierte Frühmobilisation verbessert das funktionelle Outcome zum Zeitpunkt der Entlassung aus dem Krankenhaus und fördert damit die funktionelle Unabhängigkeit im Alltag. Das wiederum führt zu kürzeren Reha-Zeiten und einer deutlich besseren Lebensqualität. Eine weitere positive Auswirkung ist das seltenere bzw. weniger starke Auftretens eines Post Intensive Care Syndroms (PICS).

In der Praxis wird eine interprofessionelle Herangehensweise in Form eines einheitlichen Mobilisationskonzepts empfohlen, wobei die Mobilisierung je nach Stärke der Aktivität variiert (passives Dehnen und Bewegen bis aktives Gehen). Für jede PatientIn wird ein tägliches Mobilisationsziel festgelegt, das auf dem klinischen Zustand und den verfügbaren Ressourcen zur Unterstützung beruht. Die Frühmobilisierung kann von jedem Mitglied des interdisziplinären Teams durchgeführt werden. Die Anwesenheit der Familie bei Mobilisierungsmaßnahmen kann ein Schlüssel zur Minimierung von Angst und Furcht sein.

1.4.6 F: Family Engagement

Das »F«-Element des ABCDEF-Ansatzes besteht aus der Einbindung und dem Empowerment von Familienangehörigen. Dabei konzentrieren sich diese Maßnahmen auf die Förderung der Anwesenheit der Familie auf der Intensivstation und die Ermittlung von Strategien zur Einbindung der Familien und nahen Angehörigen.

Die Einbindung der Familien in die Pflege ihrer Angehörigen während einer kritischen Erkrankung wirkt sich positiv auf die Qualität und Sicherheit aus und kann Angst, Verwirrung und Unruhe verringern. Zudem wird durch eine klare Kommunikation das Vertrauen in das Behandlungsteam gestärkt (Devlin et al 2018).

Die familien- und patientenzentrierte Versorgung konzentriert sich auf die folgenden Kernmerkmale:

- Therapiekonzepte in verständlicher Sprache erklären.
- Beachten der kulturellen Überzeugungen und der persönlichen Ziele.
- PatientInnen und Familienangehörige kontinuierlich auf dem Laufenden halten.
- PatientInnen und Familienangehörige in die Entscheidungsfindung aktiv einbeziehen.
- PatientInnen und Familienangehörige physischen Komfort und emotionale Unterstützung bieten.
- Hierfür ist es wichtig die wichtigsten Familienmitglieder bzw. Bezugspersonen zu ermitteln.

Weitere gezielte Interventionen sind zum Beispiel:

- Flexible Besuchszeiten, einschließlich einer offenen Intensivstation und virtueller Besuchsmöglichkeiten, wenn persönliche Besuche nicht möglich sind.
- Tägliche Besprechungen mit der Familie, vor Ort oder digital.
- Einbindung der Familie in interdisziplinäre und interprofessionelle Visiten.
- Intensivtagebücher
- Ressourcen entwickeln, die der Familie helfen, sich in der Terminologie der Intensivstation und den üblichen Interventionen zurechtzufinden (Flyer, VR, Infoabende).

Literatur

Balas MC, Vasilevskis EE, Olsen KM, Schmid KK et al. (2014). Effectiveness and safety of the awakening and breathing coordination, delirium monitoring/management, and early exercise/mobility bundle. Crit Care Med. 2014; 42:1024–36.Barr J, Fraser GL, Puntillo K, et al; American College of Critical Care Medicine. Clinical practice guidelines for the management of pain, agitation, and delirium in adult patients in the intensive care unit. Crit Care Med. 2013 Jan;41(1):263–306.

Burry et al. Pharmacological interventions for the treatment of delirium in critically ill adults. Cochrane Database Syst Rev. 2019 Sep 3;9.

Cameron S, Ball I, Cepinskas G, et al. Early mobilization in the critical care unit: a review of adult and pediatric literature. J Crit Care. 2015 Aug;30(4):664–672.

Carson SC, Kress JP, Rodgers JE, et al. A randomized trial of intermittent lorazepam versus propofol with daily interruption in mechanically ventilated patients. Crit Care Med. 2006 May;34(5):1326–1332.

Davidson JE, Aslakson RA, Long AC, et al. Guidelines for family-centered care in the neonatal, pediatric, and adult ICU. Crit Care Med. 2017 Jan;45(1):103–128.

Devlin JW. et al (2018). Clinical Practice Guidelines for the Prevention and Management of Pain, Agitation/Sedation, Delirium, Immobility, and Sleep Disruption in Adult Patients in the ICU. Crit Care Med 2018; 46:e825–e873.

Dubb R, Nydahl P, Hermes C, et al. Barriers and strategies for early mobilization of patients in intensive care units. Ann Am Thorac Soc. 2016 May;13(5):724–730.

Guenther U, Wolke M, Hansen H-C et al. (2021). Bedeutung der Desorientierung bei der Delireinschätzung. Med Klin Intensivmed Notfmed.

Hermes C, Herzog-Niescery J, Weber TP, Bellgardt M: Volatile Anästhetika auf der ITS – »dies ist kein Humbug«! DIVI 2021; 12:210–215.

Hermes C, Knitter P, Kudlacek F, Ochmann T, Bellgardt M. Aktualisierte S3-Leitlinie Analgesie, Sedierung und Delirmanagement in der Intensivmedizin. Pflegen Intensiv. 2021; 18:4–13.

Hermes C, Stannek J, Renzewitz et al.: Physiotherapie – erfolgreicher Baustein der Prophylaxe und Therapie eines Deliriums. DIVI 2021; 12(2): 93–97.

Kamdar et al. The association of sleep quality, delirium, and sedation status with daily participation in physical therapy in the ICU. Critical Care (2016) 20:261.

Strøm T, Martinussen T, Toft P. A protocol of no sedation in critically ill patients receiving mechanical ventilation: a randomised trial. Lancet. 2010 Feb 6;375(9713):475–480.

Wieczorek B, Ascenzi J, Kim Y, et al. PICU Up! Impact of a quality improvement intervention to promote early mobilization in critically ill children. Pediatr Crit Care Med. 2016 Dec;17(12):e559-e566.

Wilson JE, Mart MF, Cunningham C, Shehabi Y et al. (2020). Delirium. Nature Reviews Disease Primers. 2020; 6:90.

www.icudelirium.org (Zugriff 28.3.2022)

www.sccm.org/iculiberation/abcdef-bundles (Zugriff am 24.1.2022)

2 Frühmobilisation

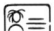

Auch erlebte ich in einer Geschichte meinen eigenen Tod. Ich sah mich da liegen, wie ich an Covid verstarb, wie sie meinen leblosen Körper abholen kamen und in den Sarg legten. Schlussendlich sah ich auch mein eigenes Begräbnis auf einem Friedhof in Bern. Meine Familie und meine Freunde nahmen traurig und weinend Abschied von mir.

Einiges hat sich in meinen erlebten Geschichten wiederholt, ich war sehr oft einsam und nur auf mich allein gestellt, mir war oft unerträglich kalt, musste oft unendlich kämpfen und an meine Grenzen gehen. Auch musste ich immer wieder gewichtige Entscheidungen treffen, ohne dass ich wusste, welche Konsequenzen diese haben werden. Alle diese Geschichten habe ich nicht wie Träume wahrgenommen. Es waren Erlebnisse, die sich nach dem Aufwachen aus dem Koma bis heute nicht von realen Erlebnissen unterscheiden lassen.

Wie erlebte ich die Zeit, in der ich aus dem Koma wieder Schritt für Schritt ins reale Leben zurückkehrte?

Die ersten wachen Momente waren sehr verschwommen. Langsam nahm ich die reale Welt wieder teilweise wahr. Aber was ist real und was sind Geschichten aus der Zeit im Koma. Ich hatte keine Ahnung, was ich wirklich erlebt hatte und ich hatte überhaupt kein Zeitgefühl. Ich hatte keine Ahnung, dass ich fast 6 Wochen in meinen Koma-Geschichten verbracht habe. Mir war nur klar, dass ich offensichtlich nicht gestorben war, dieses Erlebnis musste somit ein sehr realer Traum gewesen sein.

Ein bis heute sehr präsentes Beispiel aus dieser ersten halbwachen Zeit ist: in einer meiner Koma-Geschichten habe ich mein Portemonnaie in einem Bus am Bahnhof Thun verloren. Ich wurde bewusstlos vor Kälte. Ich wache auf und meine Frau sitzt an meinem Bett (das war die erste reale Begegnung nach meinem Koma mit meiner Frau). Ich breche nicht in Tränen aus und freue mich, dass ich sie nach mehreren Wochen im Koma endlich wieder sehe. Vielmehr will ich sie unbedingt fragen, ob sie mein Portemonnaie gefunden habe und ihr sagen, dass sie unbedingt meine Kreditkarten sperren lassen müsse. Aber ich kann nicht sprechen, ich kann kaum eine Hand heben. Ich kann einfach nur da liegen und knapp meinen Kopf bewegen. Diese Situation war sehr schwierig, frustrierend und angsteinflößend. Sicher nicht nur für mich als Patient, sondern auch für meine Frau

In dieser ersten Zeit nach dem Koma gab es immer wieder solche Vermischungen von Realität und Koma-Traum.

Aber auch, wenn ich meine Fragen lange nicht klären konnte, was nun Wirklichkeit war und was nicht, war ich jedes Mal erleichtert und fühlte mich geborgen, wenn meine Frau an meinem Bett saß und meine Hand hielt. Auch wenn mich meine kleine Tochter besuchen kam, freute und entspannte es mich immer sehr.

Festzustellen, dass man nicht sprechen kann, seine Arme und Beine nicht mehr richtig kontrollieren kann und schon nur das wach Daliegen bereits eine extreme Anstrengung darstellt, ist eine sehr furchteinflößende Erfahrung. In diesen Momenten ist es wunderbar, wenn ein Mensch da ist, die Hand hält, einem zuredet und aufmuntert oder einfach nur am Bett steht und einem ein Lächeln schenkt!

2.1 Definition Frühmobilisation

Sabrina Eggmann & Peter Nydahl

Frühmobilisierung ist ein empfohlener Bestandteil von Behandlungsleitlinien zur Behandlung kritisch kranker Personen auf der Intensivstation und im Akutkrankenhaus. Es fehlen allerdings einheitliche und klare Definitionen zum Begriff Frühmobilisation. Dieses Kapitel erläutert geläufige Definition, Ziele, Formen und Behandlungsmaßnahmen der Frühmobilisation.

2.1.1 Was ist Frühmobilisation?

Definition Frühmobilisation

Der Gegensatz von Immobilität und Immobilisierung ist die Aktivität oder eben die Mobilisierung. Entsprechend versteht die Deutsche S2-Leitlinie unter dem Begriff Frühmobilisierung den Beginn von Mobilisationsmaßnahmen innerhalb von 72 Stunden nach Intensivstationseintritt (Bein et al., 2015). Unter Mobilisationsmaßnahmen werden passive, assistierte oder aktive Übungen zur Förderung und Erhaltung der Bewegungsfähigkeit verstanden (Bein et al., 2015). Mobilisationsmaßnahmen sollen also gezielt der Immobilität entgegenwirken und können beispielsweise ein passives Bettfahrradtraining oder eine assistierte Bewegungstherapie beinhalten.

Während die deutsche Version bezüglich des Beginns (innerhalb 24–72 Stunden) mit internationalen Leitlinien vergleichbar ist, fehlt jedoch eine Berücksichtigung des höchstmöglichem Mobilisationsniveaus (Dosierung). Beispielsweise ist eine passive Bewegungstherapie bei einer stabilen, wachen kritisch kranken Patientin klar unterdosiert und nicht zielführend, den Folgen der Immobilität entgegenzuwirken (▶ Kap. 2). Des Weiteren soll die Frühmobilisierung so früh als möglich erfolgen (Tan et al., 2009). Eine postoperative Mobilisierung an die Bettkante 72 Stunden nach einer problemlosen, invasiven Herzoperation kommt entsprechend deutlich zu spät (Ljungqvist et al., 2017). Hingegen kann eine passive Bewegungstherapie bei einem septischen Patienten mit hohem Sauerstoffverbrauch eine maximale Belastung darstellen.

Frühmobilisierung sollte demnach individuell angepasst zum richtigen Zeitpunkt, mit der richtigen Dosierung und der richtigen Maßnahme erfolgen.

Definitionen

Frühmobilisation beinhaltet frühestmögliche (< 72 h) und individuell angepasste Übungen zur Förderung der Aktivität und des höchstmöglichen Mobilisationsniveaus kritisch kranker Personen.

Körperliche Aktivität ist definiert als eine Körperbewegung, welche durch die Skelettmuskulatur einen Energieaufwand erzeugt (Caspersen et al., 1985).

Mobilität wird im Expertenstandard Mobilität definiert als »Eigenbewegung des Menschen mit dem Ziel, sich fortzubewegen oder eine Lageveränderung des Körpers vorzunehmen« (DNQP, 2022)

Übungstherapie ist eine geplante, strukturierte, sich wiederholende körperliche Aktivität, welche darauf abzielt, eine oder mehrere Komponenten der körperlichen Fitness zu verbessern oder zu erhalten (Caspersen et al., 1985).

Aufgrund dieser Definitionen ist in der Literatur umstritten, ob eine passive Maßnahme als eine körperliche Aktivität betrachtet werden kann. So erzeugte beispielsweise ein passives Fahrradfahren bei tief sedierten PatientInnen keine Energie (Camargo Pires-Neto et al., 2013). Trotzdem sind Muskelpotenziale teilweise beim passiven Fahrradfahren messbar (Sommers et al., 2018). Der Unterschied liegt wahrscheinlich beim Wachheitsgrad der PatientInnen – je wacher, desto eher kann die Muskulatur Energie verbrauchen. Ebenso kann eine relaxierte Muskulatur keine Energie erzeugen (Horiuchi et al., 1997). Der Schlüssel zu einer frühen Mobilisierung liegt demnach auch beim Wachheitszustand kritisch kranker Personen.

Zur Frühmobilisierung gehört ein interprofessionelles Sedations- und Schmerzkonzept, welches PatientInnen wach, ruhig und schmerzfrei an Mobilisationsmaßnahmen teilnehmen lässt.

Des Weiteren gilt es zu berücksichtigen, dass kritisch kranke Personen nicht nur unter den Folgen der Immobilität, sondern auch von der Erkrankung selber oder in der Folge der intensivmedizinischen Behandlung körperliche, mentale und kognitive Beeinträchtigungen aufweisen können (▶ Kap. 1). Der Begriff der Frühmobilisation wird dieser komplexen Situation und damit eines ganzheitlichen Therapieansatzes nicht gerecht. Im europäischen Raum wird deswegen oft der Begriff der Frührehabilitation synonym verwendet (Clarissa et al., 2019). Folglich sollten Frühmobilisierungsmaßnahmen stets unter einem ganzheitlichen Aspekt inkludiert und als Ergänzung zu weiteren Frührehabilitationsinterventionen betrachtet werden. Unter diesem Aspekt können auch passive Maßnahmen durchaus berechtigt eingesetzt werden, da diese beispielsweise zum Wohlbefinden oder zur Schmerzreduktion beitragen können (Amidei & Sole, 2013).

Definition

Die Weltgesundheitsorganisation WHO definiert *Rehabilitation* als »eine Reihe von Maßnahmen zur Optimierung der Funktionsfähigkeit und zur Verringerung von Behinderungen bei Personen mit gesundheitlichen Problemen in Wechselwirkung mit ihrer Umwelt« (World Health Organization, 2021).

Ziele der Frühmobilisation

Das Ziel einer Intensivbehandlung ist die Rückkehr in ein angemessenes Lebensumfeld (Akademien der Wissenschaften Schweiz, 2013). Eine individuell angepasste Rehabilitation inklusive Frühmobilisierungsmaßnahmen sollte demnach bereits auf der Intensivstation erfolgen.

Wichtige Ziele sind die Wiederherstellung von körperlichen Defiziten, die Verbesserung der Mobilität und das Wiedererlangen der Selbständigkeit (Clarissa et al., 2019).

Fallbeispiel

Eine 56-jährige Frau nach einer Herztransplantation. Hämodynamische Stabilisation erfolgt am Tag 3, nach der Extubation muss sie jedoch aufgrund von Atelektasen und trachealem Sekret mit schwachem Hustenstoß reintubiert werden. Allgemein zeigt sie eine Kraftverminderung und rasche Ermüdbarkeit bei Aktivitäten.

Kurzfristige interprofessionelle Zielsetzungen:

1. Angepasstes Sedations- und Schmerzkonzept mit dem Ziel einer wachen, ruhigen, schmerzfreien Patientin welche an Rehabilitationsmaßnahmen teilnehmen kann.
2. Anbahnen von körperlicher Aktivität mittels aktiv-assistierten Bewegungsübungen im Bett, idealerweise in einer aufrechten Sitzposition, genügend Zeit für Pausen einplanen.
3. Steigerung der Mobilität mit dem kurzzeitigen Ziel einer Mobilisierung an die Bettkante.
4. Ermöglichen der Partizipation in Aktivitäten des täglichen Lebens, wie Haare kämmen, Gesicht waschen oder die Kommunikation mit Angehörigen.

Formen der Frühmobilisation

Frühmobilisierung kann verschiedene Formen annehmen. In der Praxis lassen sich je nach Fähigkeiten der PatientInnen passive, assistierte und aktive Formen unterscheiden, wobei die Übergänge fließend sind (Filipovic, 2012).

Passive Formen:

- Bettmobilität: Drehen im Bett, Bridging (Gesäß anheben), Sitzen im Bett (aufgerichtetes Kopfteil, Anti-Trendelenburglagerung, Herzbett, Herzbett gekippt), Schrägsitz (Schiefes Sitzen im Bett mit einem Bein raushängend.
- Neuromuskuläre Elektrische Stimulation (NMES): Mittels aufgeklebter Elektroden werden leichte Stromstöße durch die Muskeln geleitet, woraufhin diese kontrahieren und im besten Fall trainiert werden, oftmals an den Oberschenkeln, aber auch am Zwerchfell möglich.

Assistierte Formen:

- Atemphysiotherapeutische Übungen: Atmen ist eine der elementarsten Eigenbewegungen. Im Entwöhnungsprozess muss Atmen z.T. grundlegend neu erlernt werden. Evidenzbasierte Methoden sind ein inspiratorisches oder expiratorisches Muskeltraining. Daneben gibt es weitere Formen und Hilfsmittel.
- Roboter: in der Robotik bewegt sich die Umwelt um die PatientInnen, nicht die PatientInnen durch die Umwelt (Grunow et al., 2022). Beispiele sind das Bettfahrrad, Bewegungsschienen, Exoskelette und weitere.
- Funktionale Übungen: Zielen auf bestimmte Funktionsgruppen (zusammenhängende Muskeln, Gelenke, Sehnen und Gewebe) ab. Sie facilitieren, erhalten und verbessern durch Wiederholungen die Funktionalität. Beispiel: Zehnmal nacheinander die Arme heben.
- Transfers: In den assistiven Formen sind Transfers komplexe Bewegungen, z.T. passiv mit dem Rollbrett auf einen flach gestellten Mobilisationsstuhl oder teilassistiv vom Liegen zum Sitzen auf die Bettkante, von der Bettkante in den Stuhl ohne Stand oder assistiv-aktiv über den Stand in einen Stuhl.

Aktive Formen:

- Widerstandsübungen: Ähnlich wie funktionale Übungen, aber gegen Widerstand, z.B. durch den Einsatz von Gewichten oder Gummibändern. Für kritisch kranke PatientInnen ist dies ein hochintensives Krafttraining, wobei die Anzahl von Wiederholungen an eine qualitativ hochwertige Ausführung angepasst werden sollte (Intramuskuläres Koordinationstraining).
- Aktive Übungen: Vergleichbar mit funktionalen Übungen. Sie erfolgen durch die PatientInnen selbst mit nur wenig Hilfestellung von außen. Beispiele sind wiederholtes Aufstehen vom Stuhl oder um das Bett gehen usw.
- Aktivitäten des täglichen Lebens: Beinhaltet alle denkbaren und umsetzbaren Aktivitäten, die in der Umwelt möglich sind. Im Kontext Pflege sind dies häufig

Selbstpflegeaktivitäten wie Zähne putzen und Haare kämmen, aber es können natürlich auch Aktivitäten wie Tiertherapie (Bälle werfen) oder Ballon-Volleyball (auch Bälle werfen) oder Minigolf sein (Bälle schlagen). Ja, alle diese Aktivitäten sind auch im Intensivbereich möglich!
- Gehen: Alleine oder mit Begleitpersonen, mit Hilfsmitteln wie Rollatoren, mit Atem- und Kreislaufunterstützungen.
- Kognitive Übungen: Kreuzworträtsel, Sudoku, Gedichte aufsagen, Lieder singen, Zählen, Knobeln. Auf Papier, mit Tablets, im Fernsehen oder als Virtual Reality und prinzipiell alles, was mit Gedächtnis, Aufmerksamkeit und Konzentration zu tun hat.

2.1.2 Fazit

Frühmobilisierung hat viele Gesichter und beginnt bereits bei sedierten, teilweise instabilen PatientInnen. Idealerweise erfolgt sie so früh als möglich und beinhaltet individuell angepasste Übungen, welche stets das Ziel eines höchstmöglichen Funktions- und Mobilisationsniveaus der kritisch kranken Person hat. Zur erfolgreichen Umsetzung werden ein tägliches Screening und Anpassung des Mobilitätszieles sowie ein protokolliertes Vorgehen empfohlen.

Literatur

Akademien der Wissenschaften Schweiz, S. (2013). Intensivmedizinische Massnahmen. Retrieved 07.02.2022 from https://www.samw.ch/de/Publikationen/Richtlinien.html

Amidei, C., & Sole, M. L. (2013). Physiological Responses to Passive Exercise in Adults Receiving Mechanical Ventilation. American Journal of Critical Care, 22(4), 337–349. https://doi.org/10.4037/ajcc2013284

Bein, T., Bischoff, M., Brückner, U., Gebhardt, K. et al. (2015). [Short version S2e guidelines: »Positioning therapy and early mobilization for prophylaxis or therapy of pulmonary function disorders«]. Anaesthesist, 64(8), 596–611. https://doi.org/10.1007/s00101-015-0060-4 (Kurzversion S2e-Leitlinie – »Lagerungstherapie und Frühmobilisation zur Prophylaxe oder Therapie von pulmonalen Funktionsstörungen«.).

Camargo Pires-Neto, R., Fogaça Kawaguchi, Y. M., Sayuri Hirota, A. et al. (2013). Very early passive cycling exercise in mechanically ventilated critically ill patients: physiological and safety aspects–a case series. PLoS One, 8(9), e74182. https://doi.org/10.1371/journal.pone.0074182

Caspersen, C. J., Powell, K. E., Christenson, G. M. (1985). Physical activity, exercise, and physical fitness: definitions and distinctions for health-related research. Public Health Rep, 100(2), 126–131.

Clarissa, C., Salisbury, L., Rodgers, S., Kean, S. (2019). Early mobilisation in mechanically ventilated patients: a systematic integrative review of definitions and activities. J Intensive Care, 7, 3. https://doi.org/10.1186/s40560-018-0355-z

DNQP. (2022). (Deutsches Netzwerk für Qualitätsentwicklung in der Pflege). Expertenstandard nach § 113a SGB XI »Erhaltung und Förderung der Mobilität in der Pflege«. Retrieved 27.2.2022 from www.dnqp.de

Filipovic, S. (2012). Das Marburger Stufenkonzept. Pflegen Intensiv(2), 22–27.

Grunow, J. J., Nydahl, P., & Schaller, S. J. (2022). Mobilisation auf Intensivstationen: Intensivpflegezimmer und Medizintechnik können helfen [Mobilization of Intensive Care Unit Patients: How Can the ICU Rooms and Modern Medical Equipment Help?]. Anasthesiol Intensivmed Notfallmed Schmerzther, 57(1), 41–51. https://doi.org/10.1055/a-1324-0627

(Mobilisation auf Intensivstationen: Intensivpflegezimmer und Medizintechnik können helfen.).

Horiuchi, K., Jordan, D., Cohen, D., Kemper, M. C., Weissman, C. (1997). Insights into the increased oxygen demand during chest physiotherapy. Crit Care Med, 25(8), 1347–1351.

Ljungqvist, O., Scott, M., & Fearon, K. C. (2017). Enhanced Recovery After Surgery: A Review. JAMA Surgery, 152(3), 292–298. https://doi.org/10.1001/jamasurg.2016.4952

Sommers, J., Van Den Boorn, M., Engelbert, R. H. H., Nollet, F., Van Der Schaaf, M., & Horn, J. (2018, Nov). Feasibility of Muscle Activity Assessment With Surface Electromyography During Bed Cycling Exercise In Intensive Care Unit Patients. Muscle Nerve, 58(5), 688–693. https://doi.org/10.1002/mus.26330

Tan, T., Brett, S. J., & Stokes, T. (2009). Rehabilitation after critical illness: summary of NICE guidance. BMJ, 338, b822. https://doi.org/10.1136/bmj.b822

World Health Organization, W. (2021). Rehabilitation. Retrieved 06.06.2021 from https://www.who.int/news-room/fact-sheets/detail/rehabilitation

2.2 Evidenz

Peter Nydahl

Der Begriff Evidenz wurde im 17. und 18. Jahrhundert aus dem Lateinischen »e-videre« = »ersichtlich« entwickelt und bedeutet »Einsichtigkeit«, »Überzeugung« (Duden Etymologie, 1997).

2.2.1 Evidenzstufen

In der ersten Hälfte des 20. Jahrhunderts galten Sachverhalte als »überzeugend«, wenn sie von Autoritäten als richtig vertreten worden waren. Wenn die dahinter liegenden Argumente plausibel erschienen, konnte diese Form der *Expertenmeinung* eine Form der Evidenz darstellen. Meistens waren dies in der Klinik wie in der Lehre alte, weiße Männer, die ihre Überzeugungen vertraten, diese Form wurde mitunter auch als »Eminenzbasiertes Wissen« bezeichnet. Später wurden diese autoritären Ansätze durchaus hinterfragt und *evidenzbasierte* Medizin, Pflege und Physiotherapie entwickelten sich.

In der evidenzbasierten Medizin werden Studien auf mögliche Fehler (Verzerrungen, Bias) untersucht. Wenn beispielsweise in einer Studie die Rate an Mobilisierungen sehr hoch ist, in einer anderen Studie aber sehr niedrig, so kann dies an vielen Faktoren liegen, wie zum Beispiel einer unterschiedlichen Rekrutierung: in einer Studie wurden nur PatientInnen ohne Beatmung eingeschlossen, in einer anderen Studie hingegen alle IntensivpatientInnen, selbst die mit einer palliativen Therapie. Wenn die KollegInnen auf der Station wissen, dass morgen die Mobilisierungsrate erfasst wird, wird die Rate höher sein, als wenn sie es nicht wissen; wenn Mobilisierung auch Drehen im Bett einschließt, wird die Rate höher sein, als wenn es nur Mindestens-auf-der-Bettkante-Sitzen ist. Je mehr solcher systematischen Fehler also in Studien vermieden werden, desto eher kann die Studie überzeugen.

Wichtig ist ebenfalls, den Unterschied zwischen Assoziation und Kausalität zu kennen. Gerade in Beobachtungs- und Kohortenstudien, von denen es viele in der Frühmobilisierung gibt, werden viele Daten erhoben und auch Risikofaktoren analysiert. Aber bloß, weil etwas gemeinsam gemessen wird, heißt es nicht, dass das eine das andere verursacht, zum Beispiel bei dem Zusammenhang »endotrachealer Tubus – Mobilisierung aus dem Bett« oder auch »Fixierung – Delir« ist nicht immer klar, was die Henne und was das Ei ist, oder ob die Henne überhaupt dieses Ei gelegt hat?

In den letzten Jahren sind sehr viele und auch sehr gut gemachte Studien veröffentlicht worden, sodass wir bei der Frühmobilisierung auf die höchste Evidenzstufe der Meta-Analysen zurückgreifen können.

2.2.2 Evidenz

Wir haben 2021 in einer Literaturrecherche insgesamt 33 verschiedene systematische Übersichtsarbeiten mit 14 Meta-Analysen zur Frühmobilisierung zusammengefasst (Nydahl et al., 2021). Insgesamt haben 13 Studien Frühmobilisierung im Allgemeinen inkl. Machbarkeit und Sicherheit untersucht, 12 haben spezielle Fragestellungen berichtet wie z. B. Mobilisierung mit ECMO, laufenden Nierenersatzverfahren usw., 3 haben Mobilisierung in der Pädiatrie untersucht und 5 Arbeiten erforschten angrenzende Fragen wie Verantwortung und Rollenverständnis, Definitionen der Mobilisierung usw. Da Mobilisierung kaum zu verblinden ist, wurde die Evidenz in 5 Arbeiten als gut, in 20 als moderat und in 7 als gering beurteilt (1 Arbeit ohne Angaben). Zwei Meta-Analysen sind hier besonders erwähnenswert:

Wang et al (2020) haben eine systematische Literatursuche in 11 Datenbanken insgesamt fast 18.000 Titel identifiziert, von denen 39 Studien mit 3.837 IntensivpatientInnen eingeschlossen werden konnten, darunter auch 23 Studien aus China, die aufgrund der Sprache in anderen Übersichtsarbeiten oftmals nicht berücksichtigt werden. Im Ergebnis zeigte Frühmobilisierung eine 50 %ige Reduzierung der Intensivstationserworbene Muskelschwäche (ICU Acquired Weakness), eine Verkürzung der Beatmungszeit um 2 Tage sowie der Verweildauer auf Intensivstation um 3 Tage und im Krankenhaus um 4 Tage. Die Muskelkraft zum Zeitpunkt der Entlassung ist um 6 Punkte auf dem Medical Research Council Summenscore besser (▶ Kap. 3.3), der Barthelindex um 13 Punkte besser, beides ist klinisch relevant. Weitere Vorteile zeigten sich für die Häufigkeiten von Ventilatorassoziierten Pneumonien, tiefen Beinvenenthrombosen und Dekubitus. Es gab keine signifikanten Unterschiede in der Delirrate, Mortalität oder Handkraft. Die Studien zeigten eine moderate Qualität und wurden teilweise sehr unterschiedlich durchgeführt. Frühmobilisierung gehört damit zu den effektivsten Interventionen.

Waldauf et al. (2020) haben eine systematische Literaturrecherche und Meta-Analyse in 7 Datenbanken durchgeführt. Es wurden randomisiert-kontrollierte Studien (RCT) eingeschlossen, die Mobilisierung, Cycling und Neuromuskuläre Elektrische Stimulation (NMES) untersuchten. Im Ergebnis konnten von 4.377 Titeln 43 RCTs mit insgesamt 3.548 PatientInnen eingeschlossen werden (Mobilisierung: 20, Bettfahrrad 9, NMES: 14 Studien). Frühmobilisierung verkürzte die

Dauer der Beatmung um 2 Tage und die Verweildauer auf der Intensivstation um -1 Tag, aber nicht im Krankenhaus und hatte keinen Effekt auf die Mortalität. Interessanterweise waren diese Effekte nur bei denjenigen PatientInnen nachweisbar, die a) eine protokollgestützte Rehabilitation hatten, b) länger auf der Intensivstation verblieben und c) eine geringere Krankheitsschwere hatten. Den vorteilhaften Effekt, der erst bei längerem Aufenthalt deutlich wird, erklären die AutorInnen mit einer höheren Dosierung: jeder Tag, an dem Frührehabilitation umgesetzt wird, verkürzt die Verweildauer um 0,3 Tage, allerdings benötigt man eben auch eine gewisse Anzahl von Tagen, damit daraus ein nachweisbarer Effekt wird. Diese Wirkung kann in dieser Analyse nicht durch einen früheren Beginn (< 5 Tage) oder höhere Frequenz pro Tag beeinflusst werden. Für Bettfahrrad und NMES konnten keine Effekte auf Mortalität, Verweildauer und Sicherheit nachgewiesen werden (sind aber vielleicht auch nicht die richtigen Outcomeparameter für diese Frühmobilisierungsformen).

Die beiden Analysen von Wang und Waldauf zeigen, dass Frühmobilisierung vor allem Vorteile für die Beatmungs- und Verweildauer sowie für die Selbständigkeit der PatientInnen hat. Wichtig scheint dabei, dass Frühmobilisierung am besten bei PatientInnen mit einer moderaten Krankheitsschwere wirkt, die lange genug auf der Station sind, um davon zu profitieren (▶ Abb. 2.1).

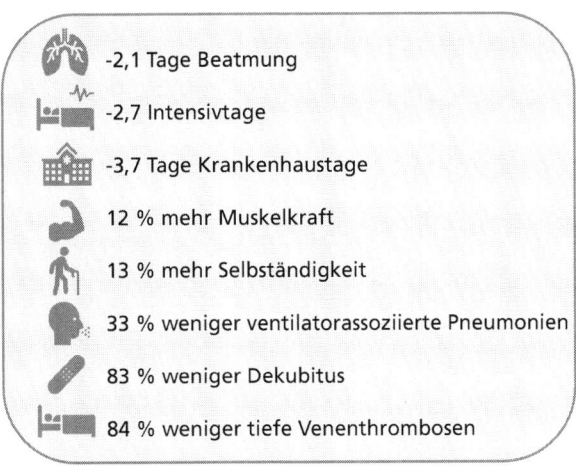

Abb. 2.1: Vorteile der Frühmobilisierung (eigene Darstellung)

2.2.3 Grenzen der Evidenz

Trotz dieser vielen Studien bleiben immer noch zahlreiche Fragen offen, für die es kaum Evidenz gibt:

- Was ist der beste Personalschlüssel, um Frühmobilisierung zu implementieren?
- Was ist das effektivste Teamtraining, um Frühmobilisierung zu schulen?

- Welches ist die effektivste Profession, um Frühmobilisierung durchzuführen – oder ist es ein multiprofessionelles Team?
- Wie kann die Sicherheit des Personals gewährleistet und verbessert werden?
- Was ist das effektivste Protokoll zur Frühmobilisierung?
- Wie ist die optimale Dosierung (Häufigkeit, Dauer, Intensität) für bestimmte PatientInnengruppen?
- Wie muss Frühmobilisierung bei PatientInnen mit akuter vs. chronisch kritische Erkrankung durchgeführt werden, z. B. Ausdauer versus Kraft?
- Welchen Einfluss haben vorbestehende Gebrechlichkeit und kognitive Einschränkungen auf die Wirkung der Mobilisierung bzw. wie muss diese angepasst werden?
- Wie muss Frühmobilisierung bei PatientInnen mit Delir umgesetzt werden?
- Wie wirkt eine Gruppentherapie auf die Motivation, wenn alle PatientInnen in einem Zimmer zusammen mobilisiert werden?
- Welche Hilfsmittel fördern oder behindern die Frühmobilisierung?

2.2.4 Fazit

Frühmobilisierung zeigt deutliche Vorteile für die Beatmungs- und Verweildauer, die Muskelkraft und auch die Selbstständigkeit. Frühmobilisierung scheint aber keine Wirkung auf die langfristige Mortalität oder Lebensqualität zu haben.

Literatur

Duden (1997). Etymologie. 2. Auflage. Mannheim: Dudenverlag.
Nydahl P, Dubb R, Hermes C, Nessizius S, Moritz R: Evidenz der Frühmobilisierung. DIVI 2021; 12: 076–082. DOI 10.3238/DIVI.2012. 0076–0082.
Wang J, Ren D, Liu Y, Wang Y, Zhang B, Xiao Q. Effects of early mobilization on the prognosis of critically ill patients: A systematic review and meta-analysis. Int J Nurs Stud. 2020 Oct;110:103708.
Waldauf P, Jiroutková K, Krajčová A, Puthucheary Z, Duška F. Effects of Rehabilitation Interventions on Clinical Outcomes in Critically Ill Patients: Systematic Review and Meta-Analysis of Randomized Controlled Trials. Crit Care Med. 2020 Apr 28.

2.3 Sicherheit

Peter Nydahl

Eine der häufigsten Fragen vor Beginn der Frühmobilisierung ist die nach der Sicherheit: Ist es sicher, eine PatientIn mit endotrachealem Tubus auf die Bettkante oder in den Stand zu mobilisieren? Wie ist die Kreislaufstabilität einzuschätzen? Sind Zu- und Ableitungen sicher? Dieser Beitrag gibt Antworten auf die wichtigsten Fragen und zeigt, wie die Frühmobilisierung sicher gestaltet werden kann.

2.3.1 Unerwünschte Ereignisse

Gerade PatientInnen auf Intensivstationen sind hoch vulnerabel und bedürfen der besonderen Aufmerksamkeit und Fürsorge. Ihre Sicherheit ist wichtig. Da die PatientInnen oftmals an verschiedenen Organerkrankungen leiden, die ihre Leistungsfähigkeit herabsetzen und sie zusätzlich mit verschiedenen Zu- und Ableitungen verbunden sind, müssen bei der Vorbereitung, Durchführung und Nachsorge der Mobilisierung verschiedene Aspekte berücksichtigt werden. Es geht darum, Sicherheitsereignisse im Vorfeld einschätzen zu können und diese in der Mobilisierung zu vermeiden.

Definition

Unerwünschte Ereignisse sind Geschehnisse, die das Potenzial haben, die PatientInnensicherheit zu gefährden und zu Konsequenzen führen. Hierbei werden drei Stufen unterschieden:
Potenzielle Sicherheitsereignisse, die zum Abbruch der Mobilisierung führen.
Beispiel: bei der Mobilisierung in den Stand steigt die Atemfrequenz eines Patienten kurzfristig auf 41 Atemzüge/Minute und damit über die vorher definierte Sicherheitsgrenze von 35, entsprechend wird das Mobilisationslevel reduziert, der Patient sitzt ab und die Atemfrequenz sinkt erneut.
Unerwünschte Sicherheitsereignisse, die nicht durch einen Abbruch der Mobilisierung behoben werden können.
Beispiel: bei der Mobilisierung stößt sich eine Patientin am Tisch und bekommt einen blauen Fleck am Oberschenkel; das Ereignis besteht auch nach Abbruch der Mobilisierung weiter, bedarf aber keiner Intervention.
Unerwünschte Sicherheitsereignisse, die zu zusätzlichen Interventionen oder Therapien führen.
Beispiel: die Neuanlage eines Venenwegs nach versehentlicher Entfernung.

2.3.2 Evidenz

Prinzipiell sind unerwünschte Sicherheitsereignisse bei der Mobilisierung von IntensivpatientInnen selten. Eine Meta-Analyse mit 48 Studien und 7.546 PatientInnen, die insgesamt 22.351 Mal mobilisiert worden sind, ermittelte eine Rate von 2,6 % (n = 583) potenzieller Sicherheitsereignisse wie Desaturierungen oder hämodynamische Abweichungen (Nydahl, 2017). Es traten zwei ungeplante Entfernungen des Endotrachealtubus auf: einmal im Sitzen im Stuhl durch die PatientIn selbst, ohne dass diese re-intubiert werden musste und ein zweites Mal bei einer Mobilisierung im Bett, hier berichteten die AutorInnen aber keine Konsequenzen wie eine Re-Intubation. Sicherheitsereignisse mit Konsequenzen wurden lediglich in 0,6 % (n = 78) berichtet, davon 1 Sturz, 11 Katheterentfernungen (meist periphere Venenwege), 34 hämodynamische Ereignisse, 18 Desaturierungen und 14 andere Ereignisse. Die häufigsten Ereignisse waren ein zu hoher oder niedriger Mittlerer Arterieller Blutdruck.

Katsukawa et al. (2021) haben 198 Therapiesitzungen bei 87 PatientInnen mit > 48 Beatmungen untersucht. Je früher PatientInnen mobilisiert worden sind, desto häufiger traten Sicherheitsereignisse auf: PatientInnen ohne Sicherheitsereignisse wurden am 4. Tag aus dem Bett mobilisiert, PatientInnen mit Sicherheitsereignisse am 2,5. Tag. Die Häufigkeit der Sicherheitsereignisse hängen auch von der Mobilisierungsstufe ab: pro 1.000 Sessions traten 26 Sicherheitsereignisse beim Sitzen auf der Bettkante auf, 166 Sicherheitsereignisse beim Gehen und 205 Sicherheitsereignisse beim Stehen. Für intubierte PatientInnen ist bei der aktiven Mobilisierung in der »stehenden« Position in Bezug auf die Kreislaufdynamik eine genaue Aufmerksamkeit erforderlich. Die Ergebnisse sind plausibel, da Stehen eine erhebliche Kreislaufbelastung darstellt und zu hypotonen Krisen führen kann. Gehen fördert eher die Zirkulation und hat weniger Ereignisse zur Folge. Gehen auf der Stelle wäre also die richtige Kombination!

Merke

Die meisten Sicherheitsereignisse entstehen beim Stehen!

2.3.3 Planung

Eine vorausschauende Planung bei der Mobilisierung ist essenziell: Mit welchen Sicherheitsereignissen ist bei der PatientIn zu rechnen?

- Alle Beteiligten sind ausreichend über die Mobilisierung, Ziele und Ablauf informiert.
- Die notwendigen Zu- und Ableitungen sind lang genug, ausreichend gesichert und gut sichtbar, sodass auftretende Probleme rechtzeitig erkannt werden können.
- Bei beatmeten PatientInnen ist die Gänsegurgel mit einem leicht-moderaten Druck an dem Tubus/Trachealkanüle befestigt, sodass sich bei Zug auf dem Geschläuch nur die Gänsegurgel löst, aber nicht der Tubus/Trachealkanüle entfernt werden (Achtung: dies gilt nicht für PatientInnen mit COVID-19 oder sonstigen respiratorisch übertragbaren Erkrankungen.).
- Personal und PatientInnen sind ausreichend geschult und vorbereitet, um die Mobilisierung sicher und frei von Verletzungen durchführen zu können.
- PatientInnen sind ausreichend analgosediert.
- Notwendige Hilfsmittel sind in unmittelbarer Nähe.
- Mit PatientInnen ist ein Stoppsignal vereinbart, mit dem die Mobilisierung gestoppt werden kann.

- Strategien für häufig eintretende Störungen sind bekannt und sofort umsetzbar (Schmerzen → Analgesie; Husten → endotracheales Absaugen; Speichelfluss → Tuch zum Abwischen; Sättigungsabfall → Sauerstoff kurzfristig erhöhen; Dyspnoe → Beatmungsunterstützung anpassen; Stuhldrang → Equipment).

2.3.4 Sicherheitskriterien

Generell sollten in Absprache mit den Verantwortlichen Personen Sicherheitskriterien für die jeweilige PatientInnengruppe vereinbart werden. Vor der Mobilisierung sollten diese allgemeinen Regeln auf die spezifische PatientIn überprüft werden. Allgemein werden als Kriterien für die Initiierung bzw. Abbruch folgende Grenzen empfohlen (▶ Tab. 2.1). Diese Kriterien sind aber relativ konservativ und gelten demnach eher als Richtwerte für unerfahrenes Personal. Insbesondere wichtig, ist eine angepasste, individuelle Steigerung, wobei die Mobilisation langsam und sukzessive aufgebaut wird.

Tab. 2.1: Sicherheitsgrenzen

Parameter	Sicherheitskriterien
Blutdruck (mmHg)	Abweichungen > 20 % vom Blutdruck im Vergleich zu den Werten vorher in Ruhe
Herzfrequenz (f/min)	Maximale Herzfrequenz > 200 – Alter
Sauerstoffsättigung (%)	Abfall um > 5 % im Vergleich zu den Werten vorher in Ruhe
Atemanstrengung (0–10)	Abbruch ab Borgskala ≥ 7
Körperliche Anstrengung (0–10)	Abbruch ab Borgskala ≥ 7

Mit der adaptierte Borgskala kann Anstrengung gemessen werden von 0–10, 10 = maximale Anstrengung. Individuelle Abweichungen bei bestimmten PatientInnen sind möglich.

2.3.5 Sonderfälle

Ausnahmen bestätigen die Regeln. In den letzten Jahren wurden zahlreiche Berichte veröffentlicht, die zeigen, dass mit einem protokollbasierten Handeln und erfahrenen Team auch PatientInnen mobilisiert werden konnten, die vorher als nichtmobilisierbar galten, z. B. PatientInnen

- mit Swan-Ganzkatheter bzw. Pulmonaliskatheter liegend, die mehrfach über den Flur gegangen sind (Sharma 2021).
- mit ECMO, auch femoraler ECMO, die in gut geschulten Teams bis zum Gehen mobilisiert werden konnten (Braune 2020, Patrick 2021).

- mit Katecholaminen, wenn diese gering-moderat dosiert werden und ansonsten keine Kontraindikationen vorliegen. Hier wird empfohlen: solange eine PatientIn zwei Stunden stabil ist und keine Dosisänderung benötigte, kann er/sie stufenweise mobilisiert werden (Rebel 2019).

2.3.6 Stufenweise mobilisieren

Das Vorgehen unter Sicherheitskriterien ist stufenweise: PatientInnen werden anhand ihres Bewusstseins, Wahrnehmung, Schmerz, respiratorischer und hämodynamischer Parameter beurteilt: Ist alles in Ordnung? Wenn ja, wird die nächste Mobilisierungsstufe erreicht und wieder alles beurteilt.

Prozedere Bewegung auf höhere Mobilisierungsstufe, z. B. vom Liegen zum Sitzen im Bett:

- Bewerten des Bewusstseins: Weiterhin wach, ansprechbar, kommunizierend, teilhabend?
- Bewerten der Wahrnehmung: Schwindel, Rauschen, Kribbeln, irgendwelche Veränderungen?
- Bewertung Schmerz: Tolerierbar?
- Bewertung Atmung: Atmung unter Belastung tolerierbar?
- Bewertung Hämodynamik: Hämodynamische Veränderungen tolerierbar?
- Wenn für eine Minute stabil: Fortfahren und mobilisieren auf das nächste Level.
- Wenn nicht stabil: Zurück auf Los.

2.3.7 Instabilität

Tab. 2.2: Instabilität: Ab wann ist eine PatientIn instabil?

Blutdruck fällt von 120 mmHg auf ...	Stabil	Instabil
110	O	O
100	O	O
90	O	O
80	O	O
Sauerstoffsättigung fällt von 96 % auf ...		
94 %	O	O
92 %	O	O
90 %	O	O
88 %	O	O

Der Begriff der Instabilität wird zwar häufig verwendet, ist aber nicht definiert. Stellen Sie sich vor, eine beatmete PatientIn hätte einen systolischen Blutdruck von 120 mmHg und eine Sauerstoffsättigung von 96 % im Liegen. Sie stellen das

Kopfteil auf 30° Oberkörperhochlagerung und der Blutdruck und die Sauerstoffsättigung fallen (▶ Tab. 2.2).

In einer Umfrage mit über 70 Intensivpflegefachpersonen wurde deutlich, dass die Beurteilung von Instabilität sehr unterschiedlich ausfällt und nicht von Berufsjahren oder Fachweiterbildung abhängig ist (Kilian et al 2020). Ab wann eine PatientIn also als hämodynamisch oder respiratorisch instabil eingestuft wird, hängt wahrscheinlich von anderen Faktoren ab und kann sehr von einzelnen Personen abhängig sein; wahrscheinlich ist die Selbstwirksamkeitserwartung (»wie gut kann ich die Situation beherrschen«) eher für die Einschätzung relevant.

Denken Sie daran: »Stabilität« ist ein subjektives Konzept!

2.3.8 Iatrogene Sicherheitsereignisse

Manche Sicherheitsereignisse sind selbst verschuldet. Meistens werden Beatmungsparameter an liegende, ruhende PatientInnen angepasst. Wenn diese PatientInnen sich vermehrt bewegen, haben sie einen erhöhten Stoffwechsel, benötigen mehr Sauerstoff und produzieren auch mehr Kohlendioxid, sie zeigen einen (physiologisch normal) erhöhten Atemantrieb. Wenn bei der Frührehabilitation die physiologisch benötigten Anpassungen der PatientIn nicht genügen, müssen die Beatmungsparameter angepasst werden, z.B. durch erhöhte Sauerstoffgabe, Druckunterstützung oder verkürzte Rampe. Dies kann eine respiratorische Dekompensation verhindern, insbesondere dass eine PatientIn unter Belastung nicht genug Luft bekommt und abbricht.

2.3.9 Fazit

Frühmobilisierung im und aus dem Bett ist sicher, die Vorteile überwiegen eindeutig die Nachteile. Dennoch sollte das Team gut vorbereitet und auch in der Mobilisierung geschult sein. Eine vorausschauende Planung, Sicherung der Zu- und Ableitungen, ausreichende Analgesie, Sicherheitsgrenzen und die Information aller Beteiligten verbessern den Rehabilitationserfolg!

Literatur

Braune, S., Bojes, P., Mecklenburg, A. et al. Feasibility, safety, and resource utilisation of active mobilisation of patients on extracorporeal life support: a prospective observational study. Ann. Intensive Care 10, 161 (2020). https://doi.org/10.1186/s13613-020-00776-3

Katsukawa, H.; Ota, K.; Liu, K. et al. Risk Factors of Patient-Related Safety Events during Active Mobilization for Intubated Patients in Intensive Care Units – A Multi-Center Retrospective Observational Study. J. Clin. Med. 2021, 10, 2607. https://doi.org/10.3390/jcm10122607

Kilian J, Nydahl P, Hermes C, Dubb R, Kaltwasser A, Krotsetis S. Was beeinflusst die Beurteilung der Kreislaufstabilität? Pflegen Intensiv 2020; 17(2): 49–53

Nydahl P, Sricharoenchai T, Chandra S. Safety of Patient Mobilization and Rehabilitation in the Intensive Care Unit. Systematic Review with Meta-Analysis. Ann Am Thorac Soc. 2017 May;14(5):766–777

Patrick K, Adams A. Mobilization of Patients Receiving Extracorporeal Membrane Oxygenation Before Lung Transplant. Crit Care Nurse. 2021 Aug 1;41(4):39–45

Sharma S, Lupera MA, Chan A et al.. Safety First: An Ambulation Protocol for Patients With Pulmonary Artery Catheters. Crit Care Nurse. 2021 Feb 1;41(1):45–52

Rebel A, Marzano V, Green M et al. Mobilisation is feasible in intensive care patients receiving vasoactive therapy: An observational study. Aust Crit Care. 2019 Mar;32(2):139–146

2.4 Screening – Identifikation geeigneter PatientInnen

Sabrina Eggmann

Frühmobilisierung soll individuell angepasst zum richtigen Zeitpunkt, mit der richtigen Dosierung und mit der richtigen Maßnahme erfolgen. Folglich ist ein regelmäßiges Screening zur Identifikation geeigneter PatientInnen empfohlen. Dieses Kapitel zeigt Möglichkeiten zur Patientenidentifikation auf, damit die Frühmobilisierung angepasst und frühestmöglich durchgeführt werden kann.

2.4.1 Risikoevaluation

Das Risiko für spätere körperliche, kognitive oder mentale Folgen ist nicht für alle kritisch kranken Personen gleich. So verlassen insbesondere eine Mehrheit die Intensivstation innerhalb weniger Stunden (< 48). Diese Patientengruppe wurde bei Langzeitstudien oft nicht eingeschlossen. Das Risiko scheint für sie allerdings geringer, da die Dauer der Bettruhe oder der mechanischen Beatmung bestätigte Risikofaktoren für eine intensivstationserworbene Muskelschwäche sind (Eggmann et al., 2020; Fan et al., 2014; Yang et al., 2018).

> **Merke**
>
> Ein Screening soll demnach frühzeitig PatientInnen mit höchstem Risiko für Kurz- und Langzeitfolgen sowie dem höchsten Benefit der Frühmobilisierung identifizieren.

Die etablierte NICE Leitlinie (Tan et al., 2009) aus dem Vereinigten Königreich empfiehlt so früh als möglich eine kurze, klinische Evaluation zu den Risiken von Langzeitfolgen durchzuführen, wobei häufige körperliche und psychische Warnhinweise gescreent werden sollen (▶ Tab. 2.3) (NICE, 2009).

Tab. 2.3: Risikoevaluation

Körperliche Warnhinweise	Psychische Warnhinweise
Bettlägerigkeit (schwer eingeschränkte Mobilität)	Delirium insbesondere traumatische, wahnhafte Erlebnisse
Erwartete lange Aufenthalts-/Beatmungsdauer	Wiederkehrende Alpträume
Schwere körperliche oder neurologische Verletzungen	Erinnerungen an traumatische Ereignisse (Flashbacks)
Kognitive Einschränkungen welche eine aktive Beteiligung bei Übungen einschränken	Neue und wiederkehrende Angstzustände/Panikattacken
Vorbestehende körperliche Beeinträchtigungen/Komorbiditäten	Vermeidungsverhalten (z. B. Auseinandersetzung mit der Krankheit)

Gemäß einer rigorosen Metaanalyse von Waldauf et al.(2020) profitieren insbesondere stabile kritisch kranke Personen mit einer moderaten Krankheitsschwere (APACHE II < 20 Punkte) und einem protrahierten Intensivstationsaufenthalt von einer frühen Mobilisierung. Es gilt entsprechend, diese PatientInnen vor »Gesünderen« kritisch Kranken zu priorisieren. Allerdings fehlen Daten zu instabilen, schwer betroffenen kritisch kranken Personen, welche in der Folge oft sehr lange auf der Intensivstation liegen und in der Regel mehr als die Hälfte der Ressourcen benötigen (Desarmenien et al., 2016). Diese PatientInnen haben ein besonders hohes Risiko für spätere Langzeitfolgen und profitieren von einem täglichen Screening mit dem Ziel die Frühmobilisierung so früh als möglich zu starten (richtiger Zeitpunkt).

2.4.2 Rehabilitationsbedürfnisse

Im Anschluss an eine Risikobeurteilung soll eine ausführliche, objektive Beurteilung der Rehabilitationsbedürfnisse erfolgen (NICE, 2009; Tan et al., 2009). Da die Beurteilung der körperlichen Funktion und Aktivität, wie Kraft, Husten oder Mobilität, abhängig von der Kooperation ist, werden diese Untersuchungen in der Regel nach dem ersten Erwachen durchgeführt. Auch dies ist ein wichtiges Ziel von regelmäßigen Sedationsstopps und dem Prinzip der leichten Sedierung. Konkrete Vorschläge für Assessments finden sich in Kapitel 3 (▶ Kap. 3.3). Assessments dienen als Grundlage zur Vereinbarung von mittel- und langfristigen Rehabilitationszielen. Dies inkludiert insbesondere auch das Mobilitätsniveau. Ziele sollen interprofessionell und falls möglich mit Einbezug der Familie festgelegt werden. Sie sollen dokumentiert und regelmäßig mit denselben Messinstrumenten evaluiert und falls nötig angepasst werden. Eine Hilfestellung für eine gute Zielsetzung ist das Akronym SMART (▶ Tab. 2.4). Zum Objektivieren eines individuell-festgelegten Zieles eignet sich die valide und reliable Goal Attainment Scale (GAS) (Schädler, 2006). Zur Förderung der Motivation und zum Wiedererlernen der Selbstverantwortung wird das Ziel gemeinsam mit der PatientIn festgelegt. Das erwartete Ziel, beispielsweise die Mobilisierung in den Lehnstuhl mit moderater Hilfe via Stand in den nächsten 5 Tagen, wird anschließend als 0 festgelegt. Darauf definieren sich die weiteren Abstufungen: +/-1 etwas mehr/weniger als erwartet (z. B. ein tiefer Transfer als -1) und +/-2 viel mehr/weniger (z. B. ein Transfer mit Schritten als +2) als erwartet. Die Zielevaluation folgt im Anschluss an den definierten Zeitraum mit einer erneuten Zielsetzung.

Tab. 2.4: SMART

Akronym	Bedeutung	Beispiel
S – Spezifisch	Klar formulierter Bereich	Mobilitätslevel Lehnstuhl (Transfer mit moderater Hilfe via Stand)
M – Messbar	Quantifizierbar (Assessment)	ICU Mobility Skala
A – Akzeptiert	Interprofessionelle Akzeptanz	Zielsetzung an interprofessioneller Visite
R – Realistisch	Zielerreichung realistisch	Schwere Muskelschwäche, aber kardiorespiratorische Stabilität vorhanden
T – Terminiert	Zeit bis Zielerreichung	Zielerreichung in 5 Tagen

2.4.3 Zeitpunkt »so früh als möglich«

Kritisch kranke Personen sollen so früh als möglich mobilisiert werden (NICE, 2009; Tan et al., 2009). Es gilt daher, den richtigen Zeitpunkt nicht zu verpassen, um PatientInnen mit erhöhtem Risiko so rasch als möglich gemäß ihren Rehabilitationsbedürfnissen zu behandeln. Damit der richtige Zeitpunkt nicht verpasst wird, ist insbesondere bei instabilen PatientInnen ein regelmäßiges Screening empfohlen. Eine internationale Expertengruppe empfiehlt ein Vorgehen mittels Ampelschema (▶ Abb. 2.2). Dabei evaluiert eine erfahrene Gesundheitsfachperson täglich PatientInnen mit erhöhtem Risiko und legt im Anschluss ein Mobilitätslevel fest. Dieses Vorgehen zeigte in einer multizentrischen Studie inklusive Zentren in Deutschland, Österreich und den USA eine signifikante Verbesserung des Mobilitätslevels und führte zu einer verkürzten Aufenthaltsdauer auf der Intensivstation sowie einer Verbesserung der funktionellen Mobilität bei Krankenhausaustritt (Schaller et al., 2016).

Praktische Empfehlungen

Die Expertengruppe empfiehlt Richtwerte zur Abschätzung des respiratorischen, kardiovaskulären und neurologischen Risikos sowie weiteren Vorsichtssituationen oder Kontraindikationen (Hodgson et al., 2014). Es gilt allerdings zu beachten, dass eine Validierung im Anschluss nicht zu einer erhöhten Mobilisierungsrate beitragen

2 Frühmobilisation

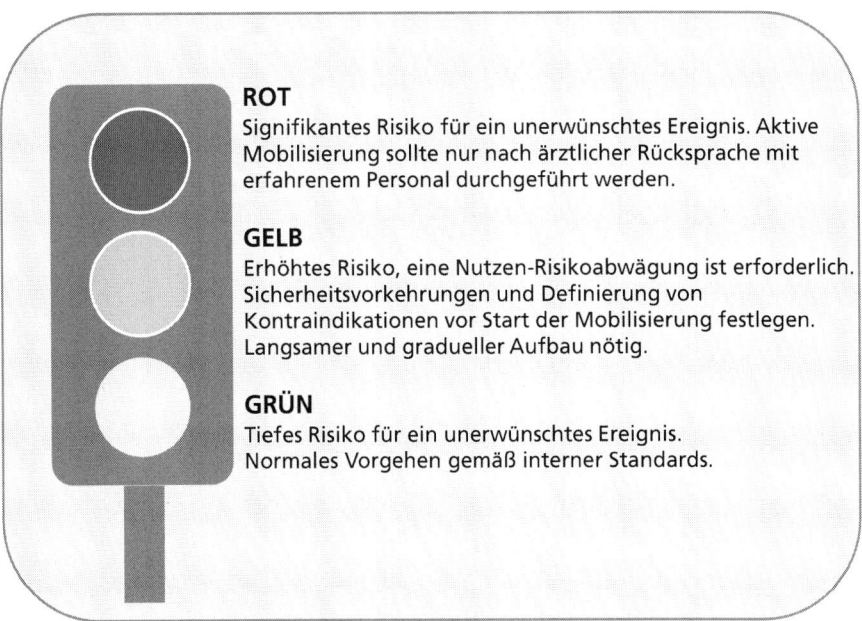

ROT
Signifikantes Risiko für ein unerwünschtes Ereignis. Aktive Mobilisierung sollte nur nach ärztlicher Rücksprache mit erfahrenem Personal durchgeführt werden.

GELB
Erhöhtes Risiko, eine Nutzen-Risikoabwägung ist erforderlich. Sicherheitsvorkehrungen und Definierung von Kontraindikationen vor Start der Mobilisierung festlegen. Langsamer und gradueller Aufbau nötig.

GRÜN
Tiefes Risiko für ein unerwünschtes Ereignis. Normales Vorgehen gemäß interner Standards.

Abb. 2.2: Ampelschema (eigene Darstellung)

konnte (Capell et al., 2019). Im Gegenteil, die Kriterien scheinen sehr strikt und konservativ, wodurch PatientInnen meist nur durch erfahrene Fachpersonen mobilisiert wurden. Obwohl wir im Alltag gerne mit klaren Ja-Nein-Empfehlungen arbeiten, scheint es diese klare Abgrenzung für eine Mobilisierung nicht zu geben und es bleibt ein individueller Entscheid. So kann unter Umständen eine kritisch kranke Person mit einem mittleren arteriellen Blutdruck (MAP) von 50 durchaus an die Bettkante oder in den Stand mobilisiert werden, wenn keine Klinik und ein stabiler Trend der letzten Stunden vorliegt. Gleichzeitig kann dies eine klare Kontraindikation sein, wenn der MAP trotz vasoaktivem Support nicht im Zielbereich liegt (Hodgson et al., 2014). Es gilt also individuell und stets in Rücksprache mit dem Behandlungsteam abzuwägen was eine sichere Mobilisierung darstellt. Eine gute Faustregel ist das Mobilisierungslevel aufgrund vorgängiger Reaktionen auf eine Intervention abzuschätzen und die Mobilisierung schrittweise aufzubauen (Stiller & Phillips, 2003). Beispielsweise scheint es nicht sinnvoll eine Patientin, welche durch eine Seitenlagerung prolongiert, entsättigt an die Bettkante zu mobilisieren. Ein mögliches Vorgehen wäre in diesem Fall, die Ursache der respiratorischen Dekompensation zu evaluieren, möglicherweise liegt eine unilaterale Belüftungsstörung vor. Im Anschluss könnte man die »gute Lungenseite« nach unten lagern und falls dies zu einer Verbesserung führt, die Patientin langsam in einen Schrägsitz mobilisieren. Am nächsten Tag könnte dann mit demselben Vorgehen eine Mobilisierung an die Bettkante evaluiert werden, wobei wiederum eine schrittweise Vorgehensweise empfohlen ist.

Zum Schluss gilt es auch subjektive Beobachtungen wie die Patientenerscheinung oder das eigene Bauchgefühl zu berücksichtigen (Stiller & Phillips, 2003). Eine kaltschweißige, erschöpfte, schmerzgeplagte oder dyspnoische PatientIn kann nur bedingt von einer Mobilisierung profitieren und braucht unter Umständen zuerst eine angepasste Schmerztherapie, Beatmungseinstellung oder psychologische Unterstützung, bevor eine Mobilisierung erwägt werden sollte.

2.4.4 Fazit

Eine frühestmögliche und individuell angepasste und höchstmögliche Mobilisierung braucht eine tägliche Evaluation. Gesundheitsfachpersonen sollen gefährdete PatientInnen frühzeitig erkennen und täglich screenen damit der richtige Mobilisierungszeitpunkt nicht verpasst wird. Gleichzeitig sollen standardisierte Assessments zur Beurteilung von Rehabilitationsbedürfnissen durchgeführt und für individuelle Zielsetzungen genutzt werden.

Literatur

Capell, E. L., Tipping, C. J., & Hodgson, C. L. (2019). Barriers to implementing expert safety recommendations for early mobilisation in intensive care unit during mechanical ventilation: A prospective observational study. *Aust Crit Care, 32*(3), 185–190. https://doi.org/10.1016/j.aucc.2018.05.005

Desarmenien, M., Blanchard-Courtois, A. L., & Ricou, B. (2016). The chronic critical illness: a new disease in intensive care. *Swiss Med Wkly, 146*, w14336. https://doi.org/10.4414/smw.2016.14336

Eggmann, S., Luder, G., Verra, M. L. et al. (2020). Functional ability and quality of life in critical illness survivors with intensive care unit acquired weakness: A secondary analysis of a randomised controlled trial. *PLoS One, 15*(3), e0229725. https://doi.org/10.1371/journal.pone.0229725

Fan, E., Dowdy, D. W., Colantuoni et al. (2014). Physical complications in acute lung injury survivors: a two-year longitudinal prospective study. *Crit Care Med, 42*(4), 849–859. https://doi.org/10.1097/ccm.0000000000000040

Hodgson, C. L., Stiller, K., Needham et al. (2014). Expert consensus and recommendations on safety criteria for active mobilization of mechanically ventilated critically ill adults. *Crit Care, 18*(6), 658. https://doi.org/10.1186/s13054-014-0658-y

NICE. (2009). *Rehabilitation after critical illness in adults.* https://www.nice.org.uk/guidance/CG83/chapter/1-Guidance#during-the-critical-care-stay

Schädler, S. (2006). Subjektive Ziele objektiv messen. *Physiopraxis, 4*, 34–35.

Schaller, S. J., Anstey, M., Blobner, M. et al. (2016). Early, goal-directed mobilisation in the surgical intensive care unit: a randomised controlled trial. *Lancet, 388*(10052), 1377–1388. https://doi.org/10.1016/s0140-6736(16)31637-3

Stiller, K., & Phillips, A. (2003). Safety aspects of mobilising acutely ill inpatients. *Physiotherapy Theory and Practice, 19*(4), 239–257. https://doi.org/10.1080/09593980390246751

Tan, T., Brett, S. J., & Stokes, T. (2009). Rehabilitation after critical illness: summary of NICE guidance. *BMJ, 338*, b822. https://doi.org/10.1136/bmj.b822

Waldauf, P., Jiroutková, K., Krajčová, A., Puthucheary, Z., & Duška, F. (2020). Effects of Rehabilitation Interventions on Clinical Outcomes in Critically Ill Patients: Systematic Review and Meta-Analysis of Randomized Controlled Trials. *Crit Care Med, 48*(7), 1055–1065. https://doi.org/10.1097/ccm.0000000000004382

Yang, T., Li, Z., Jiang, L., Wang, Y., & Xi, X. (2018). Risk factors for intensive care unit-acquired weakness: A systematic review and meta-analysis. *Acta Neurol Scand, 138*(2), 104–114. https://doi.org/10.1111/ane.12964

2.5 Aufbau Frühmobilisation, ICU Mobility Scale

Angela Kindler & Stefan J Schaller

In den vorangegangenen Kapiteln wurden bereits vielseitige Aspekte der Frühmobilisation vermittelt. So wurden unter anderem das Screening und die Identifikation von Ein- und Ausschlusskriterien mittels einem Ampelsystem ausführlich beschrieben. In diesem Kapitel soll nun näher auf den Aufbau der Frühmobilisation und darin integriert auf die ICU Mobility Scale (IMS) eingegangen werden.

2.5.1 Algorithmen/Aufbau der Frühmobilisation

Die physiotherapeutischen Grundmaßnahmen in der Rehabilitation kritisch Kranker bauen sukzessive aufeinander auf. Beschränken wir uns auf die Inhalte der (Früh-)Mobilisierung, welche sich im Wesentlichen aus der Bewegungstherapie in allen möglichen Formen (passiv, assistiv und aktiv), dem Sitzen, Stehen und Gehen zusammensetzen. Im klinischen Alltag stellt sich die Frage, wie diese Maßnahmen dosiert werden und nach welchen Kriterien ein Mobilisationsschema aufgebaut sein soll.

Entsprechend wurden bislang bereits zahlreiche Algorithmen zur Frühmobilisation veröffentlicht. Zum aktuellen Zeitpunkt gibt es kein allgemeingültiges Schema.

Damit die Mobilisation frühzeitig geplant, korrekt dokumentiert und regelmäßig evaluiert werden kann, ist die Integration einer Skala für die Mobilitätsstufen wichtig. Um eine Vorstellung zu vermitteln, wie ein solches Schema aufgebaut sein könnte, werden nachfolgend einige ausgewählte Möglichkeiten kurz vorgestellt. Im Speziellen wird dabei auf die ICU Mobility Scale eingegangen.

Ein erster grundlegender Stufenplan wurde von Morris et al. (2008) entwickelt. Darin werden vier Stufen beschrieben. Solange die PatientInnen nicht bei Bewusstsein sind, befinden sie sich auf dem ersten Level und werden nebst der Lagerung lediglich passiv durchbewegt. Mit Erlangen eines wachen Zustands wechseln sie in Level 2. Sobald die kritisch Kranken die Arme gegen die Schwerkraft bewegen können, werden die PatientInnen, nebst der sitzenden Position im Bett, an den Bettrand mobilisiert. Mit Erreichen der Bewegungsfähigkeit der unteren Extremität gegen die Schwerkraft kommt in Level 4 zusätzlich zur Bewegungstherapie und dem Sitzen am Bettrand ein aktiver Transfer auf einen Stuhl hinzu.

Auf diesem Schema aufbauend wurden andere Algorithmen entwickelt. So wurde der Surgical Intensive Care Unit Optimal Mobilisation Score (SOMS) entwickelt (Meyer et al., 2013). Dieser beinhaltet fünf Stufen und wird in einem separaten Kapitel genauer beschrieben (▶ Kap. 3.4).

Nachteilig erscheint sowohl bei der Einteilung von Meyer et al. (2013) wie auch von Morris et al. (2008), dass PatientInnen mit einer verminderten Vigilanz lediglich passiv durchbewegt werden. Dies kann dazu führen, dass PatientInnen nicht mobilisiert werden, obwohl sie von einer Mobilisation profitieren würden (Scheffenbichler et al. (2020)). Trotzdem können beide Algorithmen bei der Implementierung in der Klinik nützlich sein. Ein etwas anderer Ansatz verfolgt die ICU Mobility Scale (IMS).

Merke

Viele publizierte Algorithmen schließen vigilanzgeminderte kritisch Erkrankte aus einer Mobilisation aus. Gerade diese könnten aber von einer Mobilisation profitieren.

ICU Mobility Scale (IMS)

Tab. 2.5: ICU Mobility Scale zur Klassifizierung von aktiven Formen der Mobilisation (IMS) nach Hodgson et al. (2014) adaptiert von Fuest & Schaller (2019)

Punktzahl	Art der Mobilisierung
0	Keine Bewegung (im Bett liegend) Passives Lagern oder Durchbewegen ist möglich.
1	Im Bett sitzend Alle aktiven Übungen im Bett, aktives Bettfahrrad.
2	Aktive Übungen im Sitzen Aktive Übungen im Sitzen im Stuhl. Dabei wird der passive Transfer in den Stuhl und zurück ins Bett als aktive Zeit gewertet.
3	Sitzen an der Bettkante Das Personal darf unterstützen, Ziel ist jedoch das aktive Sitzen an der Bettkante mit teilweiser Rumpfkontrolle.
4	Stehen Stehen mit oder ohne Hilfe. Unterstützungsmaterialien dürfen verwendet werden.
5	Aktiver Transfer von Bett zu Stuhl und umgekehrt. Der Patient bewegt sich selbst zu einem Stuhl (inklusive Gewichtsverlagerung der Beine). Wird das Aufstehen unterstützt, muss der Patient zumindest selbst zum Stuhl gelangen.
6	Gehen im Stand Durch abwechselndes Heben der Beine schafft es der Patient im Stand zu gehen (mindestens 4 Mal = 2 Mal pro Bein mit oder ohne Unterstützung).
7	Gehen mit Hilfe von zwei oder mehreren Personen Gehen von mindestens 5 m mit der Unterstützung von zwei oder mehreren Personen.
8	Gehen mit Hilfe von 1 Person Gehen von mindestens 5 m mit der Unterstützung von 1 Person.
9	Unabhängiges Gehen mit Gehhilfe
10	Unabhängiges Gehen Gehen von mindestens 5 m ohne Gehhilfe oder Unterstützung einer Person.

Die ICU Mobility Scale (IMS) wurde von der australischen Professorin und Physiotherapeutin Carol Hodgson und ihrem Team entwickelt. Sie gilt als valides Assessment zur Erfassung des aktuellen aktiven Mobilitätslevels bei kritisch Erkrankten auf der Intensivstation (Hodgson et al., 2014). Dabei handelt es sich um eine sensitive 11-Punkte-Ordinalskala. Der tiefste Punktewert (0) beschreibt dabei das Liegen und passive Formen der Mobilisierung im Bett. Wohingegen ein Score von 10 das selbständige Gehen ohne Hilfsmittel beschreibt (Hodgson et al., 2014). Wichtig ist, dass die Skala (bis auf die 0) lediglich aktive Formen der Mobilisation berücksichtigt, wobei der Akt des passiven Transfers in den Stuhl als »aktiv« gewertet wird. Die genauen Klassifikationen gehen aus der folgenden Tabelle (▶ Tab. 2.5) hervor. Aufgrund der kurzen Durchführungsdauer wird der IMS für die tägliche Dokumentation des Mobilitätslevels als höchst praktikabel beurteilt. Der IMS weist zudem kaum Boden- und Deckeneffekte auf (Tipping et al., 2016).

In einer prospektiven multizentrischen Beobachtungsstudie wurde eine Veränderung von drei Punkten auf der IMS als klinisch signifikant beurteilt (Tipping et al., 2018). Ein höherer IMS-Wert war assoziiert mit einer höheren Überlebenswahrscheinlichkeit nach 90 Tagen (Odds Ratio (OR) 1.38; 95%-CI 1.14–1.66) und gilt als ein positiver Prädiktor für eine Entlassung nach Hause (OR 1.16; 95%-CI 1.02–1.32) (Tipping et al., 2016).

Der Gesundheitszustand kritisch kranker Überlebender sechs Monate nach der Aufnahme auf der Intensivstation verbessert sich, wenn ein höheres Maß an Mobilisation erreicht wurde, nicht aber, wenn die Anzahl der aktiven Mobilisationseinheiten erhöht wurde (Paton et al., 2021). Es deutet also einiges darauf hin, dass eine Verbesserung der Mobilisationsintensität einer PatientIn während seiner/ihrer Zeit auf der Intensivstation um nur zwei IMS-Stufen einen bedeutenden Unterschied in seinem/ihrem Gesundheitszustand sechs Monate nach der Aufnahme bewirken kann. Die Tatsache, dass die Erhöhung der Anzahl aktiver Mobilisationssitzungen den Gesundheitszustand nicht unabhängig voneinander verbesserte, legt nahe, dass es sich als vorteilhafter erweisen könnte, sich auf das Erreichen eines höheren Mobilisierungsniveaus (gemessen durch den IMS) zu konzentrieren, anstatt mehr Mobilisationssitzungen auf einem tieferen Mobilisationsniveau zu absolvieren (Paton et al., 2021).

Bei kritisch Kranken auf einer chirurgischen Intensivstation, ist eine hohe Dosis der Mobilisierung (Grad und Dauer) ein unabhängiger Prädiktor für die Fähigkeit, nach der Entlassung unabhängig zu leben (Scheffenbichler et al., 2021). Die Dauer der Mobilisierungssitzungen sollten also zusätzlich erfasst werden. Ergänzend zum IMS wurde dafür der Mobilization Quantification Score (MQS) entwickelt (Scheffenbichler et al., 2021). Dieser dient der Quantifizierung der Mobilisierungsdosis. Für jede Mobilisationssitzung wird dabei mit dem IMS der Mobilitätgrad ermittelt. Die Zeitdauer entspricht dabei einer vordefinierten Einheit, welche multipliziert wird. Daraus ergibt sich der MQS. Die vordefinierten (Zeit-)Einheiten gehen aus Scheffenbichler et al. (2021) hervor.

Merke

Das Erreichen des höchstmöglichen aktiven Mobilisationslevels scheint wichtiger zu sein als eine Steigerung der Anzahl von Mobilisationssitzungen. Jedoch scheint die Dauer der Mobilisation ebenfalls einen Einfluss auf die Selbstständigkeit bei Entlassung der kritisch Kranken zu haben.

Das IMS Mobilisierungskonzept

Das IMS-Mobilisierungskonzept basiert auf ähnlichen Ergebnissen zur Relevanz der Höhe des Mobilisationslevels aus den Ergebnissen in anderen Patientenkohorten, die schon länger vorliegen, konkret von Schlaganfallpatienten auf Stroke Units (d. h. nicht auf Intensivstation) (Bernhardt, 2015; Bernhardt et al., 2016). Folglich wird morgens das höchstmögliche Level festgelegt, dass der kritisch Erkrankte an diesem Tag vermutlich erreichen könnte. Es sollte dieses höchste Ziel als Erstes erreicht werden, sodass der Patient nicht durch vorhergehende Mobilisierungsversuche auf niedrigerem Niveau erschöpft wird. Jedem Level ist auch eine Zielvorgabe für die zu erreichende aktive Mobilisierungszeit am Tag zugeordnet (Bsp. 30 Minuten bei IMS 3). Dies bedeutet nicht, dass man die PatientIn einmal für 30 Minuten an die Bettkante setzen muss, sondern man sollte versuchen, damit zu starten. Wenn die PatientIn nach 5 Minuten erschöpft ist, folgt eine Pause. Im Verlauf erfolgt dann eine weitere Mobilisierungseinheit auf dem gleichen oder niedrigeren Level. Das bedeutet, es könnten auch aktive Übungen mit Theraband im Bett von einmal 15 und einmal 10 Minuten im Tagesverlauf erfolgen, um das Ziel zu erreichen. Die Zielzeiten je IMS sind in der folgenden Tabelle (▶ Tab. 2.6) dargestellt.

Tab. 2.6: IMS Mobilisierungsalgorithmus nach Hodgson et al. (2016)

IMS Ziel	Tagesziel aktive Mobilisierungszeit	Zusätzliche passive Positionierung
7–10	60 Min	2 x pro Tag 30–60 Minuten (Min.) im oder außerhalb des Bettes sitzend
4–6	45 Min	
3	30 Min	
1–2	30 Min	
0	0 Min	2 x pro Tag 15–30 Min im Bett sitzend

Auch wenn die IMS ein sehr nützliches Tool für die Quantifizierung des aktiven Mobilitätslevels ist, so muss kritisch angemerkt werden, dass aktuell die Evidenz gegen die Anwendung des intensiven IMS-Konzeptes spricht. Im TEAM Trial, dass aktuell die größte Mobilisationsstudie von IntensivpatientInnen darstellt, wurde das IMS-Konzept gegenüber der Standardtherapie getestet. Es zeigte sich kein Vorteil gegenüber der Standardtherapie (die allerdings sehr gut in den Zentren war), im Gegenteil es gab sogar mehr Nebenwirkungen in Form von Entsättigungen und

Tachykardien, die dokumentiert wurden (Hodgson et al, 2022). Daher ist anzunehmen, dass ein weniger intensiver Algorithmus ausreichend ist, um gute Effekte zu erzielen.

Klinikspezifische Algorithmen

Nicht in allen Kliniken wird die gleiche Mobilisationskultur gelebt. Wir wissen aber, dass eine (Früh-) Mobilisation das Outcome kritisch kranker PatientInnen kurz- und langfristig maßgeblich beeinflusst. Ein Mobilisationsalgorithmus kann helfen, eine Mobilisation strukturiert zu planen, durchzuführen und zu evaluieren. Es gibt inzwischen viele verschiedene Algorithmen dafür.

Je nach Patientenpopulation und klinikspezifischen Gegebenheiten müssen die bestehenden Schemata individuell angepasst werden. Es gibt keine allgemein geltenden Algorithmen für die Frühmobilisation. Entsprechend der individuellen Gegebenheiten in den jeweiligen Kliniken empfiehlt es sich allenfalls im interprofessionellen Team einen Eigenen zu erstellen.

Aus unserer Sicht eignet sich zur Erfassung des aktiven Mobilitätslevels die ICU Mobility Scale im klinischen Alltag sehr. Eine Steigerung des Mobilitätslevels ist grundsätzlich immer anzustreben. Um die Sicherheit zu gewährleisten, sind Toleranzkriterien zu definieren. Diese müssen gegebenenfalls auf die jeweilige Population angepasst werden (Fuest er al., 2023). So kann es zum Beispiel sein, dass je nach Institution bei neurochirurgischen PatientInnen zusätzlich ein Toleranzkriterium für den intrakraniellen Druck definiert wird.

Kann die Mobilisation auf dem jeweiligen Level unter Einhaltung der definierten Toleranzkriterien sicher durchgeführt werden, so soll in einer nächsten Behandlungseinheit die nächsthöchste Stufe angestrebt werden. Ob diese nach einer Pause am gleichen oder am nächsten Behandlungstag durchgeführt wird, ist abhängig von der individuellen Belastbarkeit der kritisch kranken Person und den zeitlichen und personellen Ressourcen in der jeweiligen Klinik.

Eine hilfreiche Möglichkeit die Frühmobilisation zu fördern, ist eine sogenannte »Mobilisationsvisite«. Dabei wird zum Beispiel am Morgen im interprofessionellen Team für jede kritisch kranke Person ein individuelles Mobilisationsziel definiert. Die ICU Mobility Scale bietet sich hierbei als Skala an.

Fallbeispiel 1

Eine 33-jährige Patientin verunfallt beim Skifahren und zieht sich ein schweres Schädelhirntrauma zu. In der ersten Phase ist sie tief sediert und monitorisiert, um unter anderem den Hirndruck zu kontrollieren. In dieser Zeit wird sie durch die Physiotherapeutin passiv durchbewegt. Auf der ICU Mobility Scale entspricht dies einem Punktwert von 0. Im weiteren Verlauf wird versucht, die Patientin im Bett zu aktivieren. Sie kann 15 Minuten aktiv im Bett Fahrrad fahren und im Bett sitzen (IMS Stufe 1 und MQS 1). Da dies gut funktioniert und alle definierten Toleranzkriterien stabil bleiben, wird auf der morgendlichen Mobilisationsvisite entschieden, dass die Patientin nun 10 Minuten aktiv am Bettrand sitzen soll

(IMS Stufe 3 und MQS 6). Es wird also bewusst eine Stufe ausgelassen da die Einschätzung im Team war, dass die Patientin dies problemlos erreichen kann, ohne sich zu verausgaben.

2.5.2 Fazit

Es gibt keinen allgemeingültigen Algorithmus zum Aufbau der Mobilisation. Die individuelle Belastungsfähigkeit und Grunderkrankung der kritisch Kranken sowie die institutionellen Gegebenheiten müssen dabei berücksichtigt werden. Ziel soll sein, nach individuellen Belastungsgrenzen und mittels definierter Toleranzkriterien vorzugehen. Die Klassifizierung anhand der ICU Mobility Scale in Kombination mit populationsspezifischen Toleranzkriterien scheinen also im klinischen Alltag praktikabel und sicher.

Literatur

Bernhardt, J. 2015. »Efficacy and Safety of Very Early Mobilisation within 24 h of Stroke Onset (AVERT): A Randomised Controlled Trial.« *The Lancet* 386(9988):46–55. doi: 10.1016/S0140-6736(15)60690-0.

Bernhardt, Julie, Leonid Churilov, Fiona Ellery et al. (2016). *Prespecified Dose-Response Analysis for A Very Early Rehabilitation Trial (AVERT)*.

Fuest KE, Ulm B, Daum N et al. (2023). Clustering of critically ill patients using an individualized learning approach enables dose optimization of mobilization in the ICU. Crit Care;27(1):1.

Hodgson CL, Bailey M, Bellomo R et al. (2022). Early Active Mobilization during Mechanical Ventilation in the ICU. N Engl J Med; 387:1747–1758.

Meyer, M. J., Stanislaus, A. B., Lee, J. et al. (2013). Surgical Intensive Care Unit Optimal Mobilisation Score (SOMS) trial: a protocol for an international, multicentre, randomised controlled trial focused on goal-directed early mobilisation of surgical ICU patients. *BMJ Open*, 3(8), e003262. https://doi.org/10.1136/bmjopen-2013-003262

Morris, P. E., Goad, A., Thompson, C. et al. (2008). Early intensive care unit mobility therapy in the treatment of acute respiratory failure. *Critical Care Medicine*, 36(8), 2238–2243. https://doi.org/10.1097/CCM.0b013e318180b90e

Paton, M., Lane, R., Paul, E. et al. (2021). Mobilization during Critical Illness: A Higher Level of Mobilization Improves Health Status at 6 Months, a Secondary Analysis of a Prospective Cohort Study. *Critical Care Medicine*, E860–E869. https://doi.org/10.1097/CCM.0000000000005058

Scheffenbichler, F. T., Teja, B., Wongtangman, K. et al. (2021). Effects of the Level and Duration of Mobilization Therapy in the Surgical ICU on the Loss of the Ability to Live Independently: An International Prospective Cohort Study. *Critical Care Medicine*, E247–E257. https://doi.org/10.1097/CCM.0000000000004808

Scheffenbichler L, Teja B, Scheffenbichler F et al. (2020). »Influence of the Acuity of Patients' Illness on Effectiveness of Early, Goal-Directed Mobilization in the Intensive Care Unit: A Post Hoc Analysis.« *Critical Care* 24(1). doi: 10.1186/s13054-020-03346-y

Tipping, C. J., Bailey, M. J., Bellomo, R. et al. (2016). The ICU Mobility Scale Has Construct and Predictive Validity and Is Responsive. A Multicenter Observational Study. *Annals of the American Thoracic Society*, 13(6), 887–893. https://doi.org/10.1513/AnnalsATS.201510-717OC

Tipping, C. J., Holland, A. E., Harrold, M. et al. (2018). The minimal important difference of the ICU mobility scale. *Heart & Lung*, 47(5), 497–501. https://doi.org/10.1016/j.hrtlng.2018.07.009

2.6 Trainingskriterien

Sabrina Eggmann

Frühmobilisierung kann für schwerkranke PatientInnen sehr anstrengend sein (van Willigen et al., 2020). Entsprechend wichtig sind die Berücksichtigung von Trainingskriterien, um die PatientInnen nicht zu überfordern und gezielt zu fördern.

2.6.1 FITT – Frequenz, Intensität, Type und Time (Dauer)

Die wichtigsten Trainingskriterien werden unter dem Akronym FITT zusammengefasst, welches für Frequenz, Intensität, Type und Time (Dauer) steht (Sommers et al., 2015). Bei einer kritischen Erkrankung gilt es, nicht nur die Trainingskriterien, sondern auch die bereits diskutierten Sicherheitskriterien und den richtigen Zeitpunkt für eine Mobilisierung zu berücksichtigen.

Frequenz

Aufgrund der aktuellen Evidenz werden kürzere und häufigere Mobilisierungsinterventionen über den ganzen Tag verteilt empfohlen. So sind nach einem akuten Schlaganfall kürzere und häufigere Mobilisationen mit einem besseren neurologischen Outcome verbunden (Bernhardt et al., 2016). Kürzere physiotherapeutische Sitzungen zeigen eine stärkere kardiorespiratorische Reaktion und könnten somit bei stabilen PatientInnen einen adäquaten Trainingsreiz setzen (Eggmann et al., 2022). Außerdem ermöglichen kürzere Sitzungen eine angemessene Muskelerregung, da gerade bei schwerbetroffenen LangzeitpatientInnen mit zunehmender Dauer oft eine Muskelerschöpfung bis hin zur Irreaktivität führt (Supinski et al., 2020). Gesundheitsfachpersonen können eine Erschöpfung beispielsweise mit einer Abnahme der Bewegungsqualität oder gar einem Wegfall von Muskelaktivität feststellen. Eine interprofessionelle Tagesplanung mit Mobilisierungs- und Erholungszeiten kann Erschöpfungszustände vermeiden und sollte demnach erfolgen, sobald PatientInnen regelmäßig mobilisiert werden können. Natürlich gilt es auch andere anstrengende Aktivitäten wie die Körperpflege, Besuchszeiten oder eine Spontanatmungsphase im Tagesplan zu berücksichtigen.

Intensität

Zur genauen Trainingsintensität bei kritisch kranken Personen fehlen Studien. Entsprechend sollte die Intensität individuell angepasst und routinemäßig mittels Standardmonitoring überwacht werden. Der Sauerstoffverbrauch lässt sich dabei aus dem Atemminutenvolumen ableiten, wobei ein während der Belastung steigendes Atemminutenvolumen einem zunehmenden Sauerstoffverbrauch entspricht (Eggmann et al., 2022). Dies kann im Rahmen eines Trainings gewünscht sein, kann jedoch auf der Intensivstation zu einem Sauerstoffdefizit führen und wäre entsprechend kontraindiziert. Vorsicht ist insbesondere bei älteren, übergewichtigen und schwerkranken PatientInnen sowie bei Sedativa und Vasopressoren geboten (Eggmann et al., 2022). Steigt während einer Mobilisierung das Atemminutenvolumen und sinkt gleichzeitig die Sauerstoffsättigung, muss diese Intervention reevaluiert und allenfalls abgebrochen werden. Jede Mobilisierung braucht also einen Plan B zur Frage »Was machen wir, wenn die Intensität zu hoch wird?«. Praktische Möglichkeiten wären beispielsweise die Einstellungen des Beatmungsgerätes anzupassen, das Mobilisierungsniveau zu reduzieren (statt Lehnstuhl an die Bettkante) oder die Rückkehr ins Bett einzuleiten. Eine anschließende Ruhepause kann helfen, dass die Parameter wieder zu ihrem Ursprungswert zurückkehren. Im Gegenzug kann eine Mobilisierung natürlich auch unterdosiert werden. Dies könnten Gesundheitsfachpersonen beispielsweise mit einer subjektiven Belastungseinschätzung wie der BORG-Skala feststellen, welche die Belastung von PatientInnen auf einer Skala von 6–20 eingeschätzt (Borg, 1970). Der Zielbereich auf der Intensivstation liegt bei 11–13, was einer leichten bis etwas anstrengenden Intensität entspricht (Sommers et al., 2015). Die wichtigsten Beurteilungskriterien sind nachfolgend zusammengefasst.

Kriterien zur Beurteilung der Belastungsintensität:

- Subjektive Belastungseinschätzung mittels BORG-Skala (Zielbereich 11–13), adaptierte Borg-Skala (Zielbereich 3–5)
- Kardiorespiratorische Parameter: Atemminutenvolumen, Sauerstoffsättigung (falls vorhanden gemischt-venöse Sättigung), Herzfrequenz, Blutdruck
- Bewegungsqualität und benötigte Hilfestellung

Plan B – Anpassungen bei zu hoher Intensität:

- Pause machen und Zeit zur Erholung geben
- Patientenaktivität reduzieren z. B. von selbständig aktiv zu assistierter oder passiver Unterstützung
- Mobilitätslevel verringern
- Beatmungseinstellungen anpassen
- Mobilisierung abbrechen und eine Pause bis zur Erholung einlegen

Typ

Die Formen der Frühmobilisierung wurden bereits besprochen (▶ Kap. 2.2.1). Bei kritisch kranken Personen im Rehabilitationsstadium sollen Maßnahmen zur Verbesserung der Mobilität, wie eine Mobilisation in den Lehnstuhl, gegenüber Übungen im Bett wie Fahrradfahren bevorzugt werden. Einerseits stimulieren höhere Mobilitätslevel eher eine kardiorespiratorische Reaktion (Eggmann et al., 2022), andersseits scheinen hohe Mobilitätslevel mit verbesserten funktionellen Ergebnissen verbunden (Schaller et al., 2016; Schweickert et al., 2009). Außerdem sollte ein Training wann immer möglich, aktiv durchgeführt werden. Zu diesem Zweck soll die Sedierung während der Mobilisierung so weit wie möglich reduziert werden.

Time (Dauer)

Zur optimalen Dauer von Mobilisationsinterventionen fehlen gegenwärtig genaue Daten. Wahrscheinlich ist die optimale Dauer sehr individuell und von obengenannten Parametern wie der Frequenz, Intensität und Mobilisierungsform abhängig. Eine frühzeitige, durchschnittliche Therapiedauer von 22 Minuten (ohne Vor- und Nachbereitung) war bei mechanisch beatmeten, kritisch kranken Erwachsenen sicher (Eggmann et al., 2022). Zur Bestimmung der Trainingsdauer gilt entsprechend, die individuell festgelegten, kardiorespiratorischen Grenzwerten zu überwachen, die Prinzipien von regelmäßigen Trainingsinput und -pausen zu berücksichtigen und mit einer schrittweisen Trainingsprogression vorzugehen ohne PatientInnen zu überfordern.

2.6.2 Fazit

Bei kritisch kranken Personen entspricht jede Mobilisierung einem Trainingsreiz, was rasch zu Fehldosierungen wie einer Über- oder Unterdosierung führen kann. Damit das Training sicher und zielgerichtet stattfindet, sollen Gesundheitsfachpersonen die FITT-Kriterien berücksichtigen. Das heißt, es werden kürzere (um die 20 Minuten), aber häufigere Mobilisierungen (aktiv, Mobilitätssteigerung) mit angemessener Pause und genauer Beobachtung von Belastungsparametern (kardiorespiratorische Parameter kehren auf Ursprungsniveau zurück) empfohlen.

Literatur

Bernhardt, J., Churilov, L., Ellery, F. et al.(2016). Prespecified dose-response analysis for A Very Early Rehabilitation Trial (AVERT). *Neurology, 86*(23), 2138–2145. https://doi.org/10.1212/wnl.0000000000002459

Borg, G. (1970). Perceived exertion as an indicator of somatic stress. *Scand J Rehabil Med, 2*(2), 92–98.

Eggmann, S., Irincheeva, I., Luder, G. et al. (2022). Cardiorespiratory response to early rehabilitation in critically ill adults: A secondary analysis of a randomised controlled trial. *PLoS One, 17*(2), e0262779. https://doi.org/10.1371/journal.pone.0262779

Schaller, S. J., Anstey, M., Blobner, M. et al. (2016). Early, goal-directed mobilisation in the surgical intensive care unit: a randomised controlled trial. *Lancet, 388*(10052), 1377–1388. https://doi.org/10.1016/s0140-6736(16)31637-3

Schweickert, W. D., Pohlman, M. C., Pohlman, A. S. et al. (2009). Early physical and occupational therapy in mechanically ventilated, critically ill patients: a randomised controlled trial [Multicenter Study Randomized Controlled Trial]. *Lancet, 373*(9678), 1874–1882. https://doi.org/10.1016/S0140-6736(09)60658-9

Sommers, J., Engelbert, R. H., Dettling-Ihnenfeldt, D. et al. (2015). Physiotherapy in the intensive care unit: an evidence-based, expert driven, practical statement and rehabilitation recommendations. *Clin Rehabil*, *29*(11), 1051–1063. https://doi.org/10.1177/0269215514567156

Supinski, G. S., Valentine, E. N., Netzel, P. F. et al. (2020). Does Standard Physical Therapy Increase Quadriceps Strength in Chronically Ventilated Patients? A Pilot Study. *Crit Care Med*, *48*(11), 1595–1603. https://doi.org/10.1097/ccm.0000000000004544

van Willigen, Z., Ostler, C., Thackray, D., & Cusack, R. (2020). Patient and family experience of physical rehabilitation on the intensive care unit: a qualitative exploration. *Physiotherapy*, *109*, 102–110. https://doi.org/10.1016/j.physio.2020.01.003

3 Frühmobilisation in der Praxis

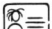 Ich erinnere mich noch sehr gut an eine weitere Begebenheit kurz nach dem »Erwachen«. Es stand eine nette Frau am Bett, gab mir die Zahnbürste in die Hand und ermunterte mich, ich soll versuchen meine Zähne zu putzen. Diese Aufgabe, die ich unbedingt erledigen wollte, war unlösbar schwierig für mich. Ich konnte meinen Arm nur unter unvorstellbarem Kraftaufwand anheben. Ich hatte auch absolut keine Ahnung, wo mein Mund war. Die Frau hat mir schlussendlich meine Hand geführt und mir geholfen. Dabei hat sie gelächelt, Witze gemacht und mir dadurch ein sehr gutes Gefühl vermittelt, auch wenn ich ganz klar mitbekommen habe, dass ich mir nicht einmal mehr die Zähne selbst putzen konnte. Eine weitere Aufgabe war das Kämmen meiner Haare. Auch hier wieder unüberwindbare Schwierigkeiten bei der Ausführung dieser Aufgabe. Diese ersten kleinen Bewegungen waren für mich riesige Anstrengungen, sodass ich mich danach wieder stundenlang mit Schlafen oder Schlummern erholen musste.

Mir schien es so, dass diese nette Frau immer wieder ans Bett kam und irgendetwas von mir wollte, Kämmen, Zähne putzen, Wörter auf einer Buchstabentabelle zeigen als Alternative zum Sprechen oder meinen Oberkörper etwas aufrichten. Auch die Pflegenden kamen immer wieder und wollten mich umbetten, mich waschen oder umlagern. Alles war unvorstellbar anstrengend und durch die Anstrengung wurde es mir auch sehr oft schwindlig und schlecht. Aber auch wenn es sehr anstrengend war, war ich doch immer sehr froh, wenn jemand bei mir war, mit mir sprach, sich mit mir beschäftigte, meine kleinen Fortschritte rühmte, meine Stirn streichelte, mir etwas erzählte, mit Eis meinen Mund befeuchtete oder auch einfach nur ein bisschen meine Hand hielt.

3.1 Assessments

Peter Nydahl

Hier werden Assessments für Bewusstsein, Schmerz, Delir und andere Phänomene vorgestellt, die von jeder Profession nach Schulung genutzt werden können. Die Assessments basieren auf den Empfehlungen der DAS Leitlinie 2021 (DGAI, 2021).

3.1.1 Bewusstsein

Bewusstsein ist an sich ein schwer zu fassendes Phänomen, dennoch gibt es einen Konsens, dass sich bestimmte Bewusstseinszustände vor allem bei IntensivpatientInnen erfassen und beschreiben lassen. Es gibt verschiedene Skalen hierfür, international und auch national hat sich die Richmond Agitation Sedation Scale durchgesetzt, kurz RASS. Sie beschreibt Bewusstseinszustände von nicht erweckbar (aufgrund von tiefer Sedierung oder Koma) über ruhige Aufmerksamkeit bis zur offenen Streitlust (aufgrund hyperaktiven Delirs o. ä.).

> **Definition RASS**
>
> Die Richmond Agitation Sedation Scale. Die RASS wurde für IntensivpatientInnen entwickelt und beschreibt die beobachtbaren Verhaltensweisen auf die Kommunikationsangebote Ansprache und/oder Berührung mit Rückschluss auf das Bewusstsein. Die 10-stufige Skala kann von allen Professionen nach Schulung genutzt werden und hat eine hohe Übereinstimmung zwischen verschiedenen BeobachterInnen.

Tab. 3.1: RASS

Stufe	Kurzform	Charakterisierung des Verhaltens
+4	Sehr streitlustig	Offene Streitlust, gewalttätig, unmittelbare Gefahr für das Personal
+3	Sehr agitiert	Zieht oder entfernt Schläuche oder Katheter, aggressiv
+2	Agitiert	Häufig ungezielte Bewegungen, atmet gegen das Beatmungsgerät
+1	Unruhig	Ängstlich, aber Bewegungen nicht aggressiv oder lebhaft
0	Aufmerksam ruhig	
-1	Schläfrig	Nicht ganz aufmerksam, aber erwacht anhaltend durch Stimme (> 10 Sek.)
-2	Leichte Sedierung	Erwacht kurz mit Augenkontakt durch Stimme (< 10 Sek.)
-3	Mäßige Sedierung	Bewegungen oder Augenöffnung durch Stimme, aber keinen Augenkontakt
-4	Tiefe Sedierung	Keine Reaktion auf Stimme, aber Bewegungen oder Augenöffnung durch körperlichen Reiz
-5	Nicht erweckbar	Keine Reaktion auf Stimme oder körperlichen Reiz

Es wird allgemein empfohlen, Bewusstsein mit der RASS 8-stündlich zu erfassen und zu dokumentieren. PatientInnen, bei denen mittels RASS ein Sedierungsziel festgelegt wird, erhalten so viel/wenig Sedativa, bis das Ziel erreicht wird. In Phasen, in denen die Sedierung verändert wird, kann die RASS häufiger erfasst werden.

3.1.2 Schmerz

Schmerz kann nicht objektiv gemessen werden. Es gibt Menschen mit einer hohen Schmerztoleranz, die vieles aushalten und andere, die bei vergleichsweise geringen Ursachen erhebliche Schmerzen erleben. Das Erleben von Schmerz ist komplex und PatientInnen haben in ihrem Erleben grundsätzlich recht.

Nach ein paar Tagen Bettlägerigkeit können die Gelenke beim Aufstehen wehtun und viele PatientInnen zeigen bei den ersten Mobilisierungen eine Schmerzmimik – sollte dann weitergemacht oder abgebrochen werden? Im Kontext der Frühmobilisierung empfiehlt es sich, mit PatientInnen zusammenzuarbeiten und stets nachzufragen, ob die Aktivität Schmerzen verursacht und ob dies auszuhalten sei. Viele PatientInnen tolerieren bei der Mobilisierung einen vorübergehenden hohen Belastungsschmerz zugunsten ihrer Rehabilitation und benötigen ggf. eine kurze Pause, dann kann es weitergehen – aber nicht alle PatientInnen. Meistens kann vorher mit PatientInnen vereinbart werden, dass sie auch abbrechen können, wenn es zu sehr wehtut oder ob vor der Mobilisierung ein Analgetikum verabreicht werden soll.

Es haben sich für den Intensiv- und IMC-Bereich Fremdeinschätzungs- und subjektive Skalen durchgesetzt. Die Beobachtungsskalen berücksichtigen Mimik, Gestik und z.T. Interaktionen, bei den subjektiven Skalen werden PatientInnen direkt befragt. Die Wahl, welche Skala verwendet wird, richtet sich nach den Kommunikationsmöglichkeiten der PatientInnen. Ab bestimmten Grenzwerten bei Ruhe- und Belastungsschmerzen (siehe Definition) sollten das Schmerzmanagement reflektiert und ggf. zusätzliche Analgetika verabreicht werden. Alle Skalen können nach Schulung von allen Professionen angewendet werden.

> **Definition Ruhe- und Belastungsschmerz**
>
> Der *Ruheschmerz* ist ein Schmerz, den PatientInnen in Ruhe wahrnehmen, z.B. im Liegen oder Sitzen. Hierzu werden auch Schmerzen gezählt, die durch Atembewegungen verursacht werden, z.B. bei Rippenserienfrakturen. Der *Belastungsschmerz* ist der unter Belastung wahrgenommene Schmerz, z.B. beim Umdrehen, Aufstehen oder Gehen.
>
> Ruheschmerzen sollten regelmäßig (8-stündlich) evaluiert werden, Belastungsschmerzen verständlicherweise unter Belastung. Allgemein sollten PatientInnen ab einem Ruheschmerz von 3 bzw. ab einem Belastungsschmerz ab 5 auf einer Skala von 0–10 (10 = maximaler Schmerz) gefragt werden, ob sie ein zusätzliches Analgetikum verabreicht haben möchten.

Fremdeinschätzungsskalen

PatientInnen, die Bewusstseinsstörungen erleiden wie Koma oder tiefe Sedierung, Delir und andere können nur sehr eingeschränkt bis gar nicht zu ihren Schmerzen befragt werden. Es müssen daher Fremdeinschätzungsskalen verwendet werden. Die häufig verwendeten Skalen sind die Behavioral Pain Scale (BPS), Behavioral Pain Scale-Not Intubated (BPS-NI) und das Critical Care Pain Observation Tool (CPOT).

Behavioral Pain Scale (BPS)

Die BPS ist eine Beobachtungsskala, die in drei Dimensionen Gesichtsausdruck, Bewegung der oberen Extremitäten und die Adaption an das Beatmungsgerät bewertet. Es ist anzumerken, dass die Skala in einer Zeit entwickelt wurde, in der die Beatmungsmaschinen noch nicht ganz so viele Optionen hatten und dieser Aspekt heute eher selten auftritt. Ab einem Wert von 5 Punkten sollten PatientInnen nach zusätzlichem Analgesiebedarf befragt werden bzw. die Analgesie erhöht werden.

Tab. 3.2: BPS

Item	Beschreibung	Punkte
Gesichtsausdruck	• Entspannt • Teilweise angespannt • Stark angespannt • Grimassieren	1 2 3 4
Obere Extremität	• Keine Bewegung • Teilweise Bewegung • Anziehen mit Bewegung der Finger • Ständiges Anziehen	1 2 3 4
Adaptation an Beatmungsgerät	• Toleration • Seltenes Husten • Kämpfen mit dem Beatmungsgerät • Kontrollierte Beatmung nicht möglich	1 2 3 4

Behavioral Pain Scale-Not Intubated (BPS-NI)

Die BPS-NI basiert auf der BPS und ist bei nicht intubierten PatientInnen anwendbar, da das dritte Kriterium Adaption an das Beatmungsgerät durch verbale Lautäußerungen ersetzt worden ist.

Tab. 3.3: BPS-NI

Item	Beschreibung	Punkte
Gesichtsausdruck	• Entspannt • Teilweise angespannt • Stark angespannt • Grimassieren	1 2 3 4
Obere Extremität	• Keine Bewegung • Teilweise Bewegung • Anziehen mit Bewegung der Finger • Ständiges Anziehen	1 2 3 4
Verbaler Ausdruck	• Keine verbale Äußerung von Schmerzen • Seltenes Jammern/Stöhnen • Häufiges Jammern/Stöhnen • Weinen, inkl. verbaler Schmerzäußerungen, Luft anhalten	1 2 3 4

Critical-Care Pain Observation Tool (CPOT)

Die CPOT ist mit der BPS und der BPSI vergleichbar und hat ähnlich gute Gütekriterien. Sie verbindet beide Aspekte der Beatmung und Nicht-Beatmung und kann in vielen Disziplinen eingesetzt werden.

Tab. 3.4: CPOT

Item	Beschreibung	Punkte
Gesichtsausdruck	• Entspannt • Angespannt • Grimassierend	0 1 2
Körperbewegungen	• Keine Bewegungen • Schutzverhalten • Agitiert	0 1 2
Muskuläre Anspannung	• Entspannt • Angespannt, steif • Sehr angespannt/steif	0 1 2
Beatmung	• Toleriert Beatmung • Hustet & toleriert • Kämpft mit Ventilator	0 1 2
Verbale Äußerung	• Spricht normal/keine Äußerung • Seufzt/stöhnt • Schreit/schluchzt	0 1 2

Es gibt neben BPS, BPS-NI und CPOT noch weitere Schmerzassessments wie Skalen für Demenzerkrankte (BESD), Neugeborene und andere.

Subjektive Schmerzassessments

Bei den subjektiven Schmerzassessments werden PatientInnen direkt befragt. Dadurch begrenzt sich die Anwendbarkeit der Assessments auf ansprechbare, wache, kommunikationsfähige PatientInnen, allerdings nicht bei Delir. Die Selbsteinschätzung gilt als das genaueste und beste Instrument. Es gibt vor allem die

- **Numerische Rating Skala** (NRS-V), bei der Schmerzen von 0–10 eingestuft werden sollen, wobei 10 der stärkste vorstellbare Schmerz ist;
- **Visuelle Analog Skala** (VAS), bei der Schmerzen anhand eines zunehmenden Dreiecks oder mithilfe von 5 Smileys angegeben werden sollen;
- **Verbale Rating Skala** (VRS), bei der Schmerzen in leicht, mittel und stark angegeben werden sollen.

Die Werte der NRS lassen sich von 1 bis 4 als leichte, von 5 bis 6 als mittelstarke, von 7 bis 10 als stärkste Schmerzen einstufen.

Delir

Das Delir ist ein Syndrom mit verschiedenen Symptomen wie Fluktuation des Bewusstseins im Tagesverlauf, Aufmerksamkeitsstörung, Denk- und Wahrnehmungsstörungen und hyper- und/oder hypoaktiven Phasen. Für das Delir stehen unterschiedliche Assessments zur Verfügung, die diese Symptome überprüfen. Problematisch ist der Aspekt der Fluktuation, wodurch einige PatientInnen die Tests mitunter gut überstehen und als nicht-delirant eingeschätzt werden, einige Stunden später aber Delir-positiv sein können. Mit einem regelmäßigen Screening mittels validierter Assessments können 4 von 5 deliranten PatientInnen erkannt werden.

CAM-ICU

Die Confusion Assessment Method for the Intensive Care Unit (CAM-ICU) ist ein interaktives Assessment, mit dem Ergebnis positiv (PatientIn hat ein Delir) oder negativ (hat kein Delir). Die CAM-ICU ist validiert, reliabel und ist sensitiv, d.h. 4 von 5 delirante PatientInnen können damit erkannt werden und etwas mehr nicht-delirante PatientInnen.
Basierend auf der RASS wird zunächst die Fluktuation bzw. das rasche Eintreten einer Bewusstseinsveränderung eingestuft. Wenn PatientInnen keine Veränderungen zeigen, gelten sie als nicht delirant bzw. können andere Syndrome zeigen. Danach wird die Aufmerksamkeit getestet, indem zehn Buchstaben langsam vorgesprochen werden, von denen vier ein »A« sind, z.B. C-A-S-A-B-L-A-N-C-A. Die PatientInnen werden vorher aufgefordert, nur bei dem Buchstaben »A« die Hand zu drücken oder die Augen zu schließen oder was immer möglich ist. Wenn PatientInnen den Test mit 0–2 Fehlern bestehen, zeigen sie eine akzeptable Aufmerksamkeit und der Test kann beendet werden; weisen sie aber mehr Fehler auf, so spricht dies für eine Aufmerksamkeitsstörung. Sollte zusätzlich der RASS ungleich 0

(nicht ruhig, entspannt) sein, so gilt ein Delir für wahrscheinlich; sollte die RASS 0 sein (= ruhig, entspannt), so muss das Denken anhand von fünf weiteren Aufgaben überprüft werden und anschließend kann die Möglichkeit eines Delirs bewertet werden.

Infobox 3.1: Flowchart CAM-ICU

> Das Flowchart der CAM-ICU ist geschützt und kann deswegen hier nicht abgedruckt werden; es ist aber bei der DIVI als pdf hinterlegt:
>
>
>
> https://www.divi.de/joomlatools-files/docman-files/publikationen/bewusstseinsstoerungen-und-koma/20190211-cam-icu-ras-bps-a4.pdf

ICDSC

Die Intensive Care Delirium Sceening Checklist (ICDSC) basiert eher auf Beobachtung und wird gegen Ende eines Beobachtungszeitraums (der Schicht) dokumentiert. Sie beinhaltet acht Dimensionen, die als Punktwerte bewertet werden, sofern sie vorhanden sind. Damit kann die ICDSC nicht nur die Präsenz eines Delirs, sondern auch deren Stärke darstellen. Die Punktwerte entsprechen:

0 Pkt. = kein Delir
1–3 Pkt. = subsyndromal (kognitive Einschränkung, »kurz vor/nach Delir«)
≥ 4 Pkt. = Delir

Tab. 3.5: ICDSC

Dimension	Pkt.	
1. Veränderte Bewusstseinslage	0/-	1
2. Unaufmerksamkeit (leicht abgelenkt, unkonzentriert)	0	1
3. Desorientierung (Ort, Zeit, Person)	0	1
4. Halluzination, Wahnvorstellung, Psychose	0	1
5. Psychomotorische Erregung oder Verlangsamung	0	1
6. Unangemessene Sprechweise/Sprache oder Gemütszustand	0	1
7. Störung des Wach-/Schlafrhythmus (< 4 h nachts,)	0	1
8. Wechselnde Symptomatik der Symptome in 24 h	0	1

0 = Dimension wurde nicht beobachtet; 1 = Dimension konnte beobachtet werden

Nu-DESC

Die Nursing Delirium Sceening Checklist (Nu-DESC) basiert ebenfalls auf Beobachtung und wird gegen Ende des Beobachtungszeitraums dokumentiert. Wie bei der ICDSC werden die Ausprägungen von Dimensionen dokumentiert, wobei die Nu-DESC im Gegensatz zum ICDSC eine differenziertere Abstufung vornimmt.

Tab. 3.6: Nu-DESC

Symptome Nu-DESC	Intensität*		
Desorientierung Manifestierung einer Desorientierung zu Zeit oder Ort durch Worte oder Verhalten oder Nicht-Erkennen der umgebenden Personen	0	1	2
Unangemessenes Verhalten Unangemessenes Verhalten zu Ort und/oder Person: z. B. ziehen an Kathetern oder Verbänden, Versuch aus dem Bett zu steigen, auch wenn es kontraindiziert ist usw.	0	1	2
Unangemessene Kommunikation Unangemessene Kommunikation zu Ort und/oder Person: z. B. zusammenhanglose oder gar keine Kommunikation, unsinnige oder unverständliche sprachliche Äußerungen	0	1	2
Illusionen/Halluzinationen Sehen oder Hören nicht vorhandener Dinge, Verzerrung optischer oder akustischer Eindrücke	0	1	2
Psychomotorische Retardierung Verlangsamte Ansprechbarkeit, wenige oder keine spontane Aktivität/Äußerung, z. B. wenn der Patient angestupst wird, ist die Reaktion verzögert und/oder der Patient ist nicht richtig erweckbar	0	1	2
Ergebnis NU-DESC			

0= Symptome nicht vorhanden; 1 = Symptome leicht vorhanden; 2 = Symptome erheblich vorhanden.

Es gibt viele weitere Delir-Assessments. Die hier beschriebenen Tests sind sehr praxisnah, erfüllen die üblichen Gütekriterien, die an Tests gestellt werden und können ohne viel Mehraufwand gut in die Praxis implementiert werden. Bei der Implementierung sollte bedacht werden:

- Das Team sollte an der Entscheidung, welches Assessment verwendet wird, beteiligt werden.
- Alle Professionen im Team sollten im Assessment geschult werden.
- Assessments sollten regelmäßig genutzt werden (Empfehlung: > 70% aller machbaren Assessments sollten durchgeführt werden).

Infobox 3.2: Implementierung

> Mehr Informationen, Pocketcards, Poster und Hilfen zur Implementierung gibt es auf www.delir-news.de
>
>

Weitere Assessments

Neben Assessments für Bewusstsein, Schmerz und Delir können weitere Assessments eingesetzt werden, die im Kontext Mobilisierung und Rehabilitation relevant sind, u. a.:

- Gebrechlichkeit (z. B. Clinical Frailty Scale)
- Muskelkraft (z. B. Medical Research Council Summenscore (▶ Kap. 3.3)
- Selbständigkeit (z. B. Barthel-Index)
- Körperliche Funktion und Aktivität (z. B. CPAx, Physical Function in Intensive Care Test, Functional Status Score for the Intensive Care Unit (▶ Kap. 3.1; ▶ Kap. 3.3)
- Schlafqualität (z. B. Richard Campbell Sleep Questionnaire)
- Angst (z. B. Numerische Rating Scale)
- Fatigue (z. B. Fatigue Assessment Skala)
- Ernährungsstatus (z. B. Mini Nutritional Assessment)

3.1.3 Fazit

Ein regelmäßiges Screening mit validen Assessmentinstrumenten verbessert die Lebensqualität von IntensivpatientInnen und verbessert deren Rehabilitation. Die Ergebnisse der Untersuchungen können maßgeblich dazu beitragen, die Therapie zu diskutieren und zu verbessern.

Literatur

DGAI. (2021). Analgesie, Sedierung und Delirmanagement in der Intensivmedizin (DAS-Leitlinie). https://www.awmf.org/leitlinien/detail/ll/001-012.html, 19. Oct.2021 (19.10.2021). https://www.awmf.org/leitlinien/detail/ll/001-012.html

3.2 Kraft und Kraftmessung

Jonas Maurer & Sabrina Eggmann

Sarkopenie ist der zunehmende Verlust von Kraftentwicklungsfähigkeit und Muskelmasse und hat viele Nachteile zur Folge: Funktionsverlust, Dekonditionierung, Sturzrisiko, Gebrechlichkeit und Mortalität (Cruz-Jentoft and Sayer, 2019). Meist wird Sarkopenie im Zusammenhang mit alternden PatientInnen beschrieben, sie existiert aber auch im Zusammenhang mit einer verlängerten Immobilisation auf der Intensivstation (intensivstationserworbene Muskelschwäche). Sarkopenie ist in diesem Kontext ein Prädikator für die Mortalität (Zhang et al., 2021). Entsprechend wichtig ist ein Assessment der Kraftfähigkeit.

3.2.1 Kraftentwicklung

Ein Muskel besteht aus Muskelzellen und dem Sarkoplasma. Die kleinste funktionelle Einheit der Skelettmuskulatur ist das Sarkomer, welches aneinander gereiht die Myofibrille bildet und einen Querschnitt von ca. 0.001–0.002 mm^2 besitzt. Mehrere Myofibrillen bilden eine Muskelfaser, mehrere Muskelfasern ein Muskelfaserbündel. Diese formen schließlich den Muskel als Ganzes. Das Sarkomer besteht aus kontraktilen und nicht kontraktilen Anteilen. Zu den kontraktilen Filamenten gehören die Aktin- und Myosinfilamente, zu den nicht kontraktilen Elementen des Sarkomers zählen die Titinfilamente, die Z-Scheibe, das Endomysium (extrazelluläre Matrix) und das Zellskelett (Herbison et al., 1982).

Grundsätzlich werden zwei verschiedene Fasertypen unterschieden: Slow-Twitch (Typ 1) und Fast-Twitch (Typ 2) Muskelfasern. Die Slow-Twitch-Fasern sind aufgrund ihres Myoglobingehalts rötlich gefärbt und sorgen aufgrund einer hohen Mitochondrienzahl für eine gute aerobe Energiebereitstellung. Sie sind dünn und werden langsamer angesteuert. Die Kontraktionen sind langsamer, aber länger andauernd. Im Gegensatz dazu sind die Fast-Twitch-Fasern dicker und können dank anaerober Energiebereitstellung und erhöhter Innervationsfrequenz schneller kontrahieren und dadurch auch höhere Kraftmomente entwickeln (Huxley, 1974; Talmadge et al., 1993).

> **Definition**
>
> Es werden folgende Kontraktionsformen unterschieden (▶ Abb. 3.1):
> **Konzentrische Kraft:** auch »verkürzende Muskelarbeit« genannt. Dabei gleiten Aktin- und Myosinfilamente ineinander, es kommt zur Querbrückenbildung unter dem Verbrauch von Energie (Adenosintriphosphat (ATP)). Dabei nähern sich Ansatz und Ursprung eines Muskels an, der äußere mechanische Widerstand wird überwunden, bis die maximale Überlappung der Filamente erreicht ist. Die Energiebereitstellung ist dabei sehr ineffizient, es kommt (je nach Reizstärke) zu einem hohen metabolischen Stress.

Isometrische Kraft: auch »haltende Muskelarbeit« genannt. Dabei kommt es zu einer Spannungsveränderung der kontraktilen Elemente, ohne dass Bewegung entsteht. Die äußeren und inneren Kräfte des Muskels befinden sich im Gleichgewicht. Aufgrund der Kontraktion kommt es zu einer Okklusion der intramuskulären Kapillare, welche ab einer Intensität von ca. 60 % der Maximalkraft bereits vollständig ist.

Exzentrische Kraft: auch »bremsende Muskelarbeit« genannt. Dabei kommt es zu einer Verlängerung der Arbeitsmuskulatur, wobei ein mechanischer Reiz in die Länge entsteht. Dabei verformen sich neben den Aktin-Myosin-Verbindungen auch das Endomysium, das Zellskelett und die Titinfilamente, während der Muskel an Länge gewinnt. Die Energiebereitstellung ist dabei mehr als doppelt so effizient. Durch die Kombination der kontraktilen und nicht-kontraktilen Elemente kann in exzentrischer Muskelarbeit am meisten Kraft produziert werden. Ein exzentrisches Muskeltraining ist also eine ideale Trainingsform für kritisch kranke Personen.

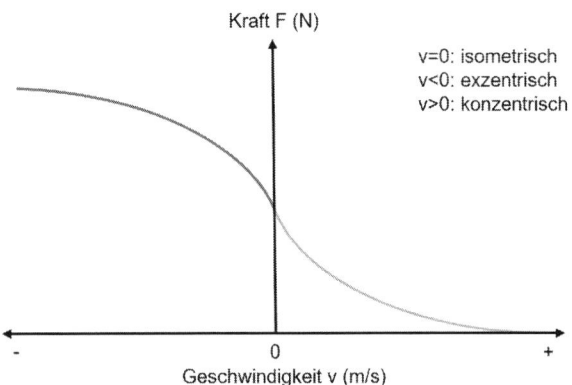

Abb. 3.1: Kraft-Geschwindigkeitskurve eines Muskels (eigene Darstellung)

3.2.2 Kraftmessung

Bei der Auswahl der Kraftmessverfahren spielen verschiedene Faktoren eine Rolle, wobei das wichtigste Kriterium einer Kraftmessung die Standardisierung der Ausgangsstellung (ASTE) ist. Entscheidend ist zudem, ob die Kraft dynamisch oder statisch erhoben wird. Entsprechend unterschiedlich gestaltet sich die Dosierung des Widerstandes. In der Kraftdiagnostik werden isotonische, isokinetische und isometrische Kraftmessverfahren beschrieben. Die bekannteste Form der Kraftmessung ist die isotonische Kraftentwicklung. Dabei bleibt während der Bewegungsausführung der Widerstand konstant, die Bewegungsgeschwindigkeit ist dabei variabel. Es werden mehrere Versuche mit zunehmendem Widerstand durchgeführt, bis die Bewegung nur noch einmal (resp. drei- oder fünfmal) ausgeführt werden kann. Das Gewicht, welches einmal bewegt werden kann, wird als 1-Repetitions-Maximum (1RM) definiert. Der Test erlaubt jeweils eine Aussage über die Kraft am schwächsten Punkt in der Bewegung, zum Beispiel am. tiefsten Punkt der Kniebeuge beim Sitz-Stand-Assessment. Bei der isokinetischen Kraftmessung, welche bis heute als Goldstandard der dynamischen Kraftmessung gilt (Stark et al., 2011), wird die Bewegungsgeschwindigkeit standardisiert, der entstehende Widerstand variiert je nach Gelenksposition. Somit wird der Muskel in allen Positionen maximal ausgelastet, eine Aussage über die Qualität der Kraftentfaltung ist damit möglich. Die isometrische Kraftmessung gilt als die am besten standardisierbare Kraftmessung, da durch die gleichbleibende Winkelposition einzig die Spannungsveränderung gemessen wird. Entsprechend viele Norm- und Vergleichswerte existieren in der Literatur. Vor- und Nachteile sind in der folgenden Tabelle (▶ Tab. 3.7) dargestellt.

Tab. 3.7: Vor- und Nachteile verschiedener Testformen der Kraft (eigene Zusammenstellung)

Testform	Vorteile	Nachteile
isotonisch	Praktisch handhabbar, machbar mit einer Freihantel/Kraftgerät/Körpergewicht, PatientInnen kennen Bewegung bereits aus Therapie	Maximale Ausbelastung oft nicht möglich, deswegen ist das 1RM ein Näherungswert, Aussage nur über schwächsten Punkt in der Kette
isokinetisch	Goldstandard, Aussage über Kraft während der ganzen Bewegung, explizite Aussagen über Kraftqualität und -verhältnisse möglich	Hoher Aufwand, teure Testgeräte
isometrisch	Schnelle Handhabung, hohe Standardisierung, viele vorhandene Normwerte, erlaubt einfache Verlaufskontrollen, kurze Durchführungszeit	Keine dynamische Aussage, Messfehler durch falsche Instruktion möglich, oft viele verschiedene ASTE für eine Muskelgruppe in der Literatur beschrieben

Aufgrund der vielen Vorteile hat sich im klinischen Alltag die isometrische Kraftmessung etabliert. Es zeigt sich ein minimaler Unterschied in der Genauigkeit von manueller gemessener Kraft im Vergleich zur isokinetischen Kraftmessung. Die handgehaltene Dynamometrie ist somit ein reliables und valides Messinstrument (Stark et al., 2011). Mittlerweile existieren verschiedene Messgeräte, welche einfach in der Handhabung sind und so zuverlässige Messwerte liefern. Dabei wird der Dynamometer in einer Hand festgehalten und kann einfach abgelesen werden. So sind Messungen selbst am Spitalbett möglich.

Grundvoraussetzungen Dynamometrie

Damit eine standardisierte Kraftmessung möglich ist, sollten einige minimale Voraussetzungen gegeben sein. Es versteht sich, dass im akutstationären Setting oft medizinische Kontraindikationen für eine Kraftmessung bestehen. Entsprechend kann beispielsweise bei einer frischen Fraktur im Messgebiet keine maximale Kraft getestet werden. Die umliegenden Gelenke und Muskelgruppen können aber problemlos erfasst werden. Zudem sollte die zu messende Muskelgruppe idealerweise einen minimalen Kraftwert von M3 (Bewegungsausführung gegen die Schwerkraft) haben, da die Ausgangsstellung oft isometrisch gehalten werden muss.

Infobox 3.3: Testablauf Dynamometrie

- PatientIn wird in ASTE positioniert und dabei möglichst korrekt gelagert, um allfällige Ausweichbewegungen zu vermeiden (▶ Abb. 3.2).
- Es werden Testmessungen bei ca. 50% und 75% der maximal möglichen Kontraktion durchgeführt, um die PatientIn an das Testverfahren zu gewöhnen.
- Die Spannung wird während drei Sekunden aufgebaut, drei Sekunden gehalten und über ca. drei Sekunden gelöst, um Kraftspitzen in der Messung zu vermeiden.
- Instruktion: »Langsam Spannung aufbauen, maximal drücken, 2, 1, ... und langsam lösen«.
- Es werden je nach Protokoll drei bis fünf Versuche durchgeführt. Dabei sollen die Messwerte nicht zu weit auseinanderliegen, je nach Gelenk existieren Richtwerte, wie hoch der Messfehler sein darf (Bsp. Hüft-Abduktion: 14% Differenz zwischen den Messungen).
- In der Auswertung kann je nach Protokoll der Durchschnitt oder der maximale Wert betrachtet werden.
- Vergleiche zu Normgruppen werden immer über Kraft/kg Körpergewicht gezogen.

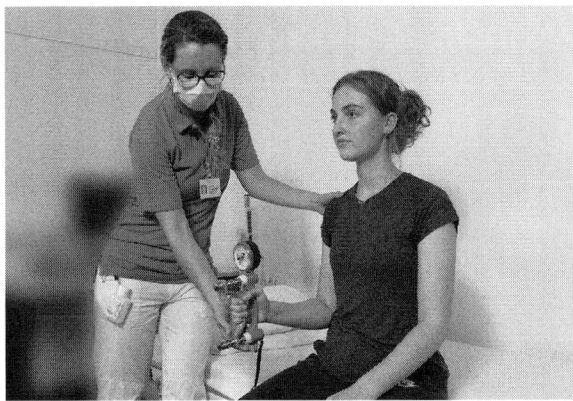

Abb. 3.2: Ausgangstellung zur Messung der Handkraft, dabei soll insbesondere auf eine 90°-Flexion im Ellbogengelenk und auf eine aufrechte Position geachtet werden. Bei ausgeprägter Schwäche soll das Gewicht des Handkraftdynamometers durch die TherapeutIn übernommen werden. (Eigene Aufnahme)

Voraussetzungen und Barrieren auf der Intensivstation

Die Kraftmessung bei kritisch kranken Personen wird durch viele Faktoren beeinträchtigt. Sedativa und Analgetika reduzieren beispielsweise die Aufmerksamkeit, Reaktionsfähigkeit und maximale Kraftentwicklung. Eine eingeschränkte Belastungsfähigkeit oder starke Schmerzen verhindern eine angepasste ASTE, ein repetitives Muskeltesten oder die Testung von mehreren Muskelgruppen. Weitere Barrieren sind beispielsweise einige Installationen und Infusionen, ausgeprägte Ödeme oder eine erhöhte Blutungsgefahr, zum Beispiel bei einer Thrombozytopenie. Grundvoraussetzung für eine valide Beurteilung der Kraft auf der Intensivstation ist jedoch die Kooperationsfähigkeit. Diese soll entsprechend vor jeder Kraftmessung mit folgenden fünf Standardaufforderungen überprüft werden (De Jonghe et al. 2002):

- »Öffnen/schließen Sie die Augen.«
- »Schauen Sie zu mir.«
- »Öffnen Sie ihren Mund und strecken Sie die Zunge heraus.«
- »Nicken Sie mit dem Kopf.«
- »Heben Sie die Augenbrauen an, sobald ich auf fünf gezählt habe.«

Werden mindestens drei von den fünf Standardaufforderungen befolgt, kann eine Kraftmessung durchgeführt werden. Eine erste Übersicht der Kraft sollte so früh als möglich, idealerweise nach dem ersten Erwachen, durchgeführt werden.

Diagnose einer Intensivstationserworbenen Muskelschwäche (ICUAW)

Die häufigste Kraftmessung auf der Intensivstation ist die standardisierte, manuelle Muskelkrafttestung von sechs Muskelgruppen (Schulterabduktion, Ellbogenflexion, Handgelenkdorsalextension, Hüftgelenkflexion, Kniegelenkflexion, Dorsalextension Oberes Sprunggelenk) auf der linken und rechten Seite (Kleyweg et al. 1991). Die Kraft wird gemäß der Medical Research Council Skala von 0 (keine Kontraktion) bis 5 (volle Kraft) eingeteilt und ein Summenscore ermittelt (▶ Tab. 3.8) (Medical Research Council, 1976). Dabei ist ein Summenscore von < 48 Punkten ein hohes Indiz für eine ICUAW, insbesondere wenn dieser Kraftverlust nach einer kritischen Erkrankung und im Zusammenhang mit einer Abhängigkeit von der mechanischen Beatmung auftritt (Stevens et al. 2009).

Tab. 3.8: Medical Research Council Skala (Medical Research Council, 1976)

MRC-Score	Resultat von manueller Muskelkrafttestung
M0	keine Kontraktion sicht- oder fühlbar
M1	sicht- oder tastbare Kontraktion
M2	Bewegung ohne Einfluss der Schwerkraft (mind. 60 % von Bewegungsausmaß)

Tab. 3.8: Medical Research Council Skala (Medical Research Council, 1976) – Fortsetzung

MRC-Score	Resultat von manueller Muskelkrafttestung
M3	Bewegung gegen Schwerkraft (volles Bewegungsausmaß)
M4	Bewegung gegen Schwerkraft und Widerstand (leichter Widerstand)
M5	normale Muskelkraft (voller Widerstand)

3.2.3 Fazit

Ein Kraftverlust ist mit zahlreichen negativen Konsequenzen insbesondere auch einer erhöhten Mortalität verbunden. Eine Funktionsüberprüfung soll demnach so früh als möglich mit den entsprechenden Anpassungen erfolgen, um im Anschluss ein gezieltes, angepasstes Krafttraining durchzuführen.

Literatur

Cruz-Jentoft, Alfonso J. and Sayer, Avan A. (2019), ›Sarcopenia‹, *The Lancet*, 393 (10191), 2636–46.

De Jonghe, B., et al. (2002), ›Paresis acquired in the intensive care unit: a prospective multicenter study‹, *JAMA*, 288 (22), 2859–67.

Herbison, G. J., Jaweed, M. M., and Ditunno, J. F. (1982), ›Muscle fiber types‹, *Arch Phys Med Rehabil*, 63 (5), 227–30.

Huxley, A. F. (1974), ›Muscular contraction‹, *J Physiol*, 243 (1), 1–43.

Kleyweg, R. P., van der Meche, F. G., and Schmitz, P. I. (1991), ›Interobserver agreement in the assessment of muscle strength and functional abilities in Guillain-Barre syndrome‹, *Muscle Nerve*, 14 (11), 1103–9.

Medical Research Council. (1976). Aids to the examination of the peripheral nervous system – MRC Memorandum No.45. Retrieved 10.03.2023 from https://www.ukri.org/wp-content/uploads/2021/12/MRC-011221-AidsToTheExaminationOfThePeripheralNervousSystem.pdf

Stark, Timothy, et al. (2011), ›Hand-held Dynamometry Correlation With the Gold Standard Isokinetic Dynamometry: A Systematic Review‹, *PM&R*, 3 (5), 472–79.

Stevens, R. D., et al. (2009), ›A framework for diagnosing and classifying intensive care unit-acquired weakness‹, *Crit Care Med*, 37 (10 Suppl), S299–308.

Talmadge, R. J., Roy, R. R., and Edgerton, V. R. (1993), ›Muscle fiber types and function‹, *Curr Opin Rheumatol*, 5 (6), 695–705.

Zhang, Xiao-Ming, et al. (2021), ›Sarcopenia as a predictor of mortality among the critically ill in an intensive care unit: a systematic review and meta-analysis‹, *BMC Geriatrics*, 21 (1), 339.

3.3 Deutsche CPAx Version

Sabrina Eggmann & Angela Kindler

Frühmobilisierungsmaßnahmen sollen gezielt auf die Bedürfnisse kritisch kranker Personen angepasst werden. Damit diese überprüft werden können, braucht es geeignete Messinstrumente. Eine sehr alltagstaugliche Möglichkeit hierfür bietet das CPAx-Assessment.

3.3.1 Beurteilung körperlicher Funktion und Aktivität

Das Ziel der Frühmobilisation ist die frühestmögliche Förderung von körperlicher Aktivität und Mobilität kritisch kranker Personen. Damit diese therapeutischen und pflegerischen Maßnahmen adäquat überprüft und beurteilt werden können, braucht es ein alltagstaugliches Instrument, welches mit einem geringen Aufwand verbunden und somit leicht in der klinischen Praxis umsetzbar ist. Ein gutes Instrument unterstützt ebenfalls die Behandlungsplanung und die Evaluation von Zielsetzungen. In der klinischen Praxis hat sich hierfür, insbesondere durch die hohe Praktikabilität, das CPAx-Assessment bewährt. Wichtige Kriterien eines Assessments sind die Gültigkeit (Validität) und die Messgenauigkeit (Reliabilität), welche separat beschrieben werden.

Das CPAx-Assessment (Englisch: Chelsea Critical Care Physical Assessment Tool) wurde im Vereinigten Königreich spezifisch für kritisch kranke Personen mit einer intensivstationserworbenen Muskelschwäche (ICUAW) entwickelt (Corner et al., 2013). Gemäß der Internationalen Klassifikation der Funktionsfähigkeit, Disability, and Health (ICF) beurteilt das CPAx körperliche Funktionen und Aktivitäten in den ICF-Bereichen der Muskel- und Bewegungsfunktionen, in den Funktionen des Atmungssystems und in der Mobilität (Gonzalez-Seguel et al., 2019). Diese Bereiche sind wesentlich zur Förderung von Aktivität und Mobilität kritisch kranker Personen und passen demnach ausgezeichnet zum Ziel der Frühmobilisation.

Die Beurteilung des CPAx erfolgt mittels Beobachtungen im Alltag oder während einer physiotherapeutischen Standardbehandlung. Im Anschluss werden die zehn physischen Aspekte auf einer Skala von 0 (unfähig/abhängig) bis 5 (unabhängig) gemäß dem CPAx-Handbuch beurteilt (Corner et al., 2013). Insgesamt ergibt sich dadurch eine maximale Punktzahl von 50 (unabhängig) und eine minimale Punktzahl von 0 (völlig abhängig). Die erhobenen Werte können in einem Spinnendiagramm (▶ Abb. 3.5). visualisiert werden. Dies dient einerseits dazu, zu erkennen, wo mögliche Therapieschwerpunkte liegen, andererseits kann es unterstützend sein, um den PatientInnen Veränderungen in den Bereichen Aktivität und Mobilität aufzuzeigen.

Die 10 physischen Aspekten sind:

- Respiratorische Funktion
- Husten

- Bewegen im Bett (z. B. drehen)
- Aufsitzen an die Bettkante aus der Rückenlage
- Dynamisches Sitzen (d. h. beim Sitzen an der Bettkante/sitzen ohne Unterstützung)
- Stehbalance
- Vom Sitzen aufstehen (Ausgangsposition: ≤ 90°Hüftflexion)
- Transfer vom Bett zum Stuhl
- Schritte machen
- Handkraft (vorausgesagter Durchschnittswert entsprechend Alter und Geschlecht für die stärkere Hand)

Praktikabilität

Zur Beurteilung des CPAx brauchen geübte Personen ungefähr fünf Minuten, da dieser beispielsweise nach einer physiotherapeutischen Standardbehandlung erhoben werden kann (Corner et al., 2014). Es ist im klinischen Alltag demnach sehr praktisch durchführbar. Zur Beurteilung der Handkraft wird zusätzlich ein Handkraftmessgerät benötigt. Bei dieser Messung handelt es sich um eine hoch-valide und reliable Methode in verschiedenen Populationen (Bobos et al., 2020). Zudem ist die Handkraft ein gutes Instrument zur Einschätzung einer ICUAW, wobei diese mit einem prolongierten Aufenthalt und Beatmungsdauer sowie erhöhter Mortalität verbunden ist (Ali et al., 2008; Bragança et al., 2019). Der vorgeschlagene Grenzwert für eine ICUAW liegt bei Männern bei < 11 kg und bei Frauen < 7 kg (Ali et al., 2008). Entsprechend hat dieser letzte physische Aspekt, trotz eines erhöhten Messaufwandes und eines zusätzlich benötigten Messgerätes durchaus seine Berechtigung im CPAx. Ist kein Messgerät vorhanden, kann die Beurteilung im klinischen Alltag abgeschätzt werden.

Validität

Das CPAx wurde auf Deutsch übersetzt und validiert (Eggmann et al., 2021). Die körperliche Funktion und Aktivität kritisch kranker Personen mit einem erhöhten Risiko für einen verlängerten Intensivstationsaufenthalt können demnach ab dem dritten Tag nach Eintritt und von Intensivstationsaustritt bis hin zum Krankenhausaustritt mit dem CPAx beurteilt werden. Die deutsche Version ist frei verfügbar (▶ Abb. 3.3). Für eine korrekte Anwendung und Implementierung in der Praxis gibt es ein frei verfügbares, zweistündiges E-Learning Programm (▶ Abb. 3.4).

Abb. 3.3: Link zum Deutschen CPAx Manual, https://www.tandfonline.com/doi/full/10.1080/09638288.2021.1909152

Abb. 3.4: Link zum deutschsprachigen E-Learning, https://easylearn.insel.ch/login

Weiter hatte das CPAx bei Intensivstationsaustritt eine gute Vorhersagekraft (prädiktive Validität) für eine Rückkehr nach Hause innerhalb der nächsten 90 Tage (Eggmann et al., 2022). Dabei war ein CPAx Score von ≥ 18 Punkten eher mit einer Rückkehr nach Hause assoziiert. Außerdem zeigte sich, dass sich die voraussichtliche Beatmungsdauer verlängerte, je tiefer der CPAx-Score ab dem dritten Tag war. Gesundheitsfachpersonen können demnach das CPAx zur Ermittlung des Rehabilitationsbedarfs, zur Beratung hinsichtlich des Erholungsprozesses oder als Screening für ein Nachsorgeprogramm hinzuziehen. Das CPAx schien jedoch nicht nützlich für eine Vorhersage der gesundheitsbezogenen Lebensqualität (Eggmann et al., 2022).

Reliabilität

Die Messgenauigkeit (Reliabilität) wurde in verschiedenen Studien untersucht. Eine systematische Literaturrecherche bestätigte das CPAx als ein reliables Messinstrument für kritisch kranke PatientInnen (Parry et al., 2015). Auch die deutsche CPAx Version war sehr reliabel bei geschulten PhysiotherapeutInnen (Interrater-Reliabilität) (Eggmann et al., 2021). Unterschiedliche TherapeutInnen beurteilen PatientInnen entsprechend vergleichbar. Die kleinste nachweisbare Veränderung lag bei zwei Punkten (Eggmann et al., 2021). Das heißt, dass bei einer Veränderung von beispielsweise 36 auf 40 Punkten kein Messfehler zugrunde liegt und somit kann von einer klinischen Verbesserung ausgegangen werden.

3.3.2 Praktische Umsetzung

Ein Beispiel aus der täglichen Praxis stellt die praktische Umsetzung dar. Der Patient ist 42-jährig und wird seit mehr als zwei Wochen intensivmedizinisch behandelt. Er ist aufgrund eines Weaningversagens tracheotomiert und aktuell kontinuierlich beatmet. Der letzte, erfasste CPAx Score vor einer Woche beträgt 15 von 50 Punkten, welcher in roter Farbe im CPAx Spinnendiagramm eingetragen wurde (▶ Abb. 3.5). Dieses zeigt klare Defizite im Bereich der Mobilität, insbesondere bei Transfers, Aufstehen und Gehen. Entsprechend bestand das physiotherapeutische Ziel der fünf letzten Therapieeinheiten in der Verbesserung der Mobilität mit dem Ziel, bis Ende der Woche ein paar Schritte am Rollator zu erreichen.

Heute soll nun die Re-Evaluation mit dem CPAx erfolgen. Aus der Dokumentation ist ersichtlich, dass noch keine Spontanatemphasen durchgeführt wurden. Aktuell ist kein Trachealsekret vorhanden, gemäß der zuständigen Pflegefachperson kann der Patient beim tiefen Absaugen lediglich schwach husten. Das Drehen auf die Seite gelingt mit minimaler Unterstützung und der Patient kann mit moderater

3 Frühmobilisation in der Praxis

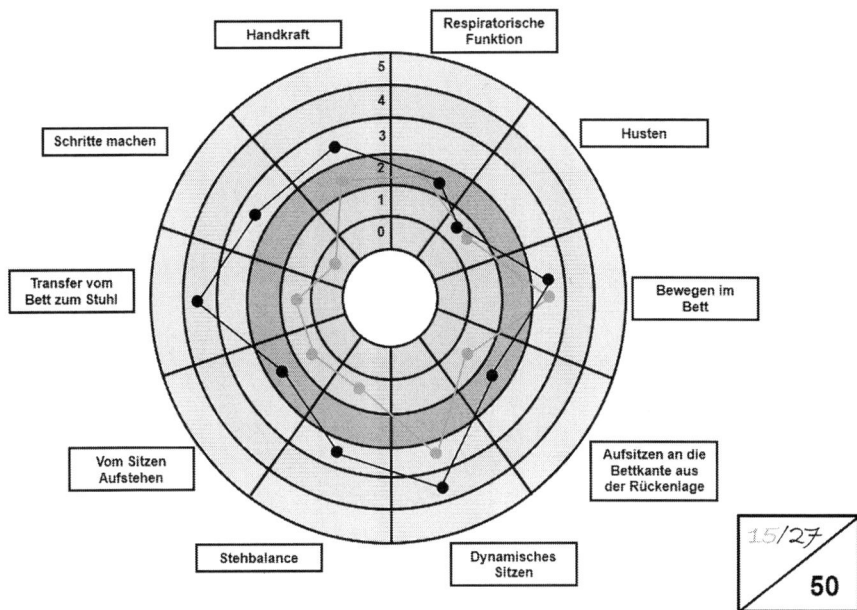

Abb. 3.5: Visuelle Erfassung der körperlichen Funktion und Aktivität im Verlauf mittels CPAx Spinnendiagramm. Die Punktezahl bei der letzten Erfassung (Ausgangswert) ist in Schwarz dargestellt (15 von 50 Punkten), die neu-erhobene Punktevaluation ist in Hellgrau eingezeichnet (27 von 50 Punkten)

Unterstützung einer Physiotherapeutin an den Bettrand und schließlich schrittweise über den Stand in einen Rollstuhl mobilisiert werden. Von da aus läuft er einige Meter am Rollator über den Korridor. Zum Schluss der Behandlung wird die Handkraft gemessen. Aus der Tabelle im CPAx-Manual geht hervor, dass ein 42-jähriger, männlicher Patient der 25 kg via Handkraftmessgerät drücken kann, weniger als 60 % des spezifischen Mittelwertes erreicht. Die ermittelte Punktzahl der zehn CPAx-Items können nun im Spinnendiagramm eingezeichnet und zu einem Gesamtscore zusammengezählt werden. Der neue Score – in Hellgrau eingetragen, zeigt klare Verbesserungen in den vorgängig definierten Zielbereichen (▶ Abb. 3.5). Das Ziel der Mobilitätsverbesserung inklusive einiger Schritte am Rollator konnte demnach erreicht werden. Es wird ein deutlicher Fortschritt gegenüber dem zuvor erhobenen Score ersichtlich. Hingegen fallen im Bereich der respiratorischen Funktion klare Defizite auf. Somit könnte in den nächsten Behandlungssequenzen der Schwerpunkt vor allem auf das Atemmuskeltraining gelegt werden, eine evidenz-basierte Methode zur Unterstützung des Weanings. Entsprechend werden das nächste Wochenziel definiert und die physiotherapeutischen Maßnahmen geplant.

Manchmal ist es gerade für kritisch kranke Personen und deren Angehörige schwierig Fortschritte zu erkennen. Die visuelle Darstellung im Spinnendiagramm kann helfen, Rehabilitationsfortschritte sichtbar zu machen.

3.3.3 Fazit

Das CPAx eignet sich hervorragend zur Beurteilung der körperlichen Funktion und Aktivität von prolongiert beatmeten, kritisch kranken Personen. Zusätzlich kann das CPAx zur Planung und Evaluation von individuell angepassten Zielen und entsprechenden Behandlungsmaßnahmen, wie auch zur Information über weitere Rehabilitationsbedürfnisse und zur kurzfristigen Prognostik eingesetzt werden.

Literatur

Ali, N. A., O'Brien, J. M., Jr., Hoffmann, S. P., Phillips, G., Garland, A., Finley, J. C., Almoosa, K., Hejal, R., Wolf, K. M., Lemeshow, S., Connors, A. F., Jr., & Marsh, C. B. (2008). Acquired weakness, handgrip strength, and mortality in critically ill patients. Am J Respir Crit Care Med, 178(3), 261–268. https://doi.org/10.1164/rccm.200712-1829OC

Bobos, P., Nazari, G., Lu, Z., & MacDermid, J. C. (2020). Measurement Properties of the Hand Grip Strength Assessment: A Systematic Review With Meta-analysis. Arch Phys Med Rehabil, 101(3), 553–565. https://doi.org/10.1016/j.apmr.2019.10.183

Bragança, R. D., Ravetti, C. G., Barreto, L., Ataíde, T., Carneiro, R. M., Teixeira, A. L., & Nobre, V. (2019). Use of handgrip dynamometry for diagnosis and prognosis assessment of intensive care unit acquired weakness: A prospective study. Heart Lung, 48(6), 532–537. https://doi.org/10.1016/j.hrtlng.2019.07.001

Corner, E. J., Soni, N., Handy, J. M., & Brett, S. J. (2014). Construct validity of the Chelsea critical care physical assessment tool: an observational study of recovery from critical illness. Crit Care, 18(2), R55. https://doi.org/10.1186/cc13801

Corner, E. J., Wood, H., Englebretsen, C., Thomas, A., Grant, R. L., Nikoletou, D., & Soni, N. (2013). The Chelsea critical care physical assessment tool (CPAx): validation of an innovative new tool to measure physical morbidity in the general adult critical care population; an observational proof-of-concept pilot study. Physiotherapy, 99(1), 33–41. https://doi.org/10.1016/j.physio.2012.01.003

Eggmann, S., Verra, M. L., Stefanicki, V., Kindler, A., Schefold, J. C., Zante, B., & Bastiaenen, C. H. G. (2022). Predictive validity of the Chelsea Critical Care Physical Assessment tool (CPAx) in critically ill, mechanically ventilated adults: a prospective clinimetric study. Disabil Rehabil, 1–6. https://doi.org/10.1080/09638288.2021.2022785

Eggmann, S., Verra, M. L., Stefanicki, V., Kindler, A., Seyler, D., Hilfiker, R., Schefold, J. C., Bastiaenen, C. H. G., & Zante, B. (2021). German version of the Chelsea Critical Care Physical Assessment Tool (CPAx-GE): translation, cross-cultural adaptation, validity, and reliability. Disabil Rehabil, 1–10. https://doi.org/10.1080/09638288.2021.1909152

Gonzalez-Seguel, F., Corner, E. J., & Merino-Osorio, C. (2019). International Classification of Functioning, Disability, and Health Domains of 60 Physical Functioning Measurement Instruments Used During the Adult Intensive Care Unit Stay: A Scoping Review. Phys Ther, 99(5), 627–640. https://doi.org/10.1093/ptj/pzy158

Parry, S. M., Granger, C. L., Berney, S., Jones, J., Beach, L., El-Ansary, D., Koopman, R., & Denehy, L. (2015). Assessment of impairment and activity limitations in the critically ill: a systematic review of measurement instruments and their clinimetric properties. Intensive Care Med, 41(5), 744–762. https://doi.org/10.1007/s00134-015-3672-x

3.4 Frühmobilisationsprotokolle am Beispiel des Surgical Intensive Care Unit Optimal Mobilisation Score (SOMS)

Julius J. Grunow & Stefan J. Schaller

Die praktische Umsetzung der Frühmobilisierung von kritisch Erkrankten auf einer Intensivstation umfasst eine Vielzahl von Teilschritten sowie auch Berufsgruppen. Die Herausforderung in der Routineversorgung ist es, diese Teilschritte sowie auch die Zusammenarbeit der verschiedenen Berufsgruppen optimal aufeinander abzustimmen, um eine effektive Frühmobilisierung zu ermöglichen. Die Basis hierfür ist ein gemeinschaftlich erstelltes Frühmobilisierungsprotokoll. Im folgenden Kapitel wird es entsprechend, um die Evidenz hinter der Etablierung der Frühmobilisierung mithilfe eines Protokolls sowie die praktische Umsetzung am Beispiel des Surgical Intensive Care Unit Optimal Mobilisation Score (SOMS) gehen.

3.4.1 Evidenz für Frühmobilisierungsprotokolle

Frühmobilisierungsprotokolle wurden direkt und indirekt bereits umfangreich untersucht, sodass bei der Umsetzung auf weitreichende Literatur zurückgegriffen werden kann.

Eine internationale Befragung aus dem Jahr 2016 zeigt, dass von 951 befragten Intensivstationen lediglich 21 % ein etabliertes Frühmobilisierungsprotokoll hatten und das nur 48 % Frühmobilisierung durchführen (Bakhru et al. 2016). Dies ist in Anbetracht der Tatsache, dass die aktuelle deutsche Leitlinie, welche 2015 publiziert wurde, sowohl die Frühmobilisierung als auch die Durchführung anhand eines Protokolls empfiehlt, gering (Bein et al. 2015). Die Etablierung eines Frühmobilisierungsprotokolls dient der Abstimmung aller relevanten Berufsgruppen (ärztliches, pflegerisches, physiotherapeutisches sowie ergotherapeutisches Personal) und der Implementierung fester Standards. Es konnte gezeigt werden, dass durch ein Protokoll der automatische Start der Frühmobilisierung häufiger ist und somit keine Verzögerung aufgrund einer fehlenden ärztlichen Anordnung entsteht (Bakhru et al. 2016). Dies hat in der Frühphase der Behandlung eine große Bedeutung, da der initiale Fokus beim ärztlichen und pflegerischen Personal auf der Therapie der akuten Krankheit liegt und somit rehabilitative Maßnahmen gegebenenfalls verspätet initiiert werden. Die aktuelle Literatur zeigt allerdings, dass gerade die Frühphase für die pathophysiologischen Prozesse, welche zu körperlichen Einschränkungen nach der Intensivstation führen von größter Relevanz ist (Wollersheim et al. 2014; Puthucheary et al. 2013). Weitergehend scheint die Etablierung eines Frühmobilisationsprotokolls mit einer veränderten Wahrnehmung potenzieller Barrieren assoziiert. Eine häufige Barriere auf Intensivstationen ohne Protokoll war die Sorge um die Sicherheit der kritisch Erkrankten. Es konnte allerdings gezeigt werden, dass unter Berücksichtigung feststehender Sicherheitskriterien die Frühmobilisierung eine sehr sichere Intervention ist (Nydahl et al. 2017). Auf Intensivstationen mit einem Protokoll und der vermuteten Kenntnis, um diese Evidenz sowie auch die Sicherheitskriterien, war dies daher keine Barriere mehr. Es zeigte sich hier eher Personalmangel als Barriere (Bakhru et al. 2016; Hermes et al. 2020). Diese Ergebnisse zeigen darüber hinaus, dass ein Frühmobilisierungsprotokoll einer ständigen Reevaluation unterliegen sollte, da sich vorhandene Barrieren, die Zusammensetzung des interdisziplinären und interprofessionellen Behandlungsteams sowie die allgemeinen Voraussetzungen ändern können, wie wir im Rahmen der SARS-Cov-2 Pandemie gesehen haben. Die Definitionen von täglichen Zielen, die Etablierung von speziell für die Mobilisierung auf Intensivstation verantwortlichen physiotherapeutischen Mitarbeitenden, ein festgelegtes Sedierungsprotokoll sowie multidisziplinäre Visiten sind mit der Erstellung eines Frühmobilisierungsprotokolls assoziiert und sind wichtige Schritte in Richtung einer verbesserten Frühmobilisierungspraxis auf der eigenen Intensivstation.

Im Jahr 2008 konnte erstmalig der Effekt eines Frühmobilisierungsprotokolls auf die Frühmobilisierungspraxis in einer quasi-experiementellen Studie gezeigt werden (Morris et al. 2008). Das Protokoll war Teil einer Initiative zur Qualitätsverbesserung und hat explizit nur vorhandene Strukturen und Abläufe neu strukturiert und keine zusätzlichen, vorher nicht bestehenden Interventionen eingeführt. Basierend auf dem klinischen Zustand der kritisch Erkrankten wurde eine abgestufte Herangehensweise definiert. Diese verschiedenen Mobilisationsstufen konnten die kritisch Erkrankten dann im Rahmen ihrer Frühmobilisation durchlaufen, wobei der genaue Mobilisationsinhalt jeweils definiert war. Es zeigten sich viele positive Effekt durch das Protokoll. Die Häufigkeit der Physiotherapie während des Krankenhausaufenthalts stieg von 47,4 % auf 80,0 %. Wichtiger ist, dass der Anteil der kritisch Erkrankten, welcher auf der Intensivstation bereits Physiotherapie erhielt von 12,5 % auf 91,4 % gestiegen war. Darüber hinaus erhielten die kritisch Erkrankten, welche mit einem Frühmobilisierungsprotokoll mobilisiert wurden, nicht nur wahrscheinlicher Physiotherapie, sondern auch mehr Physiotherapie im Sinne von häufigeren Mobilisierungssitzungen (Morris et al. 2008).

Nydahl et al. (2020) konnten diese Ergebnisse in ihrer randomisiert kontrollierten Studie einige Jahre später nicht vollständig reproduzieren, aber fanden einen Trend hinsichtlich einer häufigeren Mobilisierung aus dem Bett heraus und signifikant mehr kritisch Erkrankte, welche mindestens einmal täglich mobilisiert wurden aufgrund eines Mobilisierungsprotokolls.

Die Initiative zur Qualitätsverbesserung, welche von Morris et al. eingesetzt wurde, ist ein wichtiges Element bei der Etablierung eines Frühmobilisierungsprotokolls (Morris et al. 2008). Dies konnte separat noch einmal durch Needham et al. gezeigt werden. Deren Initiative beinhaltete in einem ersten Schritt multidisziplinäre Sitzungen, Rundschreiben, Poster, Weiterbildungen, Vorträge von Betroffenen sowie Besuche auf anderen Intensivstationen. In einem zweiten Schritt wurden dann die Aufnahmeanordnungen geändert, eine Leitlinie für die physio- und ergotherapeutischen Mitarbeitenden ausgegeben und auch Sicherheitskriterien definiert. All diese Maßnahmen führten zu einer vermehrten Mobilisierung auf der Intensivstation von 70 % auf 93 % der kritisch Erkrankten. Darüber hinaus erhielten die kritisch Erkrankten statt einer im Durchschnitt sieben Mobilisierungen während des Intensivstationsaufenthalts. Diese vermehrte Mobilisierung fand auch auf einem höheren Mobilisationslevel statt (Needham et al. 2010).

Die oben beschriebenen Maßnahmen aus einer Initiative zur Qualitätsverbesserung und einem definierten Mobilisierungsprotokoll hatten nicht nur einen Effekt auf die Häufigkeit der Mobilisierung, sondern auch auf das Funktionsniveau der kritisch Erkrankten und die Intensität der Mobilisierung. Die Dauer, bis die kritisch Erkrankten das erste Mal aus dem Bett heraus mobilisiert werden konnten, konnte durch ein Mobilisierungsprotokoll halbiert werden. Ebenso konnten Hodgson et al. (2016) in einer randomisiert kontrollierten Studie zeigen, dass durch die Anwendung eines Frühmobilisierungsprotokolls der Anteil an aktiver Mobilisation (Mobilisation mit einer aktiven Teilhabe der kritisch Erkrankten) gesteigert wurde sowie ein höherer Mobilisierungsgrad erreicht werden konnte. Das Besondere an dem Protokoll, welches in dieser Studie angewendet wurde, ist, dass immer mit dem höchsten möglichen Mobilisationslevel begonnen wird. In der folgenden großen randomisiert kontrollierten multizentrischen Studie zeigte das Konzept mit Fokus auf aktive Mobilisation allerdings keinen Vorteil, gegenüber einer bereits guten Standardtherapie (Hodgson et al, 2022). Die Faktoren Dauer und Intensität der Mobilisierung konnten jedoch mit einem verbesserten Behandlungsergebnis der kritisch Erkrankten assoziiert werden (Paton et al. 2021; Scheffenbichler et al. 2021).

Zu betonen ist, dass Frühmobilisation nicht nur kurzfristig, sondern auch langfristig positive Effekte auf das Behandlungsergebnis der PatientInnen zeigt (Patel et al, 2023).

Zusammenfassend kann festgehalten werden, dass Frühmobilisierungsprotokolle eine umfassende und qualitativ hochwertige Evidenzbasis haben, welche eindeutig den Nutzen darlegt. Es ist somit empfehlenswert im Rahmen einer Initiative zur Qualitätsverbesserung mit allen teilhabenden Parteien im Behandlungsteam ein solches Protokoll zu entwickeln.

Infobox 3.4: Vorteile eines Mobilisierungsprotokolls

- Häufigere Mobilisierung
- Längere Mobilisierung
- Mehr aktive Mobilisation
- Höheres maximal erreichtes Mobilisationslevel
- Besseres Behandlungsergebnis

3.4.2 Surgical Intensive Care Unit Optimal Mobility Scale (SOMS)

Das »Surgical Intensive Care Unit Optimal Mobilisation Scale (SOMS)-Protokoll wurde am Massachusetts General Hospital im Department of Anesthesia, Critical Care and Pain Medicine im Rahmen einer Studie, welche die unterschiedlichen Mobilisierungsgrade während der Mobilisierung durch physiotherapeutische und pflegerische Mitarbeitende vergleicht, entwickelt. Es handelt sich dabei um eine Skala von 0 bis 4 mit entsprechend fünf Abstufungen. Level 0 beschreibt dabei einen

Zustand, in welchem kritisch Erkrankte nicht mobilisiert werden können aufgrund von Kontraindikationen für die Mobilisierung. Darunter fallen beispielhaft eine nicht ausreichende Oxygenierung des Blutes, eine unzureichende Hämodynamik charakterisiert durch das Verfehlen des Blutdruckziels, eine Instabilität der Wirbelsäule, ein instabiler Hirndruck oder morbide kritisch Erkrankte. Level 1 beinhaltet die passive Mobilisierung der Extremitäten entsprechend der Beweglichkeit sowie die Oberkörperhochlagerung. Es erfolgt hierbei keine aktive Teilhabe der kritisch Erkrankten, da auch das Sitzen im Bett durch die Mechanik des Bettes ermöglicht wird und weniger durch die Fähigkeit der kritisch Erkrankten, eine Körperhaltung aktiv einzunehmen. Level 2 ist die erste Stufe im Protokoll, welche aktive Mobilisierung der kritisch Erkrankten beinhalten kann. Hierbei ist primär das aktive Sitzen zum Beispiel an der Bettkante gemeint, während sitzen in einem Stuhl nach dem passiven Transfer weiterhin als passiv angesehen werden muss. Level 3 ist das aktive Stehen der kritisch Erkrankten. Dies ist die letzte Abstufung, bevor es den kritisch Erkrankten wieder möglich ist zu gehen. Level 4 ist durch die Fähigkeit des Gehens definiert und markiert auch das obere Ende des Möglichen in diesem Konzept (Garzon-Serrano et al. 2011; Schaller et al. 2016a).

Die Mobilisationslevel sollten sequenziell durchlaufen werden, wobei für die Übergänge jeweils Kriterien definiert wurden, welche als Mobilisierungsziele für die jeweilige Stufe gesehen werden können bevor mit der darauffolgenden Stufe begonnen wird. Der Übergang von SOMS 0 in SOMS 1 setzt voraus, dass die Wirbelsäule stabil, der ICP kompensiert ist und nicht erwartet wird, dass ein Versterben bevorsteht. Der nächste Übergang SOMS 1 zu SOMS 2 setzt voraus, dass die kritisch Erkrankten adäquat auf verbale Aussagen reagieren können (Anm.: In der Praxis kann davon abgewichen werden bei kritisch Erkrankten mit schwerer Bewusstseinsstörung und eine Mobilisation in sitzende Positionen oder an die Bettkante durchgeführt werden.), keine offenen Drainagen vorliegen sowie auch keine Dialyse über die Vv. Femoralis läuft (Anm.: Die Dialyse wurde im Verlauf nur relativ als Kontraindikation gesehen und Mobilisierungen in die nächste Stufe in der Praxis regelmäßig durchgeführt.). Danach folgt der Übergang vom Sitzen zum Stehen (SOMS 2 zu 3). Die Voraussetzungen für diesen Übergang sind ein Kraftgrad entsprechend des Medical Research Council Scores (▶ Kap. 3.3) von wenigstens 3 von 5 für die Mm. Quadriceps femoris, die Fähigkeit ohne Unterstützung zu sitzen und keine Einschränkungen bei der Belastung der unteren Extremitäten. Für den Beginn mit SOMS 4 und dem Laufen sollten die kritisch Erkrankten in der Lage sein mit minimaler Unterstützung zu stehen und bereits einige Schritte auf der Stelle zu machen.

Es sollte täglich ein Mobilisationsziel definiert werden und es soll ein gemeinsames Ziel des gesamten Behandlungsteams sein, dieses gemeinsam mit dem kritisch Erkrankten zu erreichen. Dieses Mobilisationsziel sollte im Behandlungszimmer klar sichtbar dargestellt werden durch z. B. ein spezielles Whiteboard oder Zettel. Zum SOMS-Konzept gehört zusätzlich eine verantwortliche Person (»Moderator«), die überprüft, ob die vereinbarten Ziele bei den kritisch Erkrankten erreicht werden, die eruiert, wo Barrieren auftraten, und mit dem Team Lösungen erarbeitet, damit die Mobilisationsziele der kritisch Erkrankten erreicht werden können (Garzon-Serrano et al. 2011; Schaller et al. 2016b).

Die sinnvolle Anwendung eines Protokolls/einer Skala zur Abstufung der Mobilisierung setzt voraus, dass das alle Mitglieder des Behandlungsteams bei der Einschätzung der kritisch Erkrankten zum selben Ergebnis kommen. Die fünf Abstufungen innerhalb des SOMS zeigten bei der Validierung von 100 kritisch Erkrankten in Amerika eine exzellente Interrater-Reliabilität. Die Anwendung im deutschen Sprachraum bedarf allerdings einer deutschsprachigen Version. Diese wurde bereits durch Schaller et al. im Jahr 2016 veröffentlicht nach einem entsprechenden Übersetzungsprozess mit einer mehrfachen Übersetzung ins Deutsche, einer anschließenden Konsentierung einer deutschen Version sowie der Validierung durch eine Rückübersetzung. Die Interrater-Reliabilität dieser deutschen Version in Bezug auf das tatsächlich erreichte SOMS-Level war durch alle Berufsgruppen hinweg moderat, was auf eine verbesserungswürdige interprofessionelle Kommunikation hinwies. Genau diese Komponente im SOMS-Konzept soll mit Hilfe des oben angeführten »Moderators« verbessert werden. Ebenso ist mit einer kongruenten Methodik eine italienische Version erstellt worden, welche eine sehr gute Interrater-Reliabilität aufweist. Es lässt sich zusammenfassend sagen, dass das SOMS-Protokoll eine sichere Anwendbarkeit hat und sich auch ohne große Hürden auf verschiedene Kontexte übertragen lässt (Garzon-Serrano et al. 2011; Schaller et al. 2016a; Piva et al. 2015).

Anwendbarkeit des SOMS-Protokolls

Das SOMS-Protokoll hat eine suffiziente Interrater-Reliabilität und lässt sich mittels Übersetzung in verschiedenen kulturellen und sprachlichen Kontexten valide anwenden.

Die verschiedenen Level des SOMS-Protokolls sind darüber hinaus ein exzellenter Prädiktor für verschiedene klinische Behandlungsergebnisse, wie in unterschiedlichen Studien gezeigt werden konnte.

Kasotakis et al. (2012) konnten bei 113 kritisch Erkrankten in den USA zeigen, dass die Level des SOMS-Protokolls in einer multivariaten Analyse ein unabhängiger Prädiktor für Intensivstationsaufenthaltsdauer sowie auch Krankenhausmortalität waren. Keine der kritisch Erkrankten, welche ein SOMS-Level von 3 oder 4 erreicht haben sind in der Studie verstorben. Es zeigte sich sogar, dass die SOMS-Level dem APACHE-II-Score in der Prädiktion der untersuchten Outcomes überlegen waren. Es zeigte sich auch eine Assoziation zwischen der Handgriffkraftmessung und den Leveln des SOMS-Protokolls.

Diese Beobachtungen konnte in der deutschen Validierungsstudie bestätigt werden. Es zeigte sich hier ebenfalls, dass das SOMS-Level in der multivariaten Analyse ein unabhängiger Prädiktor für Intensivstationsliegedauer, Krankenhausliegedauer sowie Mortalität war. In einer Subpopulation von neurologischen/neurochirurgischen kritisch Erkrankten zeigte sich nur noch die Prädiktion der Intensivstationsliegedauer durch die Level des SOMS-Protokolls, sodass hier eine Einschränkung der Anwendbarkeit zu vermuten ist (Schaller et al. 2016a). In der italienischen Studie zeigte sich ebenfalls ein inverser Zusammenhang zwischen dem

SOMS-Level und der Intensivstationsliegedauer, Krankenhausliegedauer und der Sterblichkeit (Piva et al. 2015).

Die SOMS-Level haben somit in drei unabhängigen Studien zeigen können, dass sie eine exzellente prädiktive Validität für Mortalität, Krankenhausliegedauer und Intensivstationsliegedauer haben.

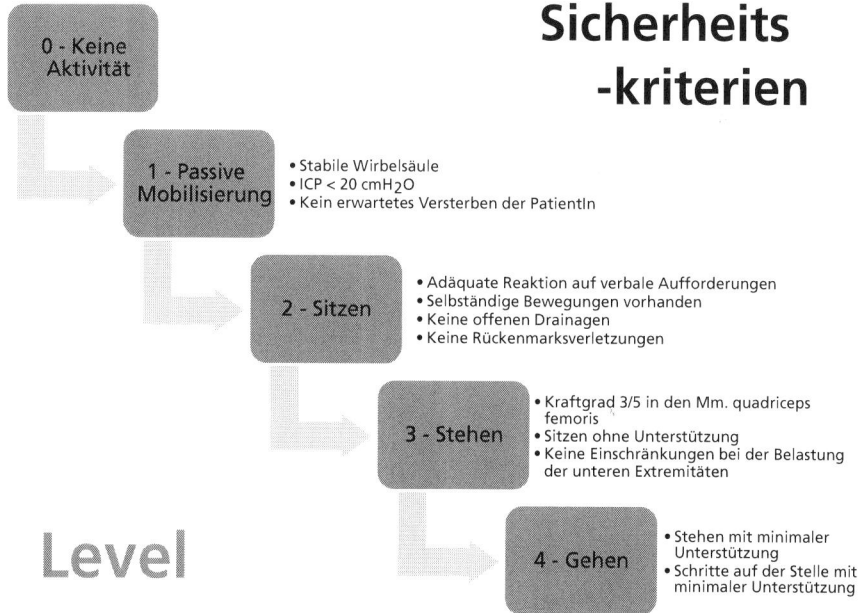

Abb. 3.6: Surgical Intensive Care Unit Optimal Mobility Scale (SOMS-Protokoll adaptiert nach Schaller et al. 2016a)

Prädiktive Validität

Je höher der SOMS desto geringer ist die Krankenhausliegedauer, Intensivstationsliegedauer und auch die Mortalität.

Die Arbeit von Schaller et al. (2016b) war nach den observationellen Vorarbeiten die erste randomisiert kontrollierte multizentrische Studie zum SOMS-Protokoll und erste international randomisiert kontrollierte Studie im Bereich der Frühmobilisation. Diese Studie wurde an fünf Universitätskliniken in Österreich, Deutschland und den USA durchgeführt. Es wurden insgesamt

200 beatmete kritisch Erkrankte in die Studie eingeschlossen und randomisiert, um entsprechend Rehabilitation mit dem SOMS-Protokoll oder dem Behandlungsstandard auf der jeweiligen Intensivstation zu erhalten. Die Interventionsgruppe zeigte während des Intensivstationsaufenthalts ein signifikant höheres mittleres Mobilisierungslevel über den Intensivaufenthalt gemessen mit den SOMS-Leveln und erreichte dieses höhere Level auch früher während des Intensivstationsaufenthalts. Dies führte entsprechend der vorangegangenen Validierungsstudien zu einer signifikant kürzeren Krankenhausliegedauer und Intensivstationsliegedauer. Die Funktionalität hat ebenfalls von der Intervention profitiert. Kritisch Erkrankte in der Interventionsgruppe zeigten eine signifikant erhöhte funktionelle Unabhängigkeit in den Bereichen Transfer und Gehfähigkeit. Diese bessere Funktionalität spiegelt sich auch in einer höheren Wahrscheinlichkeit wider, in die Häuslichkeit entlassen zu werden. Insgesamt zeigte sich das SOMS-Protokoll als sehr sicher; so kam es bei 1.246 Intensivstationstagen in der Interventionsgruppe lediglich zu 25 unerwünschten Ereignissen, wobei es in 11 Fällen zu einer Hypotension gekommen ist und bei weiteren 10 zu Schwindel, Tachypnoe, Sinustachykardie oder Dyspnoe. Zusammenfassend zeigt sich, dass das SOMS-Protokoll die Erwartungen aus den observationellen Vorarbeiten erfüllt hat und zu einer signifikant kürzeren Krankenhaus- und Intensivstationsliegedauer sowie zu einer besseren Funktionalität führt (Schaller et al. 2016b). In den darauffolgenden sekundären Analysen zeigte sich, dass die Anwendung des SOMS-Protokolls scheinbar unabhängig vom GCS erfolgreich angewendet werden kann (Schaller et al. 2019) und dass insbesondere kritisch Erkrankte mit mittlerer Erkrankungsschwere am meisten profitieren dürften (Scheffenbichler et al. 2021).

3.4.3 Fazit

Frühmobilisierungsprotokolle verbessern die alltägliche Praxis auf Intensivstationen und führen daher zu einer verbesserten Mobilisation mit häufigerer und intensiverer Mobilisation. Es zeigt sich darüber hinaus am Beispiel des SOMS-Protokolls, dass diese häufigere und intensivere Mobilisation zu einem direkten Vorteil für die kritisch Erkrankten führt im Sinne der Liegedauer sowie auch Funktionalität. Darüber hinaus ist die Frühmobilisierung insgesamt eine sehr sichere Intervention.

Frühmobilisierungsprotokolle

Jede Intensivstation sollte ein eigenes Frühmobilisierungsprotokoll haben!

Literatur

Bakhru RN, McWilliams DJ, Wiebe DJ et al. (2016). Intensive Care Unit Structure Variation and Implications for Early Mobilization Practices. An International Survey. Ann Am Thorac Soc. 2016;13(9):1527–37.
Bein T, Bischoff M, Bruckner U et al. (2015). S2e guideline: positioning and early mobilisation in prophylaxis or therapy of pulmonary disorders: Revision 2015: S2e guideline of the

German Society of Anaesthesiology and Intensive Care Medicine (DGAI). Anaesthesist. 2015;64 Suppl 1:1–26.

Garzon-Serrano J, Ryan C, Waak K et al. (2011). Early mobilization in critically ill patients: patients' mobilization level depends on health care provider's profession. PM R. 2011;3(4):307–13.

Hermes C, Nydahl P, Blobner M et al. (2012). Assessment of mobilization capacity in 10 different ICU scenarios by different professions. PloS One. 2020;15(10):e0239853.

Hodgson CL, Bailey M, Bellomo R et al. (2016). A Binational Multicenter Pilot Feasibility Randomized Controlled Trial of Early Goal-Directed Mobilization in the ICU. Critical care medicine. 2016;44(6):1145–52.

Hodgson CL, Bailey M, Bellomo R et al (2022). Early Active Mobilization during Mechanical Ventilation in the ICU. N Engl J Med 2022; 387:1747–1758.

Kasotakis G, Schmidt U, Perry D et al. (2012). The surgical intensive care unit optimal mobility score predicts mortality and length of stay. Critical care medicine. 2012;40(4):1122–8.

Morris PE, Goad A, Thompson C et al. (2008). Early intensive care unit mobility therapy in the treatment of acute respiratory failure. Critical care medicine. 2008;36(8):2238–43.

Needham DM, Korupolu R, Zanni JM et al. (2010). Early physical medicine and rehabilitation for patients with acute respiratory failure: a quality improvement project. Arch Phys Med Rehabil. 2010;91(4):536–42.

Nydahl P, Sricharoenchai T, Chandra S et al. (2017). Safety of Patient Mobilization and Rehabilitation in the Intensive Care Unit. Systematic Review with Meta-Analysis. Ann Am Thorac Soc. 2017;14(5):766–77.

Nydahl P, Gunther U, Diers A et al. (2020). PROtocol-based MObilizaTION on intensive care units: stepped-wedge, cluster-randomized pilot study (Pro-Motion). Nurs Crit Care. 2020;25(6):368–75.

Patel BK, Wolfe KS, Patel SB et al. (2023). Effect of early mobilisation on long-term cognitive impairment in critical illness in the USA: a randomised controlled trial. Lancet Respir Med. 2023 Jan 20:S2213-2600(22)00489-1.

Paton M, Lane R, Paul E et al. (2021). Mobilization During Critical Illness: A Higher Level of Mobilization Improves Health Status at 6 Months, a Secondary Analysis of a Prospective Cohort Study. Crit Care Med. 2021;49(9):e860–e9.

Piva S, Dora G, Minelli C et al. (2015). The Surgical Optimal Mobility Score predicts mortality and length of stay in an Italian population of medical, surgical, and neurologic intensive care unit patients. Journal of critical care. 2015;30(6):1251–7.

Puthucheary ZA, Rawal J, McPhail M et al. (2013). Acute skeletal muscle wasting in critical illness. JAMA. 2013;310(15):1591–600.

Schaller SJ, Stauble CG, Suemasa M et al. (2016a). The German Validation Study of the Surgical Intensive Care Unit Optimal Mobility Score. Journal of critical care. 2016;32:201–6.

Schaller SJ, Anstey M, Blobner M et al. (2016b). Early, goal-directed mobilisation in the surgical intensive care unit: a randomised controlled trial. Lancet. 2016;388(10052):1377–88.

Scheffenbichler FT, Teja B, Wongtangman K et al. (2021). Effects of the Level and Duration of Mobilization Therapy in the Surgical ICU on the Loss of the Ability to Live Independently: An International Prospective Cohort Study. Critical care medicine. 2021;49(3):e247–e57.

Schaller SJ, Scheffenbichler FT, Bose S et al. (2019). Influence of the initial level of consciousness on early, goal-directed mobilization: a post hoc analysis. Intensive care medicine. 2019;45(2):201–10.

Scheffenbichler L, Teja B, Scheffenbichler F et al. (2020). Influence of the acuity of patients' illness on effectiveness of early, goal-directed mobilization in the intensive care unit: a post hoc analysis. Crit Care. 2020;24(1):663.

Wollersheim T, Woehlecke J, Krebs M et al. (2014). Dynamics of myosin degradation in intensive care unit-acquired weakness during severe critical illness. Intensive Care Med. 2014;40(4):528–38.

3.5 Praktische Durchführung

Sabrina Eggmann & Angela Kindler

Frühmobilisierung ist viel mehr als nur aufsitzen oder aufstehen. Für Unbeteiligte oftmals unsichtbar sind die detaillierte Planung, Vorbereitung, das Nachbereiten und Reflektieren, welche die eigentliche Maßnahme ziemlich erleichtern. Dieses Kapitel geht entsprechend genauer auf die praktische Durchführung ein.

3.5.1 Planen

Die Planung der Frühmobilisierung ist ein fließender Prozess und folgt in der Regel nach der Identifikation geeigneter PatientInnen und deren fortlaufender Evaluation. Es gilt zu bedenken, dass sich der Zustand kritisch kranker Personen rasch verändern kann und somit die Planung ständig an die Gegebenheiten angepasst werden muss. Die Zielsetzung der Frühmobilisierung soll also kurzfristig vor der eigentlichen Durchführung nochmals überprüft und evaluiert werden, dazu gehören insbesondere die Sicherheitskriterien und Rehabilitationsbedürfnisse. Im Anschluss erfolgt eine interprofessionelle Absprache mit allen Beteiligten zur Festlegung des spezifischen Vorgehens inklusive eines Plan B (▶ Infobox 3.5) (NICE, 2009). Traditionellerweise liegen die Verantwortlichkeiten folgendermaßen: ÄrztIn: Verordnung, insb. Bei Vorsichtssituationen; Intensivpflegende: Überwachung, Leitungen und Installationen; PhysiotherapeutIn: Mobilisierungsmethode und Intensität, Patientensicherheit.

Fallbeispiel

45-jährige Patientin mit einer rechtseitigen Rippenserienfraktur mit Pneumothorax, Leberlazeration und einer Claviculafraktur nach Sturz vom Pferd. Der Thorax war initial instabil (flail chest). Nach einem initialen Extubationsversagen, wurde daher eine chirurgische Stabilisation vorgenommen. Die Patientin hat zudem ein vorbestehendes Asthma. Aktuell ist sie noch intubiert (druckunterstützte Beatmung) und hat nebst den standardmäßigen Zu- und Ableitungen eine Thoraxdrainage auf der rechten Seite. Sie hat einen RASS-Score von 0, einen GCS von 14 und eine kontinuierliche Analgesie inklusive PCA. Ihre Muskelkraft liegt um eine M4, wobei sie vor allem noch etwas verlangsamt und ängstlich ist. Außerdem gibt sie bei Aktivität Dyspnoe und Schmerzen an. Das interprofessionelle Ziel ist das Weaning von der Beatmung und die anschließende Extubation.

Infobox 3.5: Planungsschritte anhand eines konkreten praktischen Beispiels

Zielsetzung

- Mobilisation in den Lehnstuhl durch einen halbhohen Transfer

Sicherheitskriterien

- Ärztliche Verordnung
- Keine Kontraindikationen
- Vorsichtssituationen: Dyspnoe, endotrachealer Tubus, Thoraxdrainage, Angst

Einverständnis Patientin

- Freut sich, hat Rückenschmerzen und möchte aufsitzen
- Macht sich aber Sorgen wegen Schmerzen und Dyspnoe

Installationen und Infusionen

- Endotrachealer Tubus (linke Bettseite)
- Thoraxdrainage (rechts)
- Redon Thorax (rechts)
- Arterieller Katheter (rechts)
- Zentralvenöser Katheter (links)
- Magensonde
- Diverse Infusionen (links und rechts)

Spezifisches Vorgehen

- Sicherung aller Installationen
- Besprechung des Ablaufs und Zuteilung der Aufgaben
- Mobilisation an die Bettkante via Seitenlage nach links
- Kurze Pause zur Erholung (Dyspnoe)
- Aufsitzen an die Bettkante mit zwei Hilfspersonen und Bettautomatik (Kopfteil hochfahren)
- Pause an der Bettkante
- Lehnstuhl vorbereiten, halbhoher Transfer in den Lehnstuhl mit zwei bis drei Hilfspersonen

Benötigte Hilfsmittel und Anzahl Personen

- Lehnstuhl
- Unterlage für den Transfer
- Sicherungsmaterial für Installationen
- zwei bis drei Hilfspersonen

Zuständigkeiten

- Physiotherapie: Sicherheit und Unterstützung von Patientin
- Intensivpflegefachperson: Unterstützung von Patientin, Beatmungssicherung

- Gesundheitsfachangestellte (Assistenz): Hilfsmittel bereitstellen, Unterstützung beim Transfer falls nötig

Abbruchkriterien (Plan B)

- Regelmäßige Pausen zur Erholung
- Bei Dyspnoe Anpassung der Druckunterstützung
- Zusätzliche Schmerzmittel vor Mobilisationsbeginn
- Patientin darf sich jederzeit melden und die Mobilisation unterbrechen
- Alle beteiligten Personen melden jederzeit, wenn sie potenzielle Gefahrensituationen erkennen.
- Abbruchkriterien sind definiert (Blutdruck, Herzfrequenz, Atemminutenvolumen)
- Alternatives Mobilisationslevel: Sitzen an der Bettkante

3.5.2 Vorbereiten

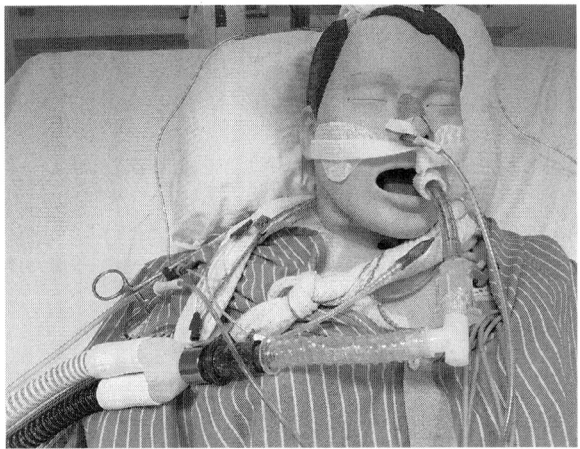

Abb. 3.7: Sicherungsbeispiel für den Endotrachealen Tubus, zentralvenösen Katheter und Magensonde (eigene Aufnahme)

Nach der Planung soll die Mobilisationsmaßnahme entsprechend vorbereitet werden (▶ Infobox 3.5). Dabei gilt folgender Grundsatz: eine gute Vorbereitung ist bereits die halbe Mobilisation. Besondere Aufmerksamkeit gilt den Installationen und Infusionen. Nach einem ersten Überblick sollen diese erstens auf ihre Länge zum Zielort (z.B. in den Lehnstuhl) überprüft und dann so fixiert werden, dass falls sie unter Zug kommen würden, die Fixierung ein akzidentelles Ziehen verhindert (▶ Abb. 3.7). Wichtig ist ebenfalls, dass die Funktion gewährleistet bleibt (z.B. kontinuierliches Messen des Blutdruckes) und eine gute Händehygiene – insbesondere beim Dekonnektieren von Infusionen – eingehalten wird. Der Monitor sollte so platziert werden, dass er während der ganzen Behandlungssequenz einsehbar bleibt.

Des Weiteren soll alles benötigte Material bereitgestellt werden. Dazu gehören beispielsweise Patientenschuhe oder Antirutschsocken, ein Lehnstuhl oder eine Bettlehne, Mobilisierungshilfen, Gehhilfen oder ein Rutschtuch. Falls ein Patiententagebuch geführt wird, lohnt es sich auch eine Kamera bereitzustellen, um den Meilenstein fotografisch festzuhalten.

3.5.3 Durchführen

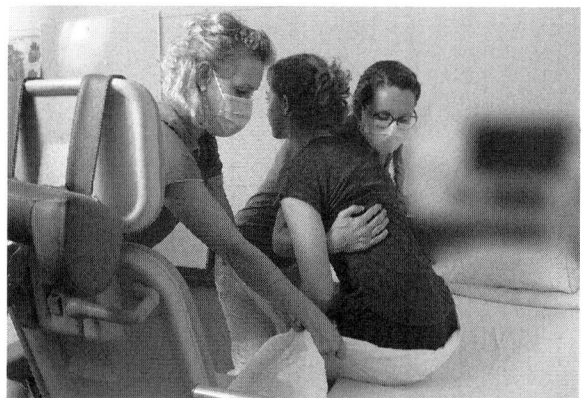

Abb. 3.8: Ausführung eines tiefen Transfers mit zwei Hilfspersonen und einem Bettlaken – Ausgangsstellung (eigene Aufnahme)

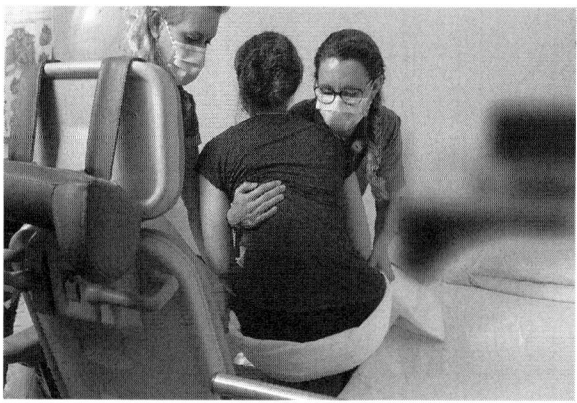

Abb. 3.9: Ausführung eines tiefen Transfers mit zwei Hilfspersonen und einem Bettlaken – Durchführung: Es ist wichtig, den Patientenschwerpunkt mittels Oberkörpervorlage durch die erste Hilfsperson auf die Füße zu bringen und gleichzeitig die Knie gut zu stabilisieren. Die zweite Hilfsperson soll das eingebettete Leintuch (allenfalls mit einem Rutschtuch ergänzt) ziehen und gleichzeitig den Stuhl fixieren. Es ist kein Heben notwendig und dadurch ein ergonomischer Transfer. (Eigene Aufnahme)

Bei der Durchführung soll gemäß dem vorbesprochenen Plan vorgegangen werden. Anpassungen sollen jedoch jederzeit möglich sein und liegen primär bei der vorher bestimmten Führungsperson. Allerdings soll ein ungutes Gefühl einer Hilfspersonen oder der PatientIn jederzeit angesprochen und ernst genommen werden. Mögliche Anpassungen sind beispielsweise die Veränderung der Beatmungseinstellungen, Anpassungen von Katecholaminen oder des Mobilitätslevels, eine längere Pause mit Atemübungen oder die Wahl einer anderen Transfermethode.

Häufig kann (und soll) eine Mobilisierung in mehrere Teilschritte eingeteilt werden; zum Beispiel von der Rückenlage in die Seitenlage, dann an die Bettkante und anschließend in den Stand. Idealerweise wird bei jedem Teilschritt ein kurzer Check vorgenommen.

- PatientIn befragen: ist die Bewegung gut zu tolerieren? Kann die Mobilisierung weitergeführt werden? Ggf fragen nach: Sind neue Symptome wie Schwindel, Schmerzen, Sensibilitätsstörungen, Muskelschwäche oder in Bewegung oder Sprache aufgetreten?
- Sind die Installationen und Infusionen ausreichend lang und fixiert?
- Veränderten sich hämodynamische und respiratorische Parameter wie erwartet und gemäß der Zielsetzung?
- Wie stark ist die subjektive Belastungseinschätzung der PatietIn?
- Braucht es Anpassungen?

Oft vergessen und trotzdem zentral ist eine gute ergonomische Durchführung der Mobilisierung. Dazu soll beispielsweise möglichst mit dem eigenen Körpergewicht gearbeitet werden, die Betthöhe stetig angepasst und der Patientenschwerpunkt zentral über die Patientenfüße gebracht werden, um einen Transfer ergonomisch durchzuführen.

3.5.4 Nachbereiten und Reflektieren

Nach der Mobilisierung soll die Intervention nachbesprochen werden. Dabei sollen folgende Parameter evaluiert und für die nächste Behandlung geplant werden:

- War die Belastung und Dosierung der Zielsetzung angemessen? Wichtige Parameter dazu sind in Kapitel 2 (▶ Kap. 2.6) beschrieben. Eine Unter- oder Überdosierung sollte vermieden werden.
- Gibt es nötige Anpassungen für das nächste Mal? Beispielsweise: Schmerzmittel, Anpassung der Beatmungseinstellung, Mobilitätslevel, etc.
- Ist der Behandlungs- und Wochenplan realistisch?
- Was ist gut gegangen? Was könnte optimiert werden?

Eine erfolgreiche Mobilisierung soll auch genutzt werden, um der PatientIn ein positives Feedback zu geben und sie für weitere Aktivitäten zu motivieren. Andererseits kann es auch Rückschritte geben, Ziele werden nicht immer erreicht und das ist auch normal. Wichtig ist, für die nächste Behandlungssequenz Konsequenzen daraus zu ziehen. Es ist weiter wichtig, PatientInnen darüber aufzuklären, dass eine körperliche Erholung Zeit und stetiges Training braucht und nicht von heute auf Morgen umsetzbar ist. Um Verzweiflung oder Demotivation entgegenzuwirken, hilft es auch die Zielsetzungen stets mit den PatientInnen zu besprechen und mit angenehmen Aktivitäten zu kombinieren, um ein positives Erlebnis zu Schaffen. Dies kann beispielsweise ein Fußbad an der Bettkante, ein Eisstängeli zum Lutschen oder ein Ausflug in den Garten mit dem Lehnstuhl bedeuten. Wichtige Meilensteine sollen im Tagebuch erwähnt werden.

Zur Nachbereitung gehört auch das Ordnen der Zu- und Ableitungen, das Entfernen von Fixierungen, das Desinfizieren von gebrauchtem Material und selbstverständlich die Positionierung der PatientIn in einer bequemen Lage, welche Erholung erlaubt.

Eine gute Planung ist Grundvoraussetzung für eine sichere Durchführung einer Mobilisation. Sollte es trotzdem zu einem unerwünschten Ereignis kommen, ist es im Sinne einer offenen Fehlerkultur wichtig, dies zu melden und allenfalls zu dokumentieren. Weiter sollen daraus Rückschlüsse für eine zukünftige Durchführung gezogen werden.

3.5.5 Pause

Eine Pause gehört zum Training wie das Training selbst. Gemäß dem Prinzip der Superkompensation wird die Pause für physiologische Anpassungen (wie zum Beispiel den Muskelaufbau) benötigt und muss somit genügend lange dauern. Untersuchungen an kritisch kranken Personen zeigen, dass die Erholung mindestens so lange wie die Behandlungsmaßnahme selber dauern sollte (Black et al., 2020) und insbesondere nach einer Mobilisierung kardiorespiratorische Parameter Zeit brauchen, um auf ihr ursprüngliches Niveau zurückzukehren (Eggmann et al., 2022). Kürzere und häufigere Mobilisierungen können eher zielführend sein, da diese eine Überdosierung vermeiden und regelmäßige Trainingsreize setzen. Nach einem Schlaganfall führen kürzere und häufigere Mobilisationen eher zur Verbesserung der Selbständigkeit nach drei Monaten als längere, tieffrequente Mobilisationen (Bernhardt et al., 2016). Es zeigte sich auch, dass schwerbetroffene kritisch kranke Personen mit einer intensivstationserworbenen Muskelschwäche eine Muskelaktivität häufig nur bei der ersten Übung abrufen können (Supinski et al., 2020). Auch da scheint es sinnvoll, regelmäßige Pausen zu planen, um neuromuskuläre Adaptionen zu begünstigen, es fehlt dazu aber noch weitere Evidenz bezüglich Effektivität bei kritisch kranken Personen.

3.5.6 Fazit

Um eine Rehabilitationsmaßnahme sicher und effektiv durchführen zu können, braucht es eine überlegte Planung, eine ruhige Durchführung und eine strukturierte Reflexion. Durch ein vorausschauendes Handeln können Stresssituationen vermieden werden und eine Mobilisation wird zu einer guten Erfahrung für die kritisch kranke Person wie auch das Fachpersonal. Je genauer die einzelnen Teilschritte geplant werden, desto ruhiger und sicherer läuft eine Mobilisation ab. Eine gute Vorbereitung nimmt zwar Zeit in Anspruch, ermöglicht aber einen reibungslosen Ablauf und somit eine sichere Mobilisation. Somit ist sie gut investierte Zeit.

Literatur

Bernhardt, J., Churilov, L., Ellery, F., Collier, J., Chamberlain, J., Langhorne, P., Lindley, R. I., Moodie, M., Dewey, H., Thrift, A. G., & Donnan, G. (2016). Prespecified dose-response analysis for A Very Early Rehabilitation Trial (AVERT). Neurology, 86(23), 2138–2145. https://doi.org/10.1212/wnl.0000000000002459

Black, C., Grocott, M., & Singer, M. (2020). The oxygen cost of rehabilitation interventions in mechanically ventilated patients: an observational study. Physiotherapy, 107, 169–175. https://doi.org/10.1016/j.physio.2019.06.008

Eggmann, S., Irincheeva, I., Luder, G., Verra, M. L., Moser, A., Bastiaenen, C. H. G., & Jakob, S. M. (2022). Cardiorespiratory response to early rehabilitation in critically ill adults: A secondary analysis of a randomised controlled trial. PLoS One, 17(2), e0262779. https://doi.org/10.1371/journal.pone.0262779

Supinski, G. S., Valentine, E. N., Netzel, P. F., Schroder, E. A., Wang, L., & Callahan, L. A. (2020). Does Standard Physical Therapy Increase Quadriceps Strength in Chronically Ventilated Patients? A Pilot Study. Crit Care Med, 48(11), 1595–1603. https://doi.org/10.1097/ccm.0000000000004544

3.6 Notfallmanagement

Peter Nydahl

Notfälle können verschiedene Formen annehmen: PatientInnen können Notfälle erleiden, aber auch Mitarbeitende können Unfälle haben. Für alle Notfälle liegen in der Regel Notfallprotokolle vor.

> **Definition**
>
> Notfälle sind unvorhergesehene, lebensbedrohliche Ereignisse. Informieren Sie sich über entsprechende Notfallnummern, Informationsketten, Hilfsmittel und Rettungswege.

3.6.1 Notfälle bei PatientInnen

Vor allem PatientInnen auf Intensivstationen sind kritisch krank und weisen ein erhöhtes Risiko für unerwünschte Sicherheitsereignisse auf. Manchmal treten hyper- oder hypotone Episoden auf, auch Hypoxämien können vorkommen. In Fällen, in denen ein unmittelbares Handeln erforderlich ist, sollten Sie die PatientInnen sichern und dafür sorgen, dass nicht noch weitere Notfälle eintreten. Achten Sie ebenfalls auf Ihre eigene Sicherheit. Rufen Sie dann KollegInnen um Hilfe, meist gibt es hierzu ein vereinbartes Codewort, z. B. »akut« oder ähnlich.

Das Notfallmanagement setzt voraus, dass ein Notfallwagen auf Station vorhanden ist, bei tracheostomierten PatientInnen eine zweite Trachealkanüle und Spreizer am Bett liegen und bei großlumigen Kathetern Notfallstrategien geübt worden sind.

Tab. 3.9: PatientInnen-Notfallmanagement

Notfall	Management
Plötzliche Bewusstlosigkeit	Ansprache, Schmerzreiz, Pupillenreaktion überprüfen, Hilfe rufen
Epilepsie	Beobachten (fokal, generalisiert, Dauer, Kopf sichern), Hilfe rufen
Herzstillstand	Notfall: Ansprache, Hilfe rufen, CPR Protokoll durchführen und Reanimation einleiten
Atemstillstand	Notfall: Inspektion Mund/Rachen, ggf. absaugen, Hilfe rufen, bebeuteln, Notintubation durchführen
Sturz	Ansprache, nach Verletzungen fragen/beobachten, Hilfe rufen; Sturzprotokoll ausfüllen
Sturz bariatrischer PatientInnen	PatientIn sichern, entweder Gewichtsgeeignete Hilfsmittel nutzen oder die Feuerwehr rufen und die Mobilisierung ins Bett den Kolleg:innen der Feuerwehr überlassen
Verlust eines venösen Zugangs, über den Medikamente mit kurzer Halbwertszeit gelaufen sind, z. B. Katecholamine, Antiarrhythmika	PatientIn sichern, Hilfe rufen, Notfallset/-wagen holen, neuen Zugang legen, ggf. intraossär
Verlust eines (zentral-)venösen Zugangs	Pflaster drauf, ggf. Geräte bedienen, ÄrztIn informieren
Verlust eines arteriellen Zugangs	Sofort abdrücken (Dauer nach Blutungsneigung), versorgen, ÄrztIn informieren
Verlust eines Beatmungszugangs (Tubus, Trachealkanüle)	Trachealkanüle: neue Kanüle einführen, ggf. Spreizer verwenden Tubus: Notfall, Hilfe rufen, ggf. NIV-Maske verwenden, Re-Intubation vorbereiten, ggf. supraglottische Atemwegshilfen verwenden (Larynxtubus)
Verlust von Drainagen	PatientIn sichern, Drainage abkleben, sofort Ärztin informieren
Verlust von ECMO-Kanülen	Notfall, Hilfe rufen, PatientIn sichern, bei Schlauchdiskonnektion Kanüle abklemmen, Neuanlage der ECMO

3.6.2 Unfälle bei Mitarbeitenden

Die Mobilisierung von PatientInnen kann vereinzelt bei Mitarbeitenden zwar nicht zu Notfällen, aber zu Unfällen führen, z. B. Prellungen, Stürze, Muskelzerrungen, Wunden, Sehnenrisse, Bandscheibenvorfälle und anderes. In solchen Fällen sind die Mitarbeitenden aus dem Dienst zu nehmen und je nach Regelung der Durchgangs-ÄrztIn bzw. HausärztIn vorzustellen.

Zur Prävention von Unfällen von Mitarbeitenden sollten regelmäßig ergonomische Schulungen, welche ein praktisches Üben von unterschiedlichen Transfers beinhalten, durchgeführt werden. Ebenfalls kann der Einsatz von geeigneten Frühmobilisierungsmaterialien die Verletzungsgefahr reduzieren.

3.6.3 Fazit

Not- und Unfälle passieren und passieren auch bei der Mobilisierung von IntensivpatientInnen. Das stationseigene Notfallmanagement sollte allen Mitarbeitenden bekannt sein. Notfälle bei besonderen Verfahren wie Mobilisierung mit ECMO sollten proaktiv trainiert werden, damit im Notfall jede Person weiß, was zu tun ist.

3.7 Kontinuum der Rehabilitation: Frührehabilitation nach dem Intensivstationsaufenthalt

3.7.1 Einblick in die Abläufe einer Weaning-Station

Christa Villinger

Ein Großteil der PatientInnen, welche eine Behandlung auf einer Intensivstation benötigen, verlässt diese in stabilem Zustand und wird für weitere Tage bis Wochen auf eine fachspezifische Bettenstation verlegt. Spezialisierte Weaning-Stationen können PatientInnen aufnehmen, die nach kritischer Erkrankung weiterhin auf kontinuierliche oder intermittierende künstliche Beatmung angewiesen sind.

Weaning bedeutet Entwöhnung. Im Falle der IntensivstationspatientIn ist die Entwöhnung von der künstlichen Beatmung gemeint. Bis zu 15 % der beatmeten PatientInnen können nicht innerhalb der üblichen Frist vom Respirator entwöhnt, also extubiert werden. Sie sind auf längerdauernde mechanische Atmungsunterstützung angewiesen. Hierfür wird eine Tracheotomie durchgeführt. Die Einlage einer Trachealkanüle zur Beatmung bringt für die PatientInnen gewisse Vorteile: der im Mund- und Rachenraum störende Tubus wird entfernt und die Medikamente zur Sedation können reduziert oder ganz gestoppt werden. In der Folge kann die PatientIn aktiver am Rehabilitationsprozess teilnehmen und mit Übungen zur Muskelkraftsteigerung beginnen. Die Mobilisation der nun nicht mehr sedierten PatientIn wird einfacher, benötigt weniger Personal und kann häufiger durchgeführt werden. Im Verlauf sind mit entblockter Trachealkanüle während der Spontanatmungsphase auch das Sprechen und die Nahrungsaufnahme möglich.

Definition

Die Weaning-Station betreut PatientInnen, welche nach kritischer Erkrankung oder nach einem grösseren chirurgischen Eingriff auf weiterführende mechanische Atmungsunterstützung angewiesen sind. Die Weaning-Station wird von einem interprofessionellen Team mit PneumologInnen, spezialisierten Pflegefachkräften, PhysiotherapeutInnen und LogopädInnen betreut. Sie verfügt über ein Konzept, ein standardisiertes Vorgehen, welches die Abläufe im Weaning-Prozess definiert und die Behandlung individuell steuert.

Entwöhnung von der künstlichen Beatmung

Zahlreiche Faktoren beeinflussen den Weaning-Prozess. Häufig sind PatientInnen nach längerem Intensivstationsaufenthalt von einer neu erworbenen Muskelschwäche (ICUAW) betroffen, welche auch die Atemmuskulatur betrifft. Vorbestehende Lungenerkrankungen wie COPD können das Weaning ebenso erschweren wie erworbene Lungenschädigungen im Rahmen der kritischen Erkrankung (z.B. ARDS). Weiter können neuromuskuläre Erkrankungen, Herzinsuffizienz oder Hirnschädigungen zur langen Erholungszeit beitragen.

Das Entwöhnen von der Beatmung wird schrittweise vorgenommen. Die mechanische Beatmungsunterstützung wird reduziert, sobald dies der Zustand der PatientInnen erlaubt. Die Reduktion kann über die Zeit (Dauer der Beatmungsunterstützung in Stunden pro Tag) oder über die Stärke der Unterstützung (Druckunterstützung des Beatmungsgeräts) oder kombiniert geschehen. Als Verlaufsparameter werden die arteriellen Blutgaswerte bestimmt. Auch die subjektive und objektive Ermüdung der PatientInnen in der Spontanatmungsphase wird beurteilt. Die Beatmungsunterstützung wird so weit reduziert, dass ein Auslassversuch durchgeführt werden kann. Die Beatmung wird für 24 Stunden ausgesetzt, die PatientIn atmet spontan, allenfalls mit Beimischung von Sauerstoff zur Atmungsluft. Auf die künstliche Beatmung kann definitiv verzichtet werden, wenn die Blutgaswerte während dem Auslassversuch in der Norm bleiben und wenn sich die PatientIn nicht erschöpft. Die Trachealkanüle kann bei stabilem Verlauf zeitnah entfernt werden. Voraussetzung dazu sind nebst dem erfolgreichen Weaning ein ausreichendes Speichel- und Sekretmanagement, ein sicherer Schluckakt und die Fähigkeit, Sekret abzuhusten. Zur Bestimmung der Hustenkraft kann der peak cough flow (PCF) gemessen werden.

Physiotherapie und Training

Atemphysiotherapeutische Techniken und inspiratorisches Muskeltraining (IMT) unterstützen den Weaning-Prozess. Übungen zur Förderung der Ventilation schlecht belüfteter Lungenareale z. B. durch Lagerung, Mobilisation und Atmungsübungen können das aktiv rekrutierbare Lungenvolumen erhöhen. Techniken zur Sekretmobilisation und helfen, die Bronchien von Schleim zu befreien, was die bronchiale Obstruktion und somit den Atemwegswiderstand senkt.

Inspiratorisches Muskeltraining ist bei länger dauernder künstlicher Beatmung indiziert, da eine Zwerchfellschwäche wahrscheinlich ist. Das Trainingsgerät, welches einen Widerstand gegen die Einatmung generiert (z. B. Threshold®), kann mit einem geeigneten Zwischenstück an die geblockte Trachealkanüle angelegt werden.

Personen mit einer ICUAW haben eine generalisierte Muskelschwäche und profitieren von Training in den Bereichen Kraft, Ausdauer und Koordination. Auch die Feinmotorik der Hände kann beeinträchtigt sein und bedarf spezieller Beachtung. Durch zahlreiche Wiederholungen der Übungen werden die Bewegungen ökonomischer und als weniger anstrengend empfunden.

Im Trainingsaufbau wird abgewägt, ob PatientInnen in einer Spontanatmungsphase belastbar genug sind, um körperlich zu trainieren oder ob das Training mit Unterstützung des Beatmungsgeräts durchgeführt wird. Letzteres hat den Vorteil, dass die respiratorische Grenze der Belastbarkeit weniger schnell erreicht wird, und dass der Trainingsreiz eher auf die Skelettmuskulatur gesetzt werden kann.

Sind PatientInnen schon gehfähig, kann mit entsprechenden Vorkehrungen ein *Gehtraining* am Beatmungsgerät durchgeführt werden. Eventuell ist eine zusätzliche Hilfsperson nötig, welche einen Rollstuhl mitschiebt, sodass Sitzpausen jederzeit möglich sind. Die meisten Beatmungsgeräte verfügen über einen Akku und können auf Rollen oder auf einem Rollator mitgeführt werden. PatientInnen, die noch pulmonales Sekret haben, müssen eventuell unterwegs tracheal abgesaugt werden. Hier tun transportable Absauggeräte gute Dienste.

Da im Akutkrankenhaus der Fokus auf der medizinischen Behandlung und noch nicht auf der Rehabilitation liegt, ist es wichtig, für einen Tagesablauf zu sorgen, der Aktivitäten auch unabhängig von der Therapiezeiten fördert. Häufige Mobilisation in einen Lehnstuhl kombiniert mit alltagsbezogenen Aktivitäten wie Körperpflege, Essen, Trinken, Schreiben (z. B. am Laptop) fördern die Koordination und Feinmotorik.

Sitzen PatientInnen im Lehnstuhl, kann ein Standfahrrad (z. B. MOTOmed®) installiert werden, auf welchem die Bein-Ausdauer trainiert werden kann. Die Muskulatur der oberen Extremitäten kann besonders gut mit einem Theraband oder mit Gewichtshanteln trainiert werden.

Assessments und Verlaufsparameter

Das Chelsea Critical Care Physical Assessment tool (CPAx) wurde bereits vorgestellt (▶ Kap. 3.3). Es eignet sich auch zur Verlaufsbeurteilung kritisch kranker PatientInnen in der Rehabilitation. Anhand des Spider-Diagramms können die Therapiefortschritte visuell dargestellt werden. Sie können PatientInnen, welche noch zu sehr auf ihre Defizite fixiert sind, dazu motivieren und ermuntern, den Therapiemaßnahmen Folge zu leisten.

Ebenfalls soll die Muskelkraft der wichtigen Muskelgruppen mit dem MRC Summenscore von M0-M5 angegeben werden (▶ Kap. 3.2).

Während der körperlichen Belastung in der Physiotherapie sollen PatientInnen engmaschig respiratorisch überwacht werden. Die Messung der peripheren Sauerstoffsättigung (SpO_2) dient ebenso der Belastungssteuerung wie die Skala zur Quantifizierung der Anstrengung (z. B. Borgskala). Im weiteren Verlauf kommen Belastungstests, z. B. 6-Minuten-Gehtest oder 1-Minute-Sit-to-Stand-Test, zum Einsatz.

Fallbeispiel

Herr K. 52-jährig, erkrankt im Anschluss an eine Chemotherapie an einer Pneumonie. Es entwickelt sich eine Sepsis mit ARDS. Aufgrund der Langzeitbeatmung wird Herr K. tracheotomiert auf die Weanig-Station verlegt. Sein CPAx-Score ist 11. Die Muskulatur der unteren und oberen Extremitäten erreicht global eine Kraft von M2.

Einmal wöchentlich findet eine interdisziplinäre Besprechung statt. Die FachärztInnen der Pneumologie legen das Weaning-Prozedere fest. Die Beatmungszeit wird reduziert. Das bedeutet, dass längere und häufigere Spontanatmungsphasen geplant werden.

Tab. 3.10: Beispiel Weaning-Protokoll

Weaning-Protokoll	Beatmung	Spontanatmung	Evaluation
Tag 1–Tag 4	Tag: 3 x 4 Stunden Nacht: 8 Stunden	Tag: 4 x 1 Stunde Davon 1 x mit Physiotherapie: Kanüle entblocken, Sprechen	In allen Phasen regelmäßige Kontrollen, Evaluationen und fortlaufende Anpassungen
Ab Tag 5	Tag: Zeit reduzieren Nacht: 8 Stunden Druckunterstützung und PEEP reduzieren	Tag: Zeit erhöhen: bis 3 x 2 Stunden	
Im Verlauf	Tag: reduzieren bis 0 Stunden Nacht: reduzieren bis 6 Stunden	18 Stunden ohne Unterbrechung	
Im Verlauf	Auslassversuch	24 Stunden	

Inhalte der Frührehabilitation – Physiotherapie 2 x täglich 45–60 Minuten:

- Atemtherapie: Inspiratorisches Muskeltraining (geblockte Kanüle), Bubble-PEP mit Sprechventil auf Kanüle (entblockte Kanüle)
- Mobilisation: in Lehnstuhl passiv, später über den Stand

- Gehtraining am Rollator mit zusätzlicher Unterstützung der PhysiotherapeutIn mit Beatmungsgerät und Sauerstoffgabe, später ohne Beatmungsunterstützung
- Kraft- und Ausdauertraining: eigenes Körpergewicht, Theraband, Hanteln, MOTOmed® sitzend
- Gleichgewichtsübungen im Stand, Abbau der Hilfsmittel
- Training der Feinmotorik der Hände

Herr K. kann das Akutkrankenhaus nach 9 Wochen Hospitalisation, davon 5 auf der Weaning-Station, verlassen und wird in eine Rehabilitationsklinik für neurologische Patienten verlegt. Er ist vollständig von der Beatmung entwöhnt, die Trachealkanüle konnte entfernt werden. Er erhält fürs körperliche Training Sauerstoff über die Nasenbrille. Herr K. kann mit wenig Hilfe vom Liegen an die Bettkante sitzen, Aufstehen ist mit der Hilfe einer TherapeutIn und mit Abstützen auf dem Rollator möglich. Herr K. kann 10 Schritte am Rollator gehen. Sein CPAx-Score beim Übertritt in die Rehabilitationsklinik beträgt 32.

Literatur

Schreiber A. et al (2019). Physiotherapy and Weaning from prolonged mechanical ventilation. Respiratory Care 2019, Vol. 64, No1.
Verceles A.C. et al. (2018) A multimodal rehabilitation program for patients with ICU acquired weakness improves ventilator weaning and discharge home. J Crit Care 2018, October, 47: 204–210.

3.7.2 Einblick in die Abläufe einer Rehabilitationsklinik

Valentine Stefanicki Hanschur

Sobald PatientInnen keine intensivmedizinischen Maßnahmen mehr benötigen, werden sie auf eine Akutstation oder in die Rehabilitation verlegt. Diese Beurteilung ist abhängig von den verschiedenen medizinischen und therapeutischen Voraussetzungen und wird oftmals von ärztlicher Seite entschieden. Um in eine Rehabilitationsklinik verlegt zu werden sollten PatientInnen medizinisch stabil sein und keine weiteren dringenderen medizinische Interventionen benötigen. Zusätzlich sollten Patientinnen einen gewissen Grad an Mitwirkungsmöglichkeit (Kommunikation, Wachheit, etc.) und Belastbarkeit zeigen, um aktiv am Programm der Rehabilitation teilnehmen zu können.
Nach einem Intensivstationsaufenthalt folgt im Verlauf zuerst ein Akutspital oder eine Weaning-Station und in der letzten Phase ein Rehabilitationsaufenthalt.

Die WHO definiert die Rehabilitation folgendermaßen:

3.7 Kontinuum der Rehabilitation

Definition

»Rehabilitation addresses the impact of a health condition on a person's everyday life by optimizing their functioning and reducing their experience of disability. Rehabilitation expands the focus of health beyond preventative and curative care to ensure people with a health condition can remain as independent as possible and participate in education, work and meaningful life roles. Anyone may need rehabilitation at some point in their lives, whether they have experienced an injury, disease, illness, or because their functioning has declined with age.« (WHO 2023)

Rehabilitation bedeutet einen koordinierten Einsatz von medizinischen, sozialen, technischen und pädagogischen Berufen, welche Betroffenen helfen, ihre optimalen und maximalen Fähigkeiten und Funktionen wieder zu erreichen und aufrechtzuerhalten. Die betroffene Person erlangt dadurch ihre bestmögliche Unabhängigkeit und Selbstbestimmung. PatientInnen und ihre Bedürfnisse stehen stets im Zentrum des Rehabilitationsprozesses.

Ein interprofessionelles Team setzt sich regelmäßig mit der betroffenen Person zusammen, um ihre Erwartungen, Wünsche und Bedürfnisse zu besprechen und entsprechende Ziele festzulegen und diese zu evaluieren. Der/die Betroffene ist PartnerIn und sollte im Rehabilitationsprozess die Eigenverantwortung übernehmen.

Die untenstehende Abbildung zeigt das Vorgehen eines Rehabilitationsaufenthalts (Befunderhebung, Zielsetzung, Behandlung, Evaluation) vom Eintritt bis zur Entlassung.

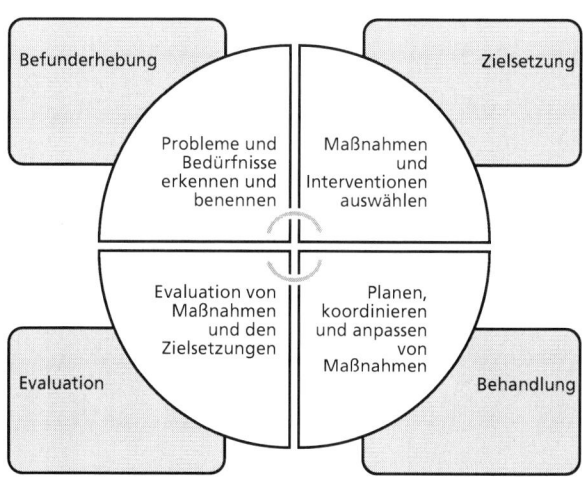

Abb. 3.10: Rehabilitationskreisel (eigene Darstellung in Anlehnung an Oña Simbaña et al. 2019)

Therapie und Training

In der Rehabilitationsphase werden die Therapieeinheiten und das Training die Schwerpunkte sein, während die Notwendigkeit an medizinischer Behandlung abnimmt. Generell wird anhand verschiedener Therapieeinheiten und auch für die sozialberufliche Eingliederung ein Tagesprogramm zusammengestellt. Dabei ist es wichtig Zeit für Pausen/Erholung und Eigentraining/Selbsthilfetraining zu berücksichtigen.

- ***Atemtherapie/IMT:*** Die bestehende Therapie wird weitergeführt und ausgebaut.
- ***Kraft/Ausdauer/Koordination:*** Diese Formen der Therapie werden ausgebaut und angepasst. Oft beginnt das Medizinische Muskel Training (MTT) als rehabilitative Trainingslehre. Fortschritte werden anhand von Gewichtssteigerung, Wiederholungen oder mit den Anpassungen der Übungen erzielt.
- ***Spezifische Physiotherapie,*** ausgerichtet auf die Hauptdiagnose z. B. Muskuloskelettal, orthopädisch, Neurologisch, Psychosomatisch, usw.
- ***Ergotherapie mit Training der Aktivitäten des täglichen Lebens,*** wie Selbsthilfe, Körperpflege, Anziehtraining. Training der Handmotorik und Sensibilität.
- Anpassungen von Hilfsmitteln (Rollator, Rollstuhl, Sitzkissen usw.) und der Alltagsumgebung (Wohnungs- und Arbeitsplatzabklärung).
- ***Logopädie*** für ***Stimmtherapie*** und evtl. für ***Dysphagietherapie.***
- Die ***Dysphagietherapie*** bildet eine Schnittstelle unter verschiedene Berufsgruppen (Physiotherapie, Ergotherapie, Logopädie) und wird an verschieden Kliniken von unterschiedlichen Therapien behandelt.
- ***Unterstützende Therapieformen in der Rehabilitation*** sind die Wasser-, Entspannungs- und Gartentherapie, Klettern, Robotics, Virtuelle Therapie, Hippotherapie usw. Verschiedene Therapieformen werden auch in einer Gruppe durchgeführt, wie z. B. eine Laufgruppe, welche eine soziale Komponente miteinschließt und den Austausch zwischen Betroffenen fördert.

Assessments und Verlaufsparameter

Wie Eingangs im Kapitel erwähnt, werden während der Rehabilitation verschiedene Assessments und Verlaufsparameter erhoben und regelmäßig durchgeführt. Die Zielüberprüfung erfolgt dabei fortlaufend und wird mit der PatientIn besprochen und vereinbart.

Assessments

Das Chelsea Critical Care Assessment tool (CPAx) ist für die Rehabilitationsphase zu unspezifisch. Deswegen werden Assessments, die auf die eingeschränkten Körperfunktionen und Aktivitäten spezialisiert sind, durchgeführt, um auch spezifische Verlaufsparameter zu erhalten.

Die folgenden Assessments werden beim Eintritt, regelmäßig während des Aufenthalts und mit einer definierten Zeitspanne am Ende der Rehabilitation durchgeführt und evaluiert.

Folgend sind die häufig gebrauchten Assessments aufgelistet:

- Um die *Selbständigkeit* von PatientInnen zu überprüfen, wird in Europa seit mehr als 40 Jahren das »*Functional Independence Measure*« (FIM) genutzt (Lüthi, 2006).
- Die *Kraft* wird mittels *Medical Research Council Score* (MRC-Score) eingestuft. Es werden folgende Muskelgruppen getestet: Schulterabduktion, Ellbogenflexion, Handgelenkextension, Hüftflexion, Knieextension, Fußgelenkdorsiflexion.
- Die *Beweglichkeit* durch Gelenkmessungen mit Goniometer.
- Um die *Gehfähigkeit* zu messen, gibt es mehrere Assessments, die bekanntesten sind der »6 Minuten Gehtest« oder der »Time Up and Go«.
- Das *Gleichgewicht* kann durch den Berg-Balance-Scale überprüft und evaluiert werden.
- Die *Sensibilität* durch das Semmes-Weinstein-Assessment.

Ziele

In der Rehabilitation sind die vereinbarten Ziele mit PatientInnen sehr wichtig, um betroffenen Personen (einschließlich der Angehörigen) die Ressourcen und Einschränkungen darzulegen. Dabei wird die Eigenverantwortung und -initiative gestärkt. Deshalb werden Ziele in Form von SMART-Zielen (▶ Kap. 2.4) und anhand der Goal Attainment Scale (GAS) definiert.

Fallbeispiel

Herr K. (Sepsis mit ARDS nach Pneumonie; ▶ Kap. 3.7.1) darf das Akutspital nach neun Wochen, davon fünf auf der Weaning-Station, ohne Trachealkanüle und vollständig von der Beatmung entwöhnt, verlassen.

Er kann in eine neurologische Rehabilitationsklinik eintreten, um dort seine Rehabilitation weiterzuführen.

Nach der interprofessionellen Eintrittsanamnese, werden mit ihm seine Ziele und sein Rehabilitationsprogramm besprochen. Es wird pro Profession ein Ziel in Form von einer Goal of Attainment Scale definiert. Die Ziele werden im Zwei-Wochen-Rhythmus evaluiert und angepasst.

Das Hauptziel von Herrn K. ist wieder nach Hause zurückzukehren, ohne Hilfsmittel wieder gehen zu können und keine Sauerstofftherapie mehr zu benötigen.

Sein *Rehabilitationsprogramm* ist so zusammengestellt:

- Physiotherapie im Einzelsetting 1 x am Tag für 45 min.
- Ergotherapie im Einzelsetting 1 x am Tag für 30 min.
- Medizinische Trainingstherapie in der Gruppe 3 x pro Woche für 1 h
- Ausdauergruppe/Laufgruppe 1–2 x pro Woche für 30–60 min.
- Atemphysiotherapiegruppe täglich
- Wassertherapie zuerst noch im Einzelsetting dann in der Gruppe 1–2 x pro Woche

Bei Bedarf kann dieses Programm erweitert oder ergänzt werden mit:

- Schlucktherapie
- Logopädie für die Sprache/das Sprechen
- Psychologie, Feldenkrais
- Kognitives Training und Neuropsychologische Abklärung (Leistungsfähigkeit für Erwerbsarbeit und Fahrtauglichkeit)

Beispiel Physiotherapie für das erste Zwei-Wochen-Ziel auf Aktivitätsebene:
GAS auf Aktivitätsebene:

- + 2 ohne Rollator
- + 1 von niedrigem Bett
- 0 selbständig aufstehen von Bett aus normaler Höhe mit Hilfe des Rollators
- - 1 mit erhöhtem Bett
- - 2 mit Hilfe von einer Person

Therapie:

- Allgemeine Kräftigung Beinmuskulatur und Rückenmuskulatur
- Gleichgewichtsübungen
- Zusätzlich Inspirationsmuskeltraining der Atemmuskulatur und Ausdauertraining, um die Sauerstofftherapie reduzieren zu können.

Nach zwei Woche wird das GAS zusammen mit den TherapeutIn evaluiert. Das Ziel ist mit +1 erreicht.
Danach wird ein neues Ziel gesetzt und ein neuer GAS formuliert.
So wird weiter gearbeitet bis zum Austritt.

Herr K. hat nach acht Wochen Rehabilitation die Klinik verlassen und kehrt in seine bekannte häusliche Umgebung zurück. Er braucht keine Sauerstofftherapie mehr. Im inneren Bereich kann er sich selbständig ohne Hilfsmittel fortbewegen, aber Treppensteigen muss er am Geländer und für den Außenbereich ist er auf Walkingstöcke angewiesen.
Er ist in seinen alltäglichen Aktivitäten (anziehen/ausziehen, Körperpflege, Kochen …) selbständig.

Er bekommt zusätzlich eine Verordnung für die ambulante Weiterführung der Physiotherapie und Ergotherapie und wird in seine berufliche Wiedereingliederung begleitet.

Literatur

Lüthi, H. (2006). Alltagsfähigkeiten zuverlässig messen. physiopraxis, 4(03), 32–33, https://doi.org/10.1055/s-0032-1307959

Oña Simbaña E.D., Sánchez-Herrera Baeza P., Jardón Huete A., Balaguer C. (2019). »Review of Automated Systems for Upper Limbs Functional Assessment in Neurorehabilitation,« in IEEE Access, vol. 7, pp. 32352–32367, 2019, doi: 10.1109/ACCESS.2019.2901814.

SW!SS REHA (2023). Verband der führenden Rehabilitationskliniken der Schweiz, https://www.swiss-reha.com/de/rehabilitation.html, (21.01.2023)

WHO (20123). World Health Organization, Rehabilitation, https://www.who.int/health-topics/rehabilitation, (21.01.2023)

4 Spezielle Situationen/Barrieren

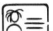
Die Pflegenden und insbesondere auch die Physiotherapeutinnen machten einen wirklich super Job, ich bin bis heute beeindruckt, wie feinfühlig und menschlich sie in dieser äußerst schwierigen Zeit mit mir, aber auch mit meiner Frau und meinen Kindern, umgegangen sind. Klar habe ich festgestellt, dass alle auf der Station unter Zeitdruck standen und sie sich nicht nur Zeit für mich nehmen konnten. Ich sah auch, was in den Betten links und rechts von mir abging. Hier lagen schwerkranke Patienten, denen es sichtlich schlechter ging als mir zu dieser Zeit. Alarme, aufkommende Hektik, Abgabe von irgendwelchen Medikamenten oder Änderungen von Einstellungen an den Geräten waren immer wieder zu beobachten. Für mich sehr beeindruckend zu sehen war, dass alle Mitarbeitenden stets ruhig, überlegt und sehr konzentriert blieben, egal was passierte.

Schon kam der Tag, an dem ich das erste Mal am Bettrand aufsitzen sollte. Mir wurde schwarz vor Augen, schlecht und ich hatte riesige Schmerzen. Angst kam auf, dass ich zusammenklappen würde. Aber auch das habe ich überstanden und war überaus froh, dass ich mich kurz darauf wieder hinlegen durfte. Bald darauf wurde ich das erste Mal in den Lehnstuhl gesetzt. Die Minuten in diesem Stuhl waren einmal mehr qualvoll. Wieder wollte mein Kreislauf schlapp machen und meine Sinne verschwammen. Auch da war ich unendlich froh, als ich wieder im Bett lag, ohne dass ich weggetreten bin. Auch hier hat mich die nette Physiotherapeutin aufgemuntert und mir immer wieder erklärt, warum das alles für mich so schwierig und anstrengend sei. Immer wieder vermittelte sie mir ein gutes Gefühl mit viel Humor, Verständnis und Normalität, sodass ich trotz der Qualen immer wieder gerne mitmachte, um neue kleine Schritte zurück in mein Leben zu erlernen. Mir war zu jeder Zeit bewusst, dass ich mich zusammenreißen und tapfer mitmachen musste, wenn ich einen Fortschritt erzielen wollte, auch wenn ich am liebsten einfach nur da gelegen wäre.

Schon bald wurden meine Füße zwei Mal täglich ans Bett-Velo geschnallt und ich versuchte zu radeln. Auch das war zuerst sehr schmerzhaft und unerträglich anstrengend, aber ich wollte unbedingt radeln und wieder zu Kräften kommen. Ich biss die Zähne zusammen und versuchte alles zu geben. Aber auch wenn ich mich zusammenriss, schlief ich fast täglich beim Radeln ein.

An jedem Tag kam mich meine Frau auf der Intensivstation besuchen. Ich behaupte, dass ich nur dank ihrer täglichen Besuche, aufmunternden Worte und ihrer Streicheleinheiten in meiner Zeit im Koma, die Kraft zum Überleben aufbringen konnte. Auch in dieser sehr anstrengenden Zeit nach dem Koma, gaben mir meine Frau und meine Kinder enorm viel Kraft, um die ganzen

Strapazen über mich ergehen zu lassen. Durch sie hatte ich ein klares Ziel, ich wollte so schnell wie möglich wieder fit werden und nach Hause gehen. Auch wenn ich nach wie vor nicht sprechen konnte, genoss ich die gemeinsame Zeit mit meiner Frau und meinen zwei Töchtern sehr, egal ob beim Besuch oder beim täglichen Videocall der zum wichtigsten Abendritual gehörte. Ihre Erzählungen von ihrem Alltag, ihre Nähe und ihr Lachen, gaben mir sehr viel Energie und Kraft, um auf meinem anstrengenden Weg weiterzugehen.

4.1 Barrieren und Lösungsansätze

Rolf Dubb, Arnold Kaltwasser & Oliver Rothaug

Die Frühmobilisierung ist, wie in den vorangegangenen Kapiteln beschrieben wurde, ein sinnvolles und wichtiges Vorgehen zur Versorgung von (Intensiv-) PatientInnen (Wang et al., 2020). Nydahl et al. haben im Kontext einer Ein-Tagesprävalenzstudie mit 783 Patienten auf 116 Intensivstationen in Deutschland zeigen können, dass nur jede vierte beatmete IntensivpatientIn aus dem Bett mobilisiert wurde. Bei PatientInnen, die mit einem endotrachealen Tubus versorgt waren, lag dieser Anteil noch deutlich niedriger. Als Gründe für die fehlende Mobilisierung wurden bei drei von vier PatientInnen Barrieren, wie z. B. Vitalparameter oder Sicherheitsbedenken, genannt (Nydahl et al., 2014).

Aus diesem Grund und auch um die Bedeutung der Frühmobilisation hervorzuheben, hat die Frühmobilisierung auch in den Qualitätsindikatoren der Deutschen interdisziplinären Vereinigung für Intensiv- und Notfallmedizin (DIVI) als Qualitätsindikator IX »Frühmobilisation« ihren Platz erhalten (Kumpf et al., 2018). Die bereits erwähnten Barrieren sind bei verschiedenen Professionen unterschiedlich gewichtet. So sind in der Reihenfolge der BefürworterInnen einer frühen Mobilisation zuerst die PhysiotherapeutInnen vor den Pflegefachkräften und den ÄrztInnen zu nennen. Die größten Hindernisse für die Mobilisierung von Pflegefachkräften waren eine angemessene Personalausstattung, die Anzahl der PatientInnen und der erlebte Zeitdruck (Najjar et al., 2021). In diesem Kapitel wird auf die unterschiedlichen Barrieren und Lösungsansätze eingegangen.

4.1.1 Was sind Barrieren

Auf der Grundlage einer Literaturrecherche fassten Dubb et al. (Dubb et al. 2016) die Daten von 40 Studien zusammen und konnten daraus 28 einzelne Barrieren im Kontext der Frühmobilisation identifizieren und in drei Gruppen einteilen. Die häufigsten Barrieren waren hämodynamische und respiratorische Instabilität, zu tiefe Sedierung, Personal- und Zeitmangel, fehlende Protokolle und unzureichende Zusammenarbeit bzw. Priorität. Dabei waren in über 50 % der Fälle die größten Barrieren patientenbezogen. Diese Barrieren variierten je nach Intensivstation und innerhalb der Disziplinen, abhängig von der Patientenpopulation auf der Intensivstation, Einstellung, Haltung und Kultur auf der Intensivstation.

> **Arten von Barrieren nach Dubb et al. 2016**
>
> - Patientenbezogene Barrieren (z. B. Hämodynamik, Respiratorische Instabilität, Schmerzen, Delirium)
> - Strukturelle Barrieren (z. B. Personalausstattung, unzureichendes Equipment)
> - Kulturelle Barrieren (z. B. fehlender Mobilitätsgedanke, fehlende oder falsche Priorisierung)
> - Prozedurale Barrieren (z. B. fehlende Planung, fehlende Koordination, unklare Erwartungen, zu späte Entscheidungen zur Mobilisierung)

Da die Frühmobilisierung ein pflegerischer Prozess ist, der u. a. von der Physiotherapie im Kontext der multiprofessionellen Zusammenarbeit professionell unterstützt werden sollte, sind die Barrieren aus Sicht der Fachpflege im Setting der Intensivstation zu beachten. Popoola et al. konnten in einer systematischen Literaturrecherche sieben Studien identifizieren, die sich mit Barrieren beschäftigen (Popoola, Dingle u. a. 2021). Popoola et al. entwickelten daraus drei Kernkategorien:

- Organisationsbarrieren (Stellenbesetzung, Arbeitsbelastung, Ressourcen)
- Individuelle Barrieren (Wissen, Training, Stressempfinden)
- Patientenbezogene Barrieren (Instabilität, Sicherheit, Toleranz)

Da (Intensiv-) Fachpflegekräfte andere Prozesse und Arbeitsstrukturen haben als die mit an der Patientenversorgung beteiligten Berufsgruppen im Setting einer Intensivstation, sollten bei Implementierungsprojekten und -prozessen diese Barrieren gezielt reflektiert werden.

Nach Dubb et al. können die identifizierten Barrieren allerdings überwunden werden. In Bezug auf die Barrieren wurden über 70 Strategien berichtet, darunter die Umsetzung von Sicherheitsrichtlinien, die Verwendung von Mobilitätsprotokollen, interprofessionelle Schulungen, Fortbildungen und Visiten sowie die Einbindung von ÄrztInnen. Systematische Bemühungen um eine Änderung der Kultur auf der Intensivstation mit dem Ziel einer frühzeitigen Mobilisierung unter Verwendung eines interprofessionellen Ansatzes sind ein entscheidender Baustein einer erfolgreichen Implementierung (Dubb et al 2016).

Diese Änderung der Kultur ist umso wichtiger, als Hickmann et al. aufgrund von 171 aufeinanderfolgenden Aufnahmen auf eine Intensivstation über einen Zeitraum von zwei Monaten nach einem lokalen, standardisierten Protokoll zur Frühmobilisierung zeigen konnten, dass eine Mobilisierung innerhalb der ersten 24 Stunden nach Aufnahme in die Intensivstation bei der Mehrheit der kritisch kranken PatientInnen möglich ist, trotz mechanischer Beatmung, Verabreichung von Vasopressoren oder Nierenersatztherapie. Die hämodynamischen Parameter wurden während der Mobilisierung nur selten beeinträchtigt und führten nur bei 0,8 % aller Aktivitäten zu einer Unterbrechung, hauptsächlich aufgrund einer reversiblen Hypotonie oder Arrhythmie. Im Allgemeinen wurden alle Aktivitäten gut vertragen, und die PatientInnen waren in der Lage, ihre aktive Frühmobilisierung selbst zu regulieren. Die subjektive Wahrnehmung der Physiotherapie durch die PatientInnen wurde als angenehm empfunden (Hickmann et al. 2016).

Nach Jeffery et al. kann allerdings ein Scheitern der Bemühungen um eine adäquate Frühmobilisierung im Rahmen des ABCDEF-Bundles (▶ Kap. 1.4) schon am vorhandenen Equipment liegen (Jeffery et al. 2021). Auf Grundlage von Fokusgruppeninterviews haben Liew et al. herausgearbeitet, dass es sinnvoll erscheint, ein Protokoll zu erarbeiten und ein Standard zur Mobilisierung, der bereits implementiert ist. Darüber hinaus sollen erreichbare, patientenorientierte Ziele definiert werden und die Kommunikation multiprofessionell zwischen den an der Behandlung beteiligten Kräften erfolgen (Liew et al. 2021).

In bisherigen Anordnungen stand die Immobilisierung insofern im Vordergrund, als dass die Mobilisierung explizit angeordnet wurde. Hier muss an einem Paradigmenwechsel gearbeitet werden und, wie im Qualitätsindikator IX der DIVI empfohlen, die Anordnung der Immobilität erfolgen (Kumpf et al. 2018). Damit würde sich ein Kulturwandel hin zur Frühmobilisation vollziehen, wie von Parker et al. angemerkt (Parker et al. 2021).

Zusammengefasst sind die von Hodgson et al. veröffentlichten »Zehn Strategien«, um Mobilisierung zu verbessern, zu empfehlen (▶ Infobox 4.1).

Infobox 4.1: Strategie zur Implementierung der Frühmobilisierung (Hodgson et al. 2021)

1. Die optimale Dosierung der Frühmobilisierung evaluieren.
2. Regelmäßig Umsetzung und Ergebnisse evaluieren und rückmelden.
3. Multidisziplinäres Team bilden.
4. Strukturierte Qualitätsverbesserungsprojekte.
5. Barrieren identifizieren und Strategien nutzen.
6. Multiprofessionelle Kommunikation fördern.
7. PatientInnenvorlieben verstehen.
8. Sicherheitskriterien anpassen.
9. Maßnahmen zu Analgesie, Sedierung, Delir und Schlafmanagement nutzen.
10. Das nötige Equipment bereitstellen.

4.1.2 Maßnahmen zur Überwindung von Barrieren

Entscheidend ist, die Barrieren entsprechend zu identifizieren und gezielt Lösungsstrategien zu erarbeiten. Zu den Hauptbarrieren, die Patientenbezogen sind, zählen die Schwere der Erkrankung und die hämodynamische Instabilität. Hier besteht konkret die Möglichkeit, durch interprofessionelle Meetings und Einbindung der Physiotherapie mit dem Ziel, konkrete Schritte zur Mobilisation mit klar definierten Abbruchkriterien zu erarbeiten (Dubb et al., 2016). Das Bewusstsein und der Wissenstand über Vorteile und Ablauf der Frühmobilisation sollten erhöht werden. Ergänzend können Schulungsangebote etabliert werden, wie z. B. die Einführung des »One-Minute-Wonder«, um eine ausreichende Durchdringungstiefe unter den Mitarbeitern zu erreichen (Kaltwasser et al., 2020, Krüger & Mannebach, 2019).

Strukturelle Barrieren, wie z.B. limitierte Personalausstattung, fehlende oder unzureichende Mobilisationsprotokolle oder fehlendes Equipment können möglicherweise durch die Einbindung der Physiotherapie unter dem Aspekt des multiprofessionellen Ansatzes gelöst werden (Dubb et al., 2016). In diesem Rahmen können auch entsprechende Protokolle entwickelt, ergänzt oder angepasst werden, um die Idee der Frühmobilisation auf ein breites Fundament zu stellen.

Zu den kulturellen Barrieren zählen u. a. mangelnde Planung und Koordination des Prozesses und unklare Erwartungen, Rollen und Verantwortlichkeiten der Beteiligten. Hier bedarf es klarer Zuständigkeiten und Verantwortlichkeiten.

Dubb et al. konnten zeigen, dass in 24 (60%) der einbezogenen Studien Strategien zur Überwindung kultureller Barrieren auf der Intensivstation genannt wurden. Zu diesen Strategien gehörten in 18 (45%) Studien Aufklärung (z.B. Schulungen, Austausch von Literatur, Videos usw.) und Training (praktische Übungen, Unterricht am Krankenbett usw.). In acht (20%) Studien wurden die Entscheidungsfindungsprozesse geändert, u. a. durch eine bessere Koordinierung zwischen den Berufsgruppen, um eine gemeinsame Zielsetzung zu ermöglichen, sowie durch eine stärkere Einbeziehung von Pflegekräften und PhysiotherapeutInnen (Dubb et al., 2016).

4.1.3 Fazit

Wichtige Komponenten zur erfolgreichen Umsetzung einer frühen Mobilität in der klinischen Praxis sind systematische Bemühungen und zielgerichtete Strategien, um eine Veränderung der Intensivkultur in dem jeweiligen Setting zur Priorisierung der frühen Mobilisierung mit interprofessionellem Ansatz herbeizuführen.

Entscheidende Herausforderungen beim Abbau von Barrieren im Kontext der Umsetzung früher mobilitätsfördernder Maßnahmen im multiprofessionellen Team auf der Intensivstation sind a) Hintergrundwissen verständlich und nachvollziehbar zu vermitteln, b) Widerstände zu identifizieren und abzubauen sowie c) Zielkonflikte offenzulegen und d) Lösungen für einen Abbau der Barrieren zu finden.

Literatur

Dubb, R. et al. (2016): Barriers and Strategies for Early Mobilization of Patients in Intensive Care Units. Ann Am Thorac Soc, 13, S. 724–30.

Hickmann, C. E. et al. (2016): Teamwork enables high level of early mobilization in critically ill patients. Ann Intensive Care, 6, S. 80.

Hodgson, C. L. et al. (2021): Ten strategies to optimize early mobilization and rehabilitation in intensive care. Crit Care, 25, S. 324.

Jeffery, A. D. et al. (2021): Assess, Prevent, and Manage Pain; Both Spontaneous Awakening and Breathing Trials; Choice of Analgesia/Sedation; Delirium: Assess, Prevent, and Manage; Early Mobility; Family Engagement and Empowerment Bundle Implementation: Quantifying the Association of Access to Bundle-Enhancing Supplies and Equipment. Crit Care Explor, 3, S. e0525.

Kaltwasser, A et al. (2020): Ein-Minuten-Fortbildung im Rahmen der Covid-19 Pandemie. Pflegewissenschaft, S. 66–68.
Krüger, L und Mannebach, T (2019): One Minute Wonder zielgerecht gestalten. PADUA, 14, S. 239–243.
Kumpf, O. et al. (2018): Intensivmedizinische Qualitätsindikatoren 2017. Anästh Intensivmed, 59, S. 326–349.
Liew, S. M. et al. (2021): Nurses' perceptions of early mobilisation in the adult Intensive Care Unit: A qualitative study. Intensive Crit Care Nurs, 66, S. 103039.
Najjar, C. et al. (2021): Beliefs, attitudes and knowledge of cardiovascular healthcare providers on mobilization. Nurs Open, 8, S. 1587–1592.
Nydahl, P. et al. (2014): Early mobilization of mechanically ventilated patients: a 1-day point-prevalence study in Germany. Crit Care Med, 42, S. 1178–86.
Parker, A. M. et al. (2021): Perceived barriers to early goal-directed mobility in the intensive care unit: Results of a quality improvement evaluation. Aust Crit Care.
Popoola, M. et al. (2021): What are the barriers to nurses mobilising adult patients in intensive care units? An integrative review. Aust Crit Care.
Wang, J. et al. (2020): Effects of early mobilization on the prognosis of critically ill patients: A systematic review and meta-analysis. Int J Nurs Stud, 110, S. 103708.

4.2 Spezielle Situationen/Barrieren: Mobilisation von Patientinnen an extrakorporaler Membranoxygenierung (ECMO)

Angela Kindler, Franziska Wüthrich & Rahel Frohofer

Es ist gar nicht so lange her, da sprach noch niemand davon, PatientInnen mit einer extrakorporalen Membranoxygenierung (ECMO) zu trainieren, geschweige denn zu mobilisieren. Dies hat sich in den letzten Jahren, vermutlich auch durch die COVID-19-Pandemie, immer mehr verändert. In diesem Kapitel soll aufgezeigt werden, was eine ECMO von anderen Installationen unterscheidet, in welchen Situationen an eine Mobilisation gedacht werden kann, welche Barrieren möglicherweise anzutreffen sind und welche Grundsätze für eine sichere Durchführung befolgt werden sollen. An dieser Stelle ist es wichtig zu erwähnen, dass eine Mobilisationskultur langsam entsteht und dass theoretisches Grundwissen und praktische Erfahrung im multiprofessionellen Team die Grundlage zu einer sicheren Durchführung darstellen.

4.2.1 Theoretische Grundlagen zur ECMO

Eine ECMO kann als mobile Form einer Herz-Lungen-Maschine betrachtet werden. Dabei unterstützt respektive übernimmt die ECMO zwei wesentliche Körperfunktionen. Einerseits kann der Oxygenator die Lungenfunktion ersetzen, indem er das Blut mit O_2 anreichert und CO_2 eliminieren kann. Andererseits übernimmt die Blutpumpe die Kreislauffunktion, wodurch es zu einem ausreichenden Perfusionsdruck im Körperkreislauf kommt.

Bei einer veno-*arteriellen* ECMO werden sowohl die Lunge als auch das Herz unterstützt. Wenn durch andere Verfahren keine ausreichende hämodynamische Stabilität erreicht werden kann, wird über eine Kanüle in einer großen Körpervene das venöse Blut aus dem rechten Vorhof über den Oxygenator geleitet und mittels einer Blutpumpe über eine in einer Arterie liegenden Kanüle dem Körperkreislauf zurückgegeben. Der Lungenkreislauf wird mit dieser Kanülierungsvariante ganz oder teilweise umgangen, wodurch das Herz entlastet und die Durchblutung der Herzkranzgefäße verbessert wird.

In Situationen, in denen durch eine konventionelle Beatmung keine ausreichende Oxygenierung oder CO_2-Elimination möglich ist, kann mittels einer veno-*venösen* ECMO die Funktion der Lunge vollständig übernommen oder unterstützt werden. Dabei wird das sauerstoffarme Blut über eine Kanüle aus einer großen Körpervene zum Oxygenator gepumpt. Das oxygenierte Blut gelangt dann über eine zweite Kanüle in einer anderen rumpfnahen Vene zurück vor das rechte Herz. Von dort nimmt das nun bereits oxygenierte Blut den physiologischen Weg durch das rechte Herz, den Lungenkreislauf und das linke Herz in den großen Kreislauf (Bein et al., 2016; Deiml et al., 2017).

Je nach Problemstellung gibt es zwei unterschiedliche Kanülierungsvarianten. Erstens können zwei getrennte Kanülen jeweils entweder femoral, subklavikulär oder in einer Halsvene (jugulär) liegen. Die zweite Möglichkeit, die jedoch nur bei einer veno-venösen ECMO besteht, bietet eine juguläre Doppellumenkanüle. Dabei wird das Blut aus dem einen Lumen entnommen und über das andere Lumen (in der gleichen Kanüle) wieder zurückgeführt. Vorteil dabei ist, dass nur eine Kanüle in der Halsvene vorhanden ist und somit die Mobilisation erleichtert wird. Die Doppellumenkanülen können nicht in jedem Fall eingesetzt werden, da sie weniger Unterstützung bieten. Grundsätzlich kann bei beiden Kanülierungsvarianten eine Mobilisation in Erwägung gezogen werden.

Natürlich kann eine ECMO auch zentral (über den offenen Thorax oder einen Graft) eingelegt werden. Diese PatientInnen befinden sich aber in einer sehr akuten und instabilen Phase einer kritischen Erkrankung, wodurch grundsätzlich von einer Mobilisation abgesehen werden soll. Ein offener Thorax stellt eine absolute Kontraindikation für eine Mobilisation dar.

4.2.2 Besondere Herausforderungen

Bei PatientInnen an einer ECMO können und sollen grundsätzlich alle bekannten Therapieformen angewandt werden. Sie unterscheiden sich nicht von anderen kritisch Kranken. Wie eingangs erwähnt, rückt gerade die Mobilisation im Sinne einer Vertikalisierung bis hin zum Stehen und Gehen immer mehr in den Fokus der Frührehabilitation von ECMO-unterstützten PatientInnen. Trotzdem müssen in der Rehabilitation dieser PatientInnen zum Teil spezifische Herausforderungen gemeistert werden.

Die Kanülierungsvariante scheint entscheidend

Die ECMO-Kanülen sind relativ groß, befinden sich somit in großen Gefäßen und in manchen Fällen zudem femoral. Diese femorale Kanülierung scheint laut aktueller Literatur die größte Barriere zur Durchführung einer Mobilisation zu sein (Mayer et al. (2021). Die Gefahr besteht im Wesentlichen darin, dass die relativ starren Kanülen ein Gefäß verletzen und somit schwere Blutungen auslösen können. Im Weiteren kann ein Abknicken oder eine Dislokation dazu führen, dass die oft lebenswichtige Unterstützung der kritisch Kranken durch die ECMO nicht mehr gewährleistet ist. So sehen wir in der Klinik von repetitiven Bewegungen bei der Einstichstelle (zum Beispiel durch Velofahren bei femoral kanülierten PatientInnen) ab. Zudem ist es in jedem Fall dringend nötig, vor einer Mobilisation die korrekte Lage der Kanüle zu prüfen (Eden et al., 2017).

> Die *Hauptherausforderung und Hauptlimitation für die Mobilisation von ECMO-PatientInnen* scheint, nebst anderen Faktoren die unabhängig von einer ECMO-Therapie sind, die *femorale Kanüle* zu sein (Mayer et al., 2021).

Identifikation des Startzeitpunktes und sicherer Behandlungsaufbau

Grundsätzlich unterscheiden sich der Startzeitpunkt für die Mobilisation und der Behandlungsaufbau von PatientInnen an einer ECMO nicht von denen anderer kritisch Kranker. Die in Kapitel 3 (▶ Kap. 3.3) beschriebenen Grundsätze können auch hier angewandt werden. Allerdings ist gerade bei dieser Patientengruppe auf eine langsame Steigerung der Vertikalisierung besonderen Wert zu legen. Nebst den individuellen Reaktionen der PatientInnen auf die Belastung, beispielsweise hämodynamisch oder kardio-respiratorisch, muss auch die Reaktion der ECMO auf Bewegung und unterschiedliche Ausgangsstellungen getestet werden. Es kann sein, dass die ECMO durch die veränderten Blutflüsse oder ein Abknicken der Kanülen nicht mehr richtig funktioniert und somit die Unterstützung der kritisch Kranken nicht mehr gewährleistet ist. Konkret heißt das, dass zum Beispiel die Mobilisation in den Stand über ein Aufsitzen im Bett, einen Schrägsitz und das Sitzen am Bettrand angebahnt werden soll. Zwischen den einzelnen Mobilisationsschritten sollen individuell an die Situation angepasst Pausen eingelegt werden.

Nebst dem individuellen Mobilisationsstart für die zu behandelnden PatientInnen soll auch der Start für die ersten Mobilisationen mit einer ECMO an einer Klinik gut gewählt werden. Nicht in allen Kliniken gehört eine solche Mobilisation zur Tagesordnung. Es kann also helfen, diese Möglichkeit bereits frühzeitig anzusprechen und längerfristig zu planen. So können die nötigen Ressourcen und Hilfsmittel organisiert und das nötige Wissen gewährleistet werden.

Mögliche Komplikationen

Eine Mobilisation von PatientInnen an der ECMO ist eine hochsensible Intervention. In diesem Zusammenhang kann es zu Komplikationen kommen. Die Sicherheit und Durchführbarkeit dieser physiotherapeutischen Intervention wird zunehmend untersucht und als sicher und durchführbar beurteilt (Abrams et al., 2022). In einer 2022 veröffentlichten retrospektiven Analyse von Abrams et al. kam es in rund 2 % von 2.706 durchgeführten Therapieeinheiten zu einer Komplikation. In der folgenden Tabelle (▶ Tab. 4.1) sind die in der Literatur beschriebenen Komplikationen und mögliche physiotherapeutische und medizinische Reaktionsmöglichkeiten aus dem klinischen Alltag aufgeführt. Grundsätzlich ist es wichtig, bereits vor der Mobilisation zu klären, welche Schritte bei einer Komplikation eingeleitet werden und zu definieren, wer in einer solchen Situation welche Aufgaben übernimmt. Eine offene Fehlerkultur ist wichtig. Entstehen unerwünschte Ereignisse sollen diese offen besprochen und mögliche Maßnahmen definiert werden.

Tab. 4.1: Mögliche Komplikationen während einer Mobilisation von PatientInnen mit einer ECMO (veno-arteriell und veno-venöse ECMOS) (eigene Zusammenstellung)

Mögliche Komplikation	Mögliche Reaktionen
Thrombusbildung in Kanüle (Hermens et al. (2015)/**Pumpenthrombose durch Lösen von bereits bestehenden Thromben**	Sofortige Rückmobilisation, Ruhigstellung und Evaluation des weiteren Prozedere durch den ärztlichen Dienst.
Hämodynamische Instabilität (Abrams et al., 2022)	Anpassung Medikation, Kreislaufaktivierung durch Bewegung, Mobilisationsstufe anpassen, Rückmobilisation.
Desaturation/Tachypnoe (Ko et al., 2015; Morris et al., 2014; Carswell et al. 2017)	Anpassung Atemunterstützung, Pause, Rückmobilisation.
Blutungen aus der Einstichstelle (Hermens et al., 2015)	Sofortige Rückmobilisation, Ruhigstellung und Evaluation des weiteren Prozedere durch den ärztlichen Dienst.
Cerebrovaskuläre Vorfälle (Abrams et al., 2022)	Sofortige Rückmobilisation, Ruhigstellung und Evaluation des weiteren Prozedere durch den ärztlichen Dienst.
Synkopen (Abrams et al., 2022)	Sofortige Rückmobilisation.
Tachykardie (Ko et al., 2015)	Pause, Mobilisationsstufe anpassen, Rückmobilisation.
Cardiac arrest (Abrams et al., 2022)	Sofortige Rückmobilisation, Einleiten von Reanimationsmaßnahmen, Alarmierung Reha-Team.
Ansaugen ECMO	Anpassung Ausgangsstellung, Kontrolle der Kanülenlage, Rückmobilisation, Volumentherapie, Trendelenburg-Lagerung.

Tab. 4.1: Mögliche Komplikationen während einer Mobilisation von PatientInnen mit einer ECMO (veno-arteriell und veno-venöse ECMOS) (eigene Zusammenstellung) – Fortsetzung

Mögliche Komplikation	Mögliche Reaktionen
Herausziehen einer Kanüle	Sofortige Rückmobilisation, Schlauch der ECMO sofort abknicken/klemmen, Blutungsstelle abdrücken, Hilfe holen und Beatmung einstellen bzw. Reanimation bei Bedarf starten.

Multiprofessionelles ECMO-Mobilisationsteam

Je nach Institution sind die Anforderungen an das Mobilisationsteam unterschiedlich. Diese müssen vorher also individuell besprochen werden. In der Regel besteht ein Team aus folgenden Fachpersonen, wobei die Aufgabenteilung im Vorfeld klar definiert und allen Beteiligten bekannt sein soll:

- *Intensivpflegefachperson* (Medikamente, Beatmung, Installationen)
- *PhysiotherapeutIn* (Durchführung der Mobilisation, Verantwortung für die PatientIn)
- *ÄrztIn mit ECMO-Erfahrung* (Einstellung/Anpassung an der ECMO, Fixation der Kanüle)
- Eventuell *KardiotechnikerIn* (Einstellung/Anpassung an der ECMO)
- Eventuell *weiteres Hilfspersonal* (Unterstützung bei der Mobilisation, anreichen von Material)

Durchführung Mobilisation an den Bettrand

Fallbeispiel möglicher Behandlungsaufbau

In den folgenden Abbildungen (▶ Abb. 4.1–Abb. 4.3) ist der Behandlungsaufbau bei einem 56-jährigen Patienten mit einem schweren Acute Respiratory Distress Syndrome (ARDS) dargestellt. Er hatte eine veno-venöse ECMO und war femoral und jugulär rechts kanüliert. In diesem Patientenbeispiel lagen zwischen der ersten Physiotherapie und dem Sitz am Bettrand vier Behandlungstage. Die zeitliche Abfolge kann individuell aber stark variieren. Es soll lediglich einen Eindruck vermitteln, wie eine Mobilisation aufgebaut werden kann.

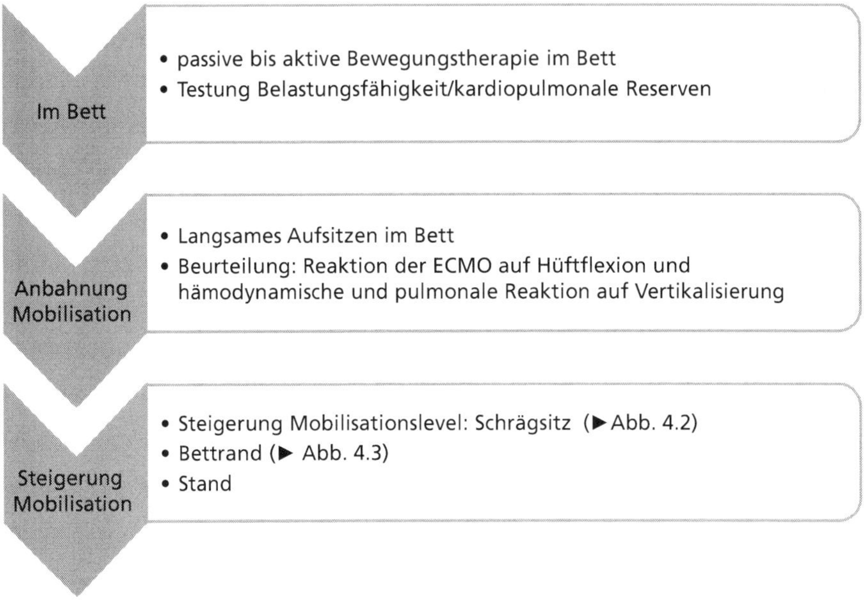

4 Spezielle Situationen/Barrieren

Im Bett
- passive bis aktive Bewegungstherapie im Bett
- Testung Belastungsfähigkeit/kardiopulmonale Reserven

Anbahnung Mobilisation
- Langsames Aufsitzen im Bett
- Beurteilung: Reaktion der ECMO auf Hüftflexion und hämodynamische und pulmonale Reaktion auf Vertikalisierung

Steigerung Mobilisation
- Steigerung Mobilisationslevel: Schrägsitz (▶ Abb. 4.2)
- Bettrand (▶ Abb. 4.3)
- Stand

Abb. 4.1: Behandlungsaufbau Fallbeispiel (eigene Darstellung)

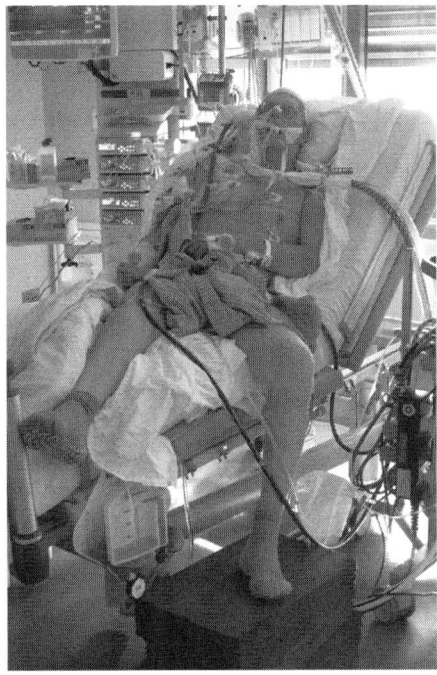

Abb. 4.2: Schrägsitz als Vorstufe für eine Bettrandmobilisation. Dadurch kann getestet werden, wie die Hämodynamik, Oxygenation und die ECMO-Funktion auf eine Vertikalisierung und Hüftbeugung reagieren. (Eigene Aufnahme)

4.2 Spezielle Situationen/Barrieren

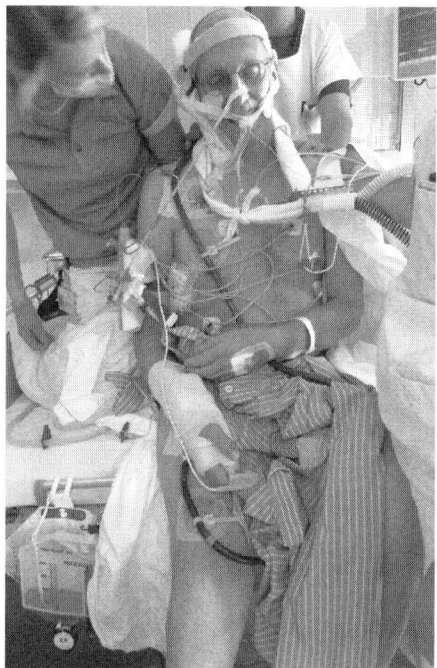

Abb. 4.3: Bettrand mit einer femoral kanülierten ECMO. Sind alle Parameter stabil, kann zum Beispiel eine Bettlehne installiert werden. Involvierte Professionen in diesem Beispiel: PhysiotherapeutIn, Intensivpflegefachfrau/mann, OberärztIn. (Eigene Aufnahme)

Checkliste für eine sichere Durchführung (in Anlehnung an Eden et al., 2017, adaptiert anhand der klinischen Erfahrung der Autorinnen)

Grundsätzlich:

- Alle fühlen sich sicher und haben ein »gutes Gefühl«.
- Alle Beteiligten können den Vorgang jederzeit stoppen. Auf (potenzielle) Gefahrensituationen soll jederzeit hingewiesen werden.
- Der Zeitpunkt für die Durchführung ist passend. Es sind keine anderen »highrisk«-Interventionen im Gange.

Vor der Mobilisation:

- Der Zeitpunkt ist mit allen beteiligten Professionen festgelegt.
- Das Ziel ist für alle Beteiligten klar (z. B. Sitz an die linke Bettkante).
- Alle kennen ihren Verantwortungsbereich. Die Führung ist klar geregelt.
- Alles Material (Bettlehne, Lehnstuhl usw. inkl. Notfallmaterial) ist vorhanden.
- Zu- und Abgänge sind gesichert und genügend lang.
- Die Beine sind gegebenenfalls eingebunden.

- Plan B: Mögliche Komplikationen sind besprochen. Aufgaben sind klar verteilt. Abbruchkriterien z. B. Sauerstoffsättigungslimite sind klar definiert.
- Die PatientIn ist informiert. Grenzen und Aufgaben sind kommuniziert.

Während der Mobilisation:

- Jeder Schritt wird angekündigt und kontrolliert durchgeführt. Die Intensität und das Tempo sind individuell angepasst.
- Alle Beteiligten konzentrieren sich auf den zugeteilten Aufgabenbereich.
- Der Weg für eine Rückmobilisation ist jederzeit frei.

Nach der Mobilisation:

- Die Intervention ist nachbesprochen. Mögliche weitere Schritte sind interprofessionell definiert.

4.2.3 Fazit

Eine ECMO soll keine Barriere für eine Mobilisation aus dem Bett darstellen. Diese Überzeugung wird zunehmend durch Ergebnisse meist retrospektiver Studien zur Durchführbarkeit und Sicherheit von Mobilisationen mit ECMO gestützt. Allerdings ist es wichtig zu erkennen, in welchen Situationen eine Mobilisation indiziert ist, welche Barrieren anzutreffen sind und welche Grundsätze für eine sichere Durchführung befolgt werden sollen. Eine individuelle Abschätzung von Risiko und Nutzen muss bei jeder Mobilisation interprofessionell besprochen werden.

Der Zeitpunkt für die Implementierung neuer Therapieformen in einer Klinik muss individuell abgeschätzt und schrittweise geplant und durchgeführt werden. Je mehr Erfahrung ein Team sammeln kann, desto öfter werden PatientInnen an einer ECMO mobilisiert. Die eben beschriebene klare Aufteilung der Aufgaben und ein gut besprochenes Vorgehen sind die wichtigsten Grundpfeiler für eine sichere Durchführung.

Infobox 4.2: Lesetipp

> Gazzato et al. (2022) haben eine systematische Videoanalyse auf YouTube, Vimeo und anderen Plattformen zur Mobilisierung von PatientInnen mit ECMO durchgeführt. Im Ergebnis konnten sie 21 Videos von 13 verschiedenen PatientInnen sammeln.
>
> Nydahl und Eggmann (2022) haben zu der Arbeit von Gazzato ein Editorial schreiben dürfen. Das Sehen dieser Videos kann dazu verleiten, es einfach nachmachen zu wollen. In amerikanischen Serien würde an dieser Stelle informiert werden »Don't do this at home!«, ohne Training, ohne Sicherheitsstrategien, ohne ein geschultes Team. Genau so heißt unser Kommentar: Don't do this at home! Die Videos sind toll, ersetzen aber kein gut geschultes Team.

Literatur

Abrams, D., Madahar, P., Eckhardt, C. M. et al. (2022). Early Mobilization during Extracorporeal Membrane Oxygenation for Cardiopulmonary Failure in Adults: Factors Associated with Intensity of Treatment. Ann Am Thorac Soc, 19(1), 90–98. doi:10.1513/AnnalsATS.202102–151OC.

Bein, T., & Pfeifer, M. (2016). Intensivbuch Lunge und Beatmung. Intensivmedizin up2date, 12(03), 230–230.

Carswell A, Roberts A, Rosenberg A et al. (2017). Mobilisation of patients with veno-venous extracorporeal membrane oxygenation (VV ECMO): A case series. Eur J Heart Fail. 2017;19(Suppl 2):26–7.

Deiml, R., & Kürzl, F. (2017). Ausgewählte Themen zur Operativen Intensivmedizin. Auflage, Hamburg: Verlag Rudolf Deiml. Verfügbar über: http://www. rudolf-deiml. homepage. t-online. de/Kapitel07. html, aufgerufen am, 24.03.2022

Eden, A., Purkiss, C., Cork, G. et al. (2017). In-patient physiotherapy for adults on veno-venous extracorporeal membrane oxygenation – United Kingdom ECMO Physiotherapy Network: A consensus agreement for best practice. J Intensive Care Soc, 18(3), 212–220. doi:10.1177/1751143717705801.

Gazzato A, Scquizzato T, Franco A et al. (2022). Walking on ECMO support: an analysis of videos shared on social media. Intensive & Critical Care Nursing.

Hermens JA, Braithwaite SA, Heijnen G et al. (2015). Awake' extracorporeal membrane oxygenation requires adequate lower body muscle training and mobilisation as sucessful bridge to lung transplant. Intensive Care Med Exp. 2015;3(Suppl 1): A510.

Ko, Y., Cho, Y. H., Park, Y. H. et al. (2015). Feasibility and safety of early physical therapy and active mobilization for patients on extracorporeal membrane oxygenation. Asaio Journal, 61(5), 564–568.

Mayer, K. P., Pastva, A. M., Du, G. et al. (2021). Mobility Levels with Physical Rehabilitation Delivered during and after Extracorporeal Membrane Oxygenation (ECMO): A Marker of Illness Severity, or an Indication of Recovery? Phys Ther. doi:10.1093/ptj/pzab301.

Morris K, Barrett N, Curtis A. (2014). Exercise on ECMO: an evolving science. J Intensive Care Soc. 2014;15(1 Suppl): S. 60–61.

Nydahl, P. & Eggmann, S. (2022). Walking on ECMO – Don't try this at home. Intensive Crit Care Nurs. Oct;72:103260.

4.3   Gewichtige PatientInnen

Peter Nydahl

Werden Personen, die einen Body-Mass-Index von 30 kg/m² oder mehr haben, danach befragt, wie sie bezeichnet werden möchten, so ziehen sie den Begriff »gewichtig« anderen Begriffen wie adipös, bariatrisch oder dick vor. Daher soll dieser Begriff auch hier verwendet werden. Die Mobilisierung von gewichtigen PatientInnen stellt alle Beteiligten vor besondere Herausforderungen und es scheint wichtig zu sein, bereits am ersten Tag der Aufnahme auf einer Intensivstation zu diskutieren, wann und wie mit der Mobilisierung begonnen werden kann.

4.3.1 Adipositas

Gewichtigkeit ist allgemein definiert als Body-Mass-Index (BMI) > 30 kg/m². In Deutschland ist etwa jeder fünfte Erwachsene gewichtig (Schienkiewitz et al., 2017). Gewichtigkeit ist ein spezifisches soziokulturelles Phänomen und während in der westlichen Kultur andere Schönheitsideale gelten, werden in einigen anderen Kulturen gewichtige Menschen als reich, schön und gesund wahrgenommen. In unserer Kultur entschieden sich die meisten gewichtigen PatientInnen nicht dafür, gewichtig zu sein und die meisten dieser PatientInnen haben mehrere Diäten ausprobiert, manchmal seit Jahren. Gewichtigkeit wird als Krankheit anerkannt und ist oftmals mit Komorbiditäten wie Mangelernährung, Sarkopenie und anderen verbunden (World Health Organization, 2000). Dennoch ist Gewichtigkeit oftmals mit erhöhter Muskelmasse verbunden, was zu schützenden Effekten und einem Paradox führen kann, was sich in teilweise besseren Überlebensraten nach schwerer Krankheit im Vergleich zu normalgewichtigen PatientInnen zeigt (Zhao et al., 2018).

Gewichtige IntensivpatientInnen können grundsätzlich mobilisiert werden (Genc et al., 2012), aber meistens wird die Gewichtigkeit als Hindernis für die Mobilisation angesehen (Hales et al., 2018). Gewichtige PatientInnen bringen oftmals besondere Herausforderungen mit, wie Verletzungen des Personals (Nelson et al., 2006), Stigmatisierungen (Jones and Forhan, 2019), eine schwierige Anpassung der Beatmung (Babb, 2013), Mangel an Selbstvertrauen der PatientInnen (Klarmann and Klocke, 2017) oder unzureichende Umgebung und Ausrüstung (Klarmann and Klocke, 2017, Korupolu et al., 2010). Strategien zur Überwindung dieser hindernden Faktoren können verwendet werden, z. B. Protokolle, neue Bewegungstechniken und -hilfen oder Mobilisierungsteams (Nydahl et al., 2016, Walden et al., 2013, Richardson et al., 2018).

Gewichtige PatientInnen verfügen zwar meist über relativ mehr Muskelmasse als vergleichbare, weniger gewichtige PatientInnen, wenn sie aber eine Woche lang im Bett liegen müssen, kann der Kraftverlust so stark sein, dass sie sich nicht mehr ohne fremde Hilfe aus dem Bett bewegen können. Gewichtige PatientInnen fürchten, Kraft zu verlieren, weil sie wissen, dass ihr Körper schwer ist und dass sie durch ihr eigenes Körpergewicht gelähmt werden könnten. Während bei normal-gewichtigen PatientInnen ausreichend Hilfsmittel vorhanden sind und diese PatientInnen meist in ihrer Stabilisierungsphase mobilisiert werden, kann sich dies bei gewichtigen PatientInnen verzögern. Needham hat deswegen darauf hingewiesen, dass vor allem bei gewichtigen PatientInnen vom ersten Tag an die Frührehabilitation organisiert werden muss, z. B. durch das rechtzeitige Bestellen von Hilfsmaterialien, auf die oftmals zwei, drei Tage gewartet werden muss (▶ Abb. 4.4). Mobilisierung und Muskeltraining sollen so schnell wie möglich beginnen. Der Prozess der Frühmobilisation von gewichtigen PatientInnen ist an sich etwas komplexer und es gilt, verschiedene Aspekte zu berücksichtigen (Nydahl et al 2021).

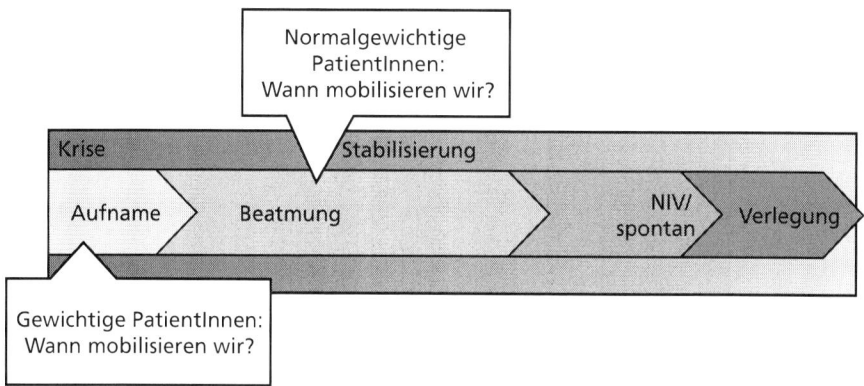

Abb. 4.4: Die Mobilisierung gewichtiger PatientInnen sollte so früh wie möglich beginnen (eigene Darstellung).

Die Sicht der PatientInnen

Gewichtige PatientInnen bemühen sich, an der Mobilisierung mitzuhelfen, wenn sie sich respektiert fühlen. Sie haben ein ambivalentes Verhältnis zu ihrem Körper und sind sehr empfindlich für Blicke, Gesten und Worte. Nach einer Operation und kritischen Erkrankung sind sie dennoch in einem fremden Umfeld und wissen nicht, wie sie sich bewegen können und dürfen. Übliche Bewegungsmuster können ggf. wegen der Zu- und Ableitungen, Operationen oder anderen Einschränkungen nicht umgesetzt werden. Selbst, wenn Mobilitätshilfen organisiert werden, sind diese nicht immer selbsterklärend oder auch vertrauenswürdig aus Sicht der PatientInnen (»Dieses Ding soll mich halten?« Zitat einer ehem. Patientin) (Nydahl et al., 2021).

> **Info**
>
> PatientInnen wünschen sich zur Mobilisierung eine offene, respektvolle Kommunikation, gemeinsame Absprachen und vor und während der Bewegung klare Anweisungen, wie sie sich bewegen und mithelfen können.

Mobilisierung

Bei der Mobilisierung von gewichtigen PatientInnen haben sich folgende Aspekte bewährt (Nydahl et al 2021):

- Gewichtige PatientInnen sind sich bewusst, schwer zu sein und helfen wahrscheinlich mehr als normal gewichtige Personen, wenn sie sich respektiert und akzeptiert fühlen.

- Sprechen Sie offen und respektvoll über die Gewichtigkeit der PatientInnen und fragen Sie sie nach Sorgen oder Bedürfnissen.
- Gewichtige PatientInnen haben andere Körperschwerpunkte und sind andere Bewegungsmuster gewohnt. Fragen Sie also die PatientInnen nach eigenen Bewegungsgewohnheiten und berücksichtigen Sie diese wenn möglich.
- Entwickeln und erklären Sie einen Plan, wie die Mobilisierung gestaltet werden kann. Im konkreten Prozess können sich gewichtige PatientInnen unsicher fühlen, wie sie sich bewegen können, und wissen klare Anweisungen zu schätzen.
- Erklären Sie vor der Mobilisierung Hilfsmittel, weisen Sie auch ausdrücklich auf die Gewichtstoleranz der Hilfsmittel hin und ggf. demonstrieren Sie die Funktion der Hilfsmittel.
- Fragen Sie die PatientInnen nach Zustimmung und ob alles verständlich ist oder neu erklärt werden sollte.
- Führen Sie die Mobilisierung stufenweise und im Dialog mit den PatientInnen durch.

Hilfsmittel

- **Betten:** Es gibt zahlreiche Betten für gewichtige PatientInnen, die mittlerweile auch über Funktionen zur Frührehabilitation verfügen wie z. B. Hartstellen der Matratze, Klopffunktionen, Sitz- und Aufstehfunktion.
- **Aufstehhilfen:** Aufstehhilfen werden direkt vor die PatientInnen positioniert, bieten eine Fuß- und Kniestütze und können mit Schlingen PatientInnen zum Stehen mobilisieren.
- **Mobilisierungsstühle:** Diese Stühle sind extra breit und verstärkt. Sie können flach gestellt und neben das Bett positioniert werden, sodass PatientInnen mit einem Rollbrett rübergezogen und anschließend ins Sitzen positioniert werden können.
- **Rollstühle:** Diese Rollstühle sind extra breit und verstärkt.
- **Toilettenstühle:** Diese Stühle sind extra breit und verstärkt.
- **Deckenlifter:** Deckenlifter sind sehr effektive Systeme zur Mobilisierung gewichtiger PatientInnen. An einem Schienensystem hängt ein elektrischer Lifter, der mit einem Gurtsystem PatientInnen anheben kann. PatientInnen können damit passiv bewegt werden, z. B. vom Bett in einen Stuhl. Die Lifter können aber auch so fein adjustiert werden, dass erste Steh- und Gehversuche im Zimmer möglich werden; zusätzlich kann dabei durch einen Fallschirmgurt ein Sturz vermieden werden. Deckenliftersysteme können nach Prüfung durch StatikerInnen auch nachträglich in Zimmer eingebaut werden.
- **Sturz:** Wenn gewichtige PatientInnen zu Boden stürzen, dann sollen sie nicht vom Personal ins Bett gehoben werden! Entweder können auch hier Deckenlifter genutzt werden oder es kann die Feuerwehr gerufen werden – die ist dafür ausgebildet und hat die entsprechenden Hilfsmittel.

4.3.2 Fazit

Die Mobilisierung von gewichtigen PatientInnen ist herausfordernd. Eine offene, respektvolle Kommunikation, eine gemeinsame Absprache mit klaren Anweisungen und ein dialoghafter Prozess mit Nutzung aller erforderlichn Hilfsmittel macht Mobilisierung leichter. Für die erfolgreiche Umsetzung ist eine Planung vom ersten Tag an notwendig.

Literatur

Babb TG (2013). Obesity: challenges to ventilatory control during exercise–a brief review. Respir Physiol Neurobiol; 189: 364–70.

Genc A, Ozyurek S, Koca U & Gunerli A (2012). Respiratory and hemodynamic responses to mobilization of critically ill obese patients. Cardiopulm Phys Ther J; 23: 14–8.

Hales C, Coombs M & de Vries K (2018). The challenges in caring for morbidly obese patients in Intensive Care: A focused ethnographic study. Aust Crit Care; 31: 37–41.

Jones CA & Forhan M (2019). Addressing weight bias and stigma of obesity amongst physiotherapists. Physiother Theory Pract: 1–9.

Klarmann S & Klocke J (2017). [Mobilization of obese patients : Increasing demands on personnel and equipment]. Med Klin Intensivmed Notfmed; 112: 53–58.

Korupolu R, Zanni JM, Fan E et al. (2010). Early mobilisation of intensive care unit patient: the challenges of morbid obesity and multiorgan failure. BMJ Case Rep; 2010.

Nelson A, Matz M, Chen F et al. G (2006). Development and evaluation of a multifaceted ergonomics program to prevent injuries associated with patient handling tasks. Int J Nurs Stud; 43: 717–33.

Nydahl P, Dubb R, Filipovic S et al. (2016). Algorithmen zur Frühmobilisierung auf Intensivstationen. Med Klin Intensivmed Notfmed; 112: 156–162.

Nydahl P, Timm A, Klarmann S, Fischill-Neudeck M. (2021). Gemeinsam mobil werden. Pflegen Intensiv. 2021 (18) 1:36–41.

Richardson A, McNoe B, Derrett S & Harcombe H (2018). Interventions to prevent and reduce the impact of musculoskeletal injuries among nurses: A systematic review. Int J Nurs Stud; 82: 58–67.

Schienkiewitz A, Mensink GBM, Kuhnert R & Lange C (2017). Übergewicht und Adipositas bei Erwachsenen in Deutschland. Journal of Health Monitoring; 2.

Walden CM, Bankard SB, Cayer B et al. (2013). Mobilization of the obese patient and prevention of injury. Ann Surg; 258: 646–50; discussion 650–1.

World Health Organization (2000). Obesity: preventing and managing the global epidemic. Genf: World Health Organization.

Zhao Y, Li Z, Yang T, Wang M & Xi X (2018). Is body mass index associated with outcomes of mechanically ventilated adult patients in intensive critical units? A systematic review and meta-analysis. PLoS One; 13: e0198669.

4.4 Frühmobilisierung älterer Menschen

Silke Filipovic & Silke Klarmann

Charakteristisch wird eine PatientIn im Alter von ca. 75 Jahren als geriatrisch bezeichnet. Ein zentrales Thema bei älteren Menschen ist mit steigendem Alter die Mobilitätseinschränkung und die Multimorbidität. Mit zunehmender Vulnerabilität finden sich altersphysiologische Einschränkungen der Funktionen und Strukturen (Rummer et al., 2012). Zu diesen Faktoren gehören die Einschränkungen der Mobilität, der Instabilität, der Funktionsverlust im Bereich des Bewegungsapparates und der Organe, bezeichnet als die sogenannten geriatrischen »I's«: Immobilität, Inkontinenz, Instabilität, Intellektueller Abbau, Insomnie und iatrogene Probleme im Alter (zu denen die Polymedikation zählt). Von einigen Autoren werden zu den I's noch weitere wie Isolation, Immundefekt und Impotenz gerechnet (Thieme, Viamedici, 2022).

4.4.1 Mobilität und Alltagsaktivität in der Geriatrie

Bewegung ist eine Ureigenschaft unseres gesamten Lebens und beinhaltet, dass wir uns aus eigener Initiative bewegen wollen. Die damit verbundene Mobilität bedeutet Unabhängigkeit und ermöglicht uns die Selbständigkeit des Lebens umzusetzen. Ein Zusammenspiel von neuronaler Ansteuerung der ausführenden Muskulatur ist notwendig, um Bewegungsfunktionen und -abläufe genaustens zu steuern und umzusetzen. Die Funktionseinschränkung im Alter führt zu einer gewissen Abhängigkeit bei alltäglichen Aktivitäten, erhöht die Sturzgefahr und die Mortalität (Schlesselmann, 2019).

Bei geriatrischen PatientInnen bedeutet der Verlust der Bewegungsfähigkeit, die Selbstbestimmung zu verlieren. Der Alltag kann nicht mehr eigenständig bewältigt werden. Sind gewisse Alltagsbewegungen nicht durchführbar, erkennen wir daraus Defizite in der Bewegungsfähigkeit, Koordination und der Ansteuerbarkeit von Bewegung aller Körperbereiche. Sind Alltagsbewegungen der Beine nicht möglich, ist die Fortbewegung gefährdet. Ist die der oberen Extremität betroffen, ist die Selbstversorgung mit Alltagshandlungen gefährdet, wie Essen und die Alltagshygiene. Wir müssen berücksichtigen, dass ältere Menschen unbedingt in Bewegung bleiben müssen. Die WHO beschreibt die empfohlene Alltagsaktivität von Menschen über 65 Jahren (WHO, 2020) und empfiehlt, bei einer körperlichen Aktivität sollten ältere Erwachsene an drei oder mehr Tagen pro Woche abwechslungsreiche körperliche Aktivität mit mehreren Komponenten durchführen, die das funktionelle Gleichgewicht und Krafttraining mit mittlerer oder höherer Intensität betont, um die funktionelle Leistungsfähigkeit zu verbessern und Stürze zu vermeiden.

4.4.2 Frühmobilisierung – der wichtigste Therapiebaustein im Alter

Sind geriatrische PatientInnen erkrankt und stationär aufgenommen, beginnt ein Rennen gegen die Zeit. Der Körper baut schnell ab, eine mehrtägige Immobilität führt zu einer deutlichen Einschränkung der Muskelfunktionen mit einer schnellen Atrophie. Die American Physical Therapy Association betont schon seit 2012, dass in der Geriatrie oft eine Unterdosierung stattfindet. Gerade hier gilt es, einen adäquaten und effektiven und somit individuellen Trainingsreiz zu finden und zu setzen, um einem Abbau deutlich entgegenzuwirken. Das bedingt, dass die Erstellung eines Behandlungsplans in der Geriatrie mit adäquaten Trainingsreizen unabdingbar und entscheidend ist, um den körperlichen Abbau zu minimieren. Diese Reizgebung und Interventionsauswahl ist individuell zu erstellen und tagesformabhängig anzupassen. Die Beachtung dieser Erkenntnis ist dem alternden Prozess angepasst und sorgt dafür, vermeidbaren Immobilitätszeiten entgegenzuwirken. Das bedeutet die Reduzierung weiterer Einschränkungen und Schmerzreduzierung. Die Eigenständigkeit, des Aktivitätsradius und die Fähigkeiten des täglichen Lebens mit den dazugehörigen Bewegungen und Funktionen sollten erhalten und erweitert werden, um ein positives Outcome zu erreichen. Menschen müssen aktiv bleiben, um Bewegungen und weitere Funktionen nicht abzubauen. Diese Zielsetzung führt dazu, dass es zum Umdenken in der Versorgungsart wie zum Beispiel in der Alterstraumatologie kommt, indem die konservative Frakturversorgung als Versorgungsmöglichkeit in den Leitlinien verankert wurde. Die Versorgung wird nicht zwingend wiederherstellend, sondern funktional betrachtet. Somit startet die Entscheidung der ärztlichen Interventionsart, als Weg der Rehabilitation (Liener et al., 2021).

Das Rehabilitationsziel ist die Teilhabe (Partizipation) am Leben und somit die Selbständigkeit weitestgehend zu erhalten oder wiederzuerlangen. Das beinhaltet jegliche Alltagsaktivität und die Mobilisation. Mobilisation bedeutet gleichermaßen die Sekundärkomplikationen zu verhindern. Diese sind bei älteren Menschen um ein Vielfaches erhöht. Entsprechend ist das Hauptaugenmerk, diese PatientInnen frühestmöglich zu mobilisieren.

Hierfür sind verschiedene Aspekte eines Therapieplans notwendig. Das vorrangige Ziel besteht darin, die PatientInnen bestmöglich wieder einzugliedern und deren Partizipation in allen Belangen des täglichen Lebens in optimaler Lebensqualität zu unterstützen. Sie sollen den Alltag bewältigen, möglichst mit wenigen funktionellen Einschränkungen. In der Rehabilitation haben die Schmerzfreiheit und die Funktionalität oberste Priorität. Alle Therapiebausteine sollten darauf abgestimmt werden. Ärztlicherseits werden dafür Therapiemaßnahmen geplant und klassische Verfahrensweisen angepasst: Kommt es zu operativen Eingriffen, werden die schonendsten und gleichzeitig schnellsten Verfahren gewählt. Dazu zählen die Wahl der Anästhesieart, mit geringstmöglicher Sedierung. Es gibt mechanische Versorgungsmöglichkeiten, mit der größtmöglichen Stabilität und schnellstmöglichen Belastbarkeit, was mit einer sogenannten Gehfähigkeit und mit geringen Schmerzen verbunden ist. Sollte dies nicht möglich sein und kann eine Funktionalität mit konservativer Therapie erreicht werden, so wird dieser Weg gewählt. Mit dieser Entscheidung zum Therapieverfahren wird gleichermaßen die Frühmobilisation und interprofessionelle Rehabilitation zur Wiederherstellung der Funktionen eingeleitet.

Wie können diese Ansätze jedoch bei den PatientInnen ankommen und ab wann starten sie? Im Vordergrund steht die Teilhabe am Leben. Das bedingt zunächst die Wahrnehmung im Raum und die Orientierung. Die Orientierung erfolgt bestenfalls sedierungsfrei. In vertikaler Position aufzuwachen und aktiv sein zu dürfen, verringert den Abbau körperlicher Funktionen, wie Schmerz, Bewegung, Muskelkraft. Weiterhin kognitive Fähigkeiten, Delir und Eigenkompetenzen zur Selbstbestimmung sowie die Erkenntnis, Alltagsaktivitäten eigenständig durchführen zu können und zu dürfen und mobil sein zu dürfen. Betrachten wir die Mobilisation in einzelnen Funktionen, erkennen wir ebenfalls Bewegungen vieler Alltagsaktivitäten darin wieder. Der Einsatz der Arme, Beine und des Rumpfes samt Kopf sind wichtige Bestandteile anderer Bewegungsfähigkeiten. Das Gleichgewicht und die Stabilität spielen eine große Rolle. Die Mobilisation ist somit der wichtigste Bestandteil im Alter.

Fallbeispiel

Eine 87-jährige Patientin liegt nach Sturz mit einer Humerusfraktur bei Multimorbidität nun präoperativ auf der IMC. Die Patientin ist in onkologischer Therapie, beginnend dement, lebt vollbetreut. Sie ist mobil in ihrer Pflegeeinrichtung und kann sich im Zimmer mit einem Rollator bewegen. Sie nimmt ihr Essen am Tisch ein. Es stellt sich die Frage nach dem effektivsten Therapieplan. Präoperativ wurde die Patientin der Physiotherapie vorgestellt. Sie wurde funktionell befundet: Es wurde ein Mobilitätsversuch an die Bettkante durchgeführt. Weiterhin ein passives Testen der Beweglichkeit der betroffenen Seite sowie das Testen der Alltagsaktivitäten der nicht betroffenen Seite. Weiterhin wurden die Kooperationsbereitschaft und Teilhabe betrachtet mittels Testung der Kognition und Kommunikation. Die Befundung führte zu einem gemeinsamen, professionell besprochenen Ergebnis:

Der Patientin wurde eine konservative Versorgung empfohlen. Somit wurde die Therapie eingeleitet. Therapeutisch wurde die Mobilitätsfähigkeit optimiert und durch eine physiotherapeutische Übungsbehandlung wie auch medikamentöse Einstellung wurde eine Schmerzfreiheit erreicht. Die Patientin konnte alsbald in ihre gewohnte Umgebung ohne Komplikationen zurückkehren.

Info

Das Ziel der Frühmobilisation in der Geriatrie kann vertiefend und optimierend mit den Ansatzpunkten erreicht werden, die Bewegungsfunktionen zu erarbeiten oder zu erhalten und eine Steigerung der Muskelfunktionen zu erreichen. Gleichermaßen haben die Maßnahmen und die Umsetzung auch eine Wirkung auf die Kognition, die gefordert und gefördert wird.

4.4.3 Einsatz der Mobilität beim geriatrischen Patienten

Transfer – nicht immer machbar

In der Geriatrie ist die Mobilität von besonderer Bedeutung, wie wir in diesem Kapitel aufzeigen. Wir haben das Ziel, die Mobilisation so aktiv wie möglich erfolgen zu lassen. Das ist nicht immer machbar. Wir schauen uns zwei potenzielle Wege an, die durch die Zielsetzungen bestimmt werden. Sollen die PatientInnen einen Lagewechsel in den Sitz erfahren, womit das Ziel »Sitzen« bedeutet, können wir dies auf passivem Weg erreichen. Geht es jedoch um den Erhalt der Aktivität und den Transferweg, so ist der Weg des Transfers das Ziel, nicht das Sitzen.

Fallbeispiel

Ein Patient ist schläfrig, inaktiv. Wir bemerken, dass er längere Wachphasen hat, sich am Alltagsgeschehen kognitiv wie kommunikativ beteiligt, wenn er sitzt. So versuchen wir diesen Zustand möglichst häufig zu erreichen und ihn passiv in den Sessel zu transferieren. Sogar seine Schlafzeiten in der Nacht und der damit einhergehende Tag-Nacht-Rhythmus verbessern sich. Würden wir dies dauerhaft so machen, erreicht der Patient damit keine Eigenständigkeit im Transfer. Die Physiotherapie oder die Ergotherapie nehmen sich den Weg des Transfers als Ziel. Zudem werden die dafür zuständigen Bewegungs- oder Muskelfunktionsdefizite untersucht und gezielt trainiert. Vor dem Transfer werden Vorübungen, wie Kräftigung und Bewegungsübergänge mit Wiederholungen geübt. So kann eine Mobilisation in Teilstufen erfolgen. Wir vermitteln in diesem Fall dem Patienten diverse Transferarten, in unterschiedlichen Positionen.

Tipp

Die Situation des Einzelnen soll gezielt betrachten und bewertet werden, um die individuelle Patientenressourcen zu evaluieren. Das Wissen um die Ressourcen von PatientInnen wird gezielt genutzt, um sie zu aktivieren und zu mobilisieren. Wir mobilisieren PatientInnen in der Art, von der sie am meisten profitieren und wieder selbständiger werden können, um an den Geschehnissen im Umfeld teilhaben zu können. Dabei achten wir immer auf eine sichere, vertrauensvolle und empathische Durchführung.

Erarbeiten der Gehfähigkeit und Einsatz von Hilfsmitteln

Zum Erhalt oder Wiedererlangen der Gehfähigkeit sind verschiedene Voraussetzungen zu erfüllen. Um ein Gehen durchzuführen, betrachtet man jegliche Funktionen eines Gangzyklus. Wir betrachten dabei die Schwungbeinphase und die Standbeinphase. In jeder Phase gibt es unterschiedliche Bewegungs- und Muskelfunktionen, die funktionieren müssen. Grundsätzlich bedarf es aber einer intakten neuronalen Ansteuerung. Kann der Muskel angesteuert werden, kann eine Rumpfstabilität aufgebracht werden. Wie verhält sich die Gleichgewichtsfunktion, wie die Koordination? Können die Extremitäten voll belastet werden und ist der Mensch ausdauerfähig, diesen Gangzyklus durchzuführen? Entsprechend dieser Ressourcen kann das Gehen als Ziel verschiedener Maßnahmen betrachtet werden. Dennoch gibt es Grenzen. Bestenfalls können diese über Kompensationsmechanismen oder Hilfsmittel optimiert werden. Bei Gangunsicherheit, Koordinations- und Gleichgewichtsstörungen können Hilfsmittel eingesetzt werden. Sie dienen zur Vergrößerung der Unterstützungsfläche und sorgen für mehr Stabilität und Sicherheit beim Gehen. Hilfsmittel können einseitig, wie ein Handstock, bis hin zum Rollator, Gehwagen oder anderem genutzt werden. Die Unterstützung sollte so gering wie möglich, so groß wie nötig und sicher sein.

Umsetzung

Das Ziel der Rehabilitation bei älteren Menschen ist die Fähigkeit zur Partizipation am Leben, egal welche Diagnose und Prognose PatientInnen auch haben. Somit betrachtet man primär die Fähigkeit, teilhaben zu können und folglich die Mobilität der PatientInnen zu erhalten und entsprechend zu verbessern. Obwohl in der WHO-Definition beschrieben wird, »Gesundheit ist ein Zustand des vollständigen körperlichen, geistigen und sozialen Wohlbefindens und nicht nur das Fehlen von Krankheit oder Gebrechen« (WHO-Gesundheitsbericht, 2013), sollte »vollständig« hier in der Geriatrie durch »funktionell« ersetzt werden. Das Leben ist endlich und so darf das Ziel der »vollkommenen Wiederherstellung« durch das Ziel der »bedarfsorientierten Wiederherstellung« ersetzt werden. In der Geriatrie geht es vornehmlich um den Rundumblick, die PatientInnen bestmöglich am Leben teilhaben zu lassen.

> **Merke**
>
> Die Frühmobilisation und die damit verbundene kognitive Förderung, frühzeitige Erhaltung und Förderung der unterschiedlichsten Bewegungsfunktionen sind ein wichtiger Ansatzpunkt für einen zielgerichteten Verlauf.

Das gilt im Setting »klinischer Aufenthalt« inklusive der Intensivstation. Hier sollte bei geriatrischen PatientInnen folglich das Ziel der Mobilisation berücksichtigt werden. Wir betrachten diesen Aspekt vor allem im Sinne der internationalen

Klassifikation der Funktionen, Behinderung und Gesundheit, ICF der WHO (ICF, 2005). Hierbei stellt sich die Frage der gemeinsamen Zielsetzung aus therapeutischer und Patientensicht. Das Ziel wird gemeinsam eruiert und betrachtet. Wobei die Auswirkungen der Gesundheitsprobleme mit Beachtung des gesamten Lebenshintergrunds eines Menschen unter Einbezug der Prognose betrachtet werden. Dabei kann es jedoch dazu kommen, dass die Zielsetzungen verschwimmen. Manche Ziele werden zu Notwendigkeiten weitergeführt, wie zum Beispiel zur Dekubitusprophylaxe, oder auch verändert durchgeführt zum Vorteil von Wohlbefinden, vergleichbar zur Palliativversorgung. Am Ende ist der ethische Aspekt als wertvoll zu berücksichtigen.

Methodensammlung als Grundstein der Therapiemöglichkeiten

Grundlegend werden folgende therapeutische Maßnahmen unter Berücksichtigung der interprofessionellen Absprache betrachtet und in Erwägung gezogen:

Die Durchführung der Mobilisation kann auf verschiedene Weise unterstützend erfolgen. Sie kann von der vollen Passivität über die assistive Unterstützung bis hin zum aktiven Transfer erfolgen. Ihre Teilabschnitte sind von der Rückenlage in die Seitenlage, weiter zum Sitz durchzuführen. Weitere Teilabschnitte erfolgen vom Sitzen zum Stand und bis hin zum Gehen, wenngleich erster oder weniger Schritte. Die einzelnen Abschnitte des Transfers können als Therapie genutzt werden. In diesen Therapieeinheiten erkennt man defizitäre Anteile, wie Instabilitäten, Mangel im Bewegungsausmaß oder einen Kraftmangel. Diese Aspekte können einzeln therapiert und kombiniert werden und somit den Transfer stückweise optimieren. Das Ziel ist es, die Selbständigkeit unter akzeptablen Defiziten so gut es geht zu erreichen und damit die Partizipation am Leben zu verbessern. Dies erfolgt durch interprofessionelles Agieren mit und rund um den Baustein Frühmobilisation im funktionellen Zusammenhang der Aktivitäten des täglichen Lebens. Dazu zählen die weiteren Methoden und Zielsetzungen:

- Bewegungsförderung der Extremitäten: Passiv, assistiv und aktiv
- Üben der Bewegungen der Aktivitäten des täglichen Lebens
- Kräftigung Rumpf, Stabilität und Gleichgewicht
- Aktivierende Pflege, z. B. beim Waschen
- Teilhabe am Alltag: Bewegung zulassen
- Essen und Trinken
- Beschäftigung nach Interessen der PatientInnen unter Einbezug der Kognition, Motorik, Sensorik, Orientierung in Raum und Zeit
- Soziale Kontakte
- Klare Kommunikation

Diese Übungen und Alltagsaktivitäten werden in unterschiedlichen Teilabschnitten, Ausgangspositionen, Schwierigkeitsanforderungen, mit oder ohne Material, steigernd durchgeführt. Unterstützend können technische Hilfsmittel, Robotik und auch Medien wie Tablets mit Spiele-Apps sowie zum Abspielen von Nachrichten, Musik oder Filmen genutzt werden.

4.4.4 Fazit

Die Mobilisation ist ein essenzieller Bestandteil bei der Behandlung von älteren Menschen und soll so früh wie möglich durchgeführt werden. Je aktiver, desto effektiver. Das reine Vertikalisieren im Bett oder die passive Mobilisation in einen Pflegstuhl aktiviert die Teilhabe am Leben. Es dient als erster Schritt zur Selbstbestimmtheit, Eigenständigkeit und Partizipation. Weitere funktionelle Übungen folgen, die die Aktivitäten des täglichen Lebens ermöglichen. Die Bewegungsförderung und Aktivierung führt zur bestmöglichen Selbständigkeit und ermöglicht die Rückkehr in die gewohnte Umgebung. In der Palliativversorgung sollten Ziele zum würdigen »Wohlfühlen« der PatientInnen adaptiert werden.

Literatur

American Physical Therapy Association (2022). Five Things Physical Therapists and Patients Should Question, Released September 15, 2014; recommendation #1 updated November 18, 2015; Last reviewed 2022

ICF (2005). Internationale Klassifikation der Funktionsfähigkeit, Behinderung und Gesundheit. Deutschen Institut für Medizinische Dokumentation und Information, verfügbar unter: http://www.soziale-initiative.net/wp-content/uploads/2013/09/icf_endfassung-2005-10-01.pdf

Liener, U. C., Becker, C., Rapp, K., et al. (Hrsg.) (2021). Weißbuch Alterstraumatologie und Orthogeriatrie. 1. Auflage. Kohlhammer: Stuttgart.

Rummer et al. (2012). Geriatrie: Vermeidung des Drehtüreffektes. Deutsches Ärzteblatt 109(15) A 746–8

Schlesselmann, E (Hrsg.) (2019). Bewegung und Mobilitätsförderung. Hogrefe Verlag, Bern. ISBN 78-3-456-85886-9 http://doi.org/10.1024/85886-000

Thieme »Via Medici« (2022). Lernmodul: https://viamedici.thieme.de/lernmodul/5390822/5769251/geriatrische+syndrome+die+6+gro%C3%9Fen+i)

WHO Physical Activity (2020) https://www.who.int/news-room/fact-sheets/detail/physical-activity

WHO-Gesundheitsbericht https://www.euro.who.int/de/media-centre/sections/press-releases/2013/03/new-who-report-reveals-unequal-improvements-in-health-in-europe-and-calls-for-measurement-of-well-being-as-marker-of-progress

4.5 Pädiatrische Intensivstation

Ruth Stauffer Lacorcia

Dieses Kapitel gibt einen Überblick zum Wissensstand der Frühmobilisation in der Pädiatrie und zeigt Maßnahmen der praktischen Umsetzung auf. Auch werden Unterschiede

zur Erwachsenen-Intensivmedizin aufgezeigt. Typisch pädiatrische Themen sind z. B. das Mobilisieren eines Kindes auf die Brust oder den Schoß einer Bezugsperson, das Spielen als Form der Aktivität, die eminente Wichtigkeit der Präsenz von Familienangehörigen, sowie die große Heterogenität der PatientInnen bezüglich ihres Alters, der Physiologie, entwicklungsbezogener Fähigkeiten und Krankheitsbilder. Auf einer pädiatrischen Intensivstation kann neben einem frühgeborenen Kind, das kaum zwei Kilogramm wiegt, ein Jugendlicher von 180 cm Körpergröße liegen.

4.5.1 Frühmobilisation und Aktivität in der Pädiatrie

Definition

Frühmobilisation beinhaltet frühestmögliche (<72 h) und individuell angepasste Übungen zur Förderung der Aktivität und des höchstmöglichen Mobilisationsniveaus kritisch kranker Personen, *inklusive Säuglingen und Kindern* (Cuello-Garcia et al., 2018).

Aktivität und aktivierende Maßnahmen fördern und erhalten die Fähigkeit der Eigenbewegung, beugen Sekundärerkrankungen vor, ermöglichen kindliche Entwicklungsprozesse und erhöhen die Selbstwirksamkeit.

Durch den medizinischen und technischen Fortschritt ist die Überlebensrate in der Pädiatrie insbesondere bei frühgeborenen Kindern und bei Säuglingen und Kleinkindern mit respiratorischen Problemen in den letzten Jahrzehnten erheblich gestiegen (Walker & Kudchadkar, 2018). Als Folge davon haben neu erworbene Morbiditäten zugenommen (Walker & Kudchadkar, 2018; Choong et al., 2018). Bei Kindern werden diese Folgeprobleme als »Post Intensive Care Syndrome in pediatrics« (PICS-p) bezeichnet (Manning et al., 2018). Sie beinhalten z. B. eingeschränkte körperliche Funktionen, kognitive Schwierigkeiten, Ernährungsstörungen, Schlafstörungen und psychische Probleme. Solche Beeinträchtigungen wirken sich in der Kindheit besonders prägnant aus, weil sie während einer Phase intensiver körperlicher und neurokognitiver Entwicklung auftreten und diese massiv negativ beeinflussen können (Kudchadkar et al., 2020). Die schwere Krankheit eines Kindes ist immer auch eine Familienkrise. Fortschritte bei Maßnahmen der Prävention, Intervention und verbessertem Outcome sind besonders wichtig, weil sich die Folgen bei Kindern über die ganze weitere Lebensspanne auswirken.

Die Evidenz mehrt sich, dass frühe Aktivität bei schwerkranken Kindern positive Effekte hat und sicher umsetzbar ist (Wieczorek et al., 2015; Walker & Kudchadkar, 2018; Walz et al., 2020; Ista et al., 2022). Unerwünschte Ereignisse waren bei entsprechender Vorbereitung, Ausbildung des Personals und angepasstem Mobilisationsgrad ungewöhnlich und sie zeigten sich als vorübergehende Veränderung der Vitalparameter (Cuello-Garcia et al., 2018; Kudchadkar et al., 2020; Ista et al., 2020; Choong et al., 2021). Die Sensibilisierung für die Wichtigkeit einer frühzeitigen körperlichen Rehabilitation hat jedoch erst teilweise stattgefunden. Damit diese interprofessionell erfolgreich weitergeführt werden kann, braucht es mehrere Paradigmenwechsel:

- **Von einem protektiven zu einem affirmativen Modell:** Statt zu fragen: »Sollte man das Kind mobilisieren?«, sollte vielmehr die Frage gestellt werden: »Gibt es Gründe, dieses Kind NICHT zu aktivieren?«.
- **Von einem seriellen zu einem integrativen Modell:** Die Rehabilitation beginnt so früh als möglich und nicht erst am Ende oder nach Abschluss des kritischen Krankheitsverlaufs.
- **Von einem multidisziplinären zu einem interprofessionellen Modell:** PatientInnen und Angehörige werden in den Behandlungsprozess aktiv einbezogen und die verschiedenen Professionen verstehen sich als Team.
- **Von einem standardisierten zu einem stratifizierten Programm:** Rehabilitations-Maßnahmen sollten das klinische Erscheinungsbild und den Entwicklungsstand der PatientInnen individuell berücksichtigen.

Ein solcher Kulturwandel erfordert an erster Stelle das Engagement der leitenden Personen, denn es braucht zusätzliche Ressourcen und ein systematisches Vorgehen, damit ein multidisziplinäres Team verbindliche Leitlinien und entsprechende Programme entwickeln und motiviert implementieren kann (Walz et al., 2020).

4.5.2 Barrieren und Förderfaktoren

In der Literatur werden vielfältige Hindernisse/Barrieren und Förderfaktoren für die Mobilisation auf pädiatrischen Intensivstationen genannt (Walker & Kudchadkar, 2018; Walz et al., 2020; Ista et al., 2022). Die Auseinandersetzung mit diesen Aspekten und das Herbeiführen von gezielten Veränderungen sind wichtige Schritte, um eine Kultur der Mobilisation, der Aktivität und Beteiligung von PatientInnen zu fördern.

Hindernisse/Barrieren

Dies sind in erster Linie ein instabiler klinischer Zustand, invasive Unterstützung der Organfunktionen, Sedation, Delir, Schmerzen und Angst. In der Pädiatrie ist die Kommunikation und die Kooperation häufig eingeschränkt (z. B. bei präverbalen Säuglingen/Kleinkindern, in der Fremdelphase, im Trotzalter, in der Pubertät).
  Medizinisches Personal verzichtet meist wegen Sicherheitsbedenken, Angst vor negativen Folgen für PatientInnen und davor, die Verantwortung dafür tragen zu müssen, auf eine Mobilisation. Ebenso führen fehlende Ressourcen (Personal, Raum, Material), geringe Priorisierung und konkurrierende Prioritäten im hektischen Klinikalltag dazu, dass eine Mobilisation unterlassen wird.

Förderfaktoren

Die Mobilisation kann durch leichtes Körpergewicht der PatientInnen einfacher sein als bei Erwachsenen. Auch kommt es vor, dass eine Mobilisation von den Betroffenen selbst oder von den Eltern gewünscht oder initiiert wird (z. B. durch Bewegungslust oder weil die Ausscheidung von Stuhl und Urin außerhalb des Bettes besser gelingt). Bei medizinischen Fachpersonen sind das Bewusstsein der Wichtigkeit von Frühmobilisation und entsprechende Kompetenzen entscheidend, um diese umzusetzen, insbesondere die Ansicht, dass die Vorteile das Risiko überwiegen und rechtfertigen.

4.5.3 Prävention von Delir und Immobilität

Auch in der Kinderintensivmedizin spielt der Einsatz von Medikamenten zur Sedation und Analgesie eine wichtige Rolle. Fehlen wache Phasen und Aktivitäten, entsteht kein natürlicher, erholsamer Schlaf. Dadurch wird ein Delir begünstigt und es kann ein Teufelskreis entstehen. Kleinkinder, Kinder mit Entwicklungsverzögerungen, Vorerkrankungen und schwerer Krankheit haben ein hohes Risiko für ein Delir (Walz et al., 2020). 60–70 % der PatientInnen auf pädiatrischen Intensivstationen in Kanada, den USA und Europa sind jünger als drei Jahre alt (Kudchadkar et al., 2020; Ista et al., 2020; Choong et al., 2021). Bei Kindern ist der hypoaktive Delir-Subtyp (Unaufmerksamkeit, verminderte Reaktionsfähigkeit und Lethargie) der häufigste und wird am ehesten übersehen oder fehldiagnostiziert. Eine optimale Sedation und Analgesie sowie die Anwendung eines Screening-Instruments sind zentrale Elemente der Prävention und adäquaten Behandlung (Ghamari et al., 2019; Marston & Schnidrig, 2020; Walz et al., 2020). Kinder tagsüber in einem möglichst wachen, klaren und angenehmen Zustand zu halten und den erholsamen Schlaf in der Nacht zu optimieren, ist wichtig, um eine Immobilitätskultur zu durchbrechen (Kudchadkar et al., 2014).

Infobox 4.3: PARK-PICU-Studien

> In den drei PARK-PICU-Studien war die Präsenz von Familienangehörigen sehr stark mit vermehrter Mobilisation außerhalb des Bettes assoziiert. Diese bestand mehrheitlich darin, das Kind einem Elternteil auf den Arm oder den Schoß zu geben. Kleinkinder erhielten deutlich seltener eine therapeutisch unterstützte Aktivität als ältere Kinder. Angesichts der raschen neurokognitiven und körperlichen Entwicklung dieser jüngsten PatientInnen, ist dies eine verpasste Chance, denn Ergo- und Physiotherapie können im alltagsfernen Setting einer Intensivstation Säuglingen und Kleinkindern wichtige Interventionen zur Förderung der Grob- und Feinmotorik, der sensorischen Verarbeitung und der Kognition bieten. Zudem unterstützen sie eine aktive Tagesstruktur und sind oftmals eine willkommene Unterhaltung und Ablenkung.
> Hier gelangen Sie auf die Website der PARK-PICU-Studien:

4 Spezielle Situationen/Barrieren

https://park.web.jhu.edu/

Von 2014–2015 wurde am »Children's Center« des Johns Hopkins Hospital in der Pediatric Intensive Care Unit (PICU) ein Projekt zur Qualitätsverbesserung mit dem Namen »PICU Up!™« durchgeführt. Ziel war es, die Sicherheit und Durchführbarkeit eines Frühmobilisierungsprogramms zu ermitteln. Die Ergebnisse zeigen, dass das Programm sicher umsetzbar ist und zu vielfältigen positiven Effekten führen. Auf der Website von »PICU Up!™« finden sich dazu zahlreiche Informationen:

https://www.johnshopkinssolutions.com/solution/amp/picu-up/

4.5.4 Praktische Umsetzung

Positionierung und Positionswechsel im Bett

Maßnahmen zur Frühmobilisation beginnen in der Pädiatrie bei der gezielten Wahl der Positionierung. Sie ist eine kostengünstige und wirksame Maßnahme, die prophylaktisch genutzt wird und ebenso die Entwicklung und das Wohlbefinden der Kinder unterstützt. Die Qualität der Positionierung entscheidet darüber, wie viel Geborgenheit, Eigenaktivität, aber auch schmerz- und stressfreie Erholung PatientInnen ermöglicht werden. Oft können sie ihre Körperposition (noch) nicht aktiv wählen oder anpassen, denn sie stehen in den Anfängen der kognitiven, sprachlichen und sensomotorischen Entwicklung oder die nötigen Fähigkeiten werden durch »Unreife«, Krankheit und Medikation beeinträchtigt. Regelmäßige Positionswechsel dienen auch der Einschätzung, wann eine nächsthöhere Mobilitätsstufe eingeleitet werden kann. Die Voraussetzungen für Positionswechsel sind bei den meisten Kindern wegen ihres leichten Körpergewichts und der Körpergröße günstig und sie haben im Verhältnis zu ihrer Körpergröße oft viel Platz im Spitalbett. Somit können sie mit weniger körperlicher Anstrengung gepflegt werden als Erwachsene. Das Lagerungsmaterial ist nicht voluminös. Entsprechende Maßnahmen umzusetzen ist also nicht »schwer«, jedoch manchmal »schwierig«. Schwerkranke Kinder können in sehr instabilem Zustand sein und bereits geringe Positionswechsel führen manchmal zu entscheidenden Veränderungen. Besonders nach der Geburt müssen sich etliche Körperfunktionen erst »einpendeln« und sind dadurch verletzlich. Nebst der medizinischen Versorgung und der Körperpflege kann eine therapeutische Mobilisation im Bett in die medizinische Versorgung und in die Körperpflege integriert werden oder durch Physiotherapie erfolgen. Dies kann ein passives Durchbewegen sein, welches zu assistiertem Bewegen und anschließend zu aktiver Gymnastik gesteigert werden kann. Singen oder Hören von Musik kann helfen, in einen synchronen Rhythmus zu kommen. Viele Kinder mögen Verse oder Musik und sind hinsichtlich der musikalischen Talente des Personals tolerant. Auch scheint Singen/Musik mehrheitlich mit positiven Assoziationen verbunden zu sein, was auch Zugang zu Kindern verschafft, die Fremdeln oder durch wiederholte schmerzhafte Interventionen zu Beginn Abwehrverhalten zeigen. Bei Schulkindern und Jugendlichen können ähnlich wie bei Erwachsenen u. a. Atemübungen, Stoffwechselgymnastik, Widerstandstraining, Bettvelofahren und Computerspiele durchgeführt werden. Im Bett können mittels Bewegungsübergängen sensomotorische Entwicklungsschritte geübt und individuelle Anpassungen vorgenommen werden (z. B. Tonusregulation, Tempo, Bewegungsrichtung, Gewichtübernahme). Taktile, klare Informationen sind selbst für kleine Kinder eine verständliche Form der Kommunikation.

Eltern haben häufig Respekt davor, ihr Kind anzufassen, zu liebkosen, zu halten und zu bewegen, wenn überall Kabel und Schläuche befestigt sind. Sie sind dankbar, wenn ihnen gezeigt wird, wie dies gefahrlos gemacht werden kann. Deshalb gehört das Anleiten der Bezugspersonen im »Alltags-Handling« mit zu den Kernaufgaben von TherapeutInnen und Pflegefachpersonen. Ein Kind kann seine sensomotorischen Fähigkeiten und die Eigenregulation/Selbstwirksamkeit repetitiv trainieren und weiterentwickeln, wenn ihm von allen beteiligten Personen gutes Handling angeboten wird. Dabei ist unbedingt zu beachten, dass eine Mobilisation möglichst schmerzfrei erfolgt. Wenn Kinder und Eltern eine Mobilisation negativ erleben, führt dies zu Angst und Ablehnung. Eine gute Schmerztherapie und Kommunikation vor und nach der Mobilisation sind deshalb wichtig.

Sobald PatientInnen fähig sind, mit der Umwelt zu interagieren, wird die Mobilisation idealerweise mit einer für das Kind sinnvollen und interessanten Aktivität verbunden. In einem Kinderspital ist deshalb vielfältiges Spiel- und Beschäftigungsmaterial vorhanden Es können auch Spielsachen oder Gegenstände von zu Hause mitgebracht werden. Das Einbeziehen, Anleiten und Ermutigen für gemeinsames Spiel, gibt Eltern und Geschwistern das Gefühl, etwas Sinnvolles beitragen zu können. Gemeinsame Aktivitäten können positive Emotionen fördern, Stress reduzieren und die Hoffnung auf Fortschritte bestärken (▶ Abb. 4.5).

Kleinkinder verbringen viel Zeit am Boden. Dies ist die sicherste Umgebung für freie Bewegungserfahrungen ohne Sturzrisiko. Es sollten dafür Gymnastikmatten zur Verfügung stehen, welche die nötigen hygienischen Voraussetzungen erfüllen.

Mobilisation ins Sitzen

Die Mobilisation ins Sitzen ermöglicht eine andere Blickrichtung, erhöht die Wachheit, erleichtert die Atmung, das Schlucken, Trinken, Essen, Sprechen und weitere Funktionen.

4 Spezielle Situationen/Barrieren

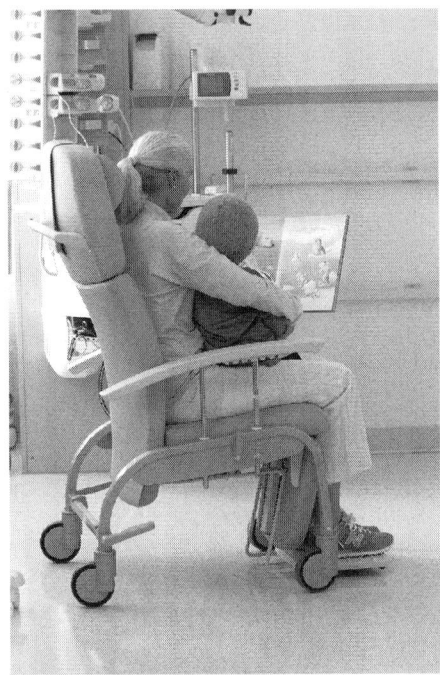

Abb. 4.5: Mobilisation auf den Schoß einer Bezugsperson mit gleichzeitiger kindgerechter Aktivität (eigene Aufnahme)

Beim Sitzen am Bettrand sollte bei Kleinkindern mittels Stühlen oder Schemeln »Fuß-Bodenkontakt« ermöglicht werden. Ansonsten sitzen diese PatientInnen instabil in verhältnismäßig großer Distanz zum Boden, was einer angstfreien und entspannten Mobilisation nicht dienlich ist. Hier ist anzumerken, dass Krankenhausmobiliar größtenteils auf die Körpergröße von erwachsenen Personen abgestimmt ist. Dadurch werden Kinder in ihrer Eigenaktivität behindert. Auch sind »freiheitsbeschränkende Maßnahmen« in der Pädiatrie aus Sicherheitsgründen gang und gäbe (z. B. Bettgitter, Befestigungsvorrichtungen in Babyschalen und Kinderwagen).

Aktive Atemphysiotherapie wird in der Pädiatrie oft kombiniert mit der Mobilisation ins Sitzen und mit spielerischen Hilfsmitteln wie Seifenblasen, Pusteball, Wasserbecher mit Seifenschaum, Ballon und Rollrtöte. So kann es auf der Intensivstation zu Lachen und Spaß kommen.

Mobilisation außerhalb des Bettes

Eine Frühmobilisation außerhalb des Betts/des Inkubators, die weltweit bei frühgeborenen Kindern erfolgreich angewendet wird, ist die »Känguru-Methode« (Kostandy & Ludington-Hoe, 2019; Charpak et al., 2017). Frühgeborene werden dabei Haut an Haut auf den Oberkörper der Mutter oder des Vaters gelegt. Körperkontakt, das Gehaltenwerden und das Einbeziehen der Familie von Anfang an, scheinen auch im Umfeld der Intensivmedizin wirksame Maßnahme zu sein. Es gibt gute Gründe dafür, dass diese positiven Effekte auch bei älteren Kindern genutzt werden sollten.

Die Bedenken für eine Mobilisation an den Bettrand oder außerhalb des Bettes wachsen oft mit der Größe und der Instabilität der PatientInnen. Gute Vorbereitung, interprofessionelles Vorgehen, das Definieren von Zuständigkeiten, gemeinsame Ziele und Motivation sind wichtige Voraussetzungen für das Gelingen. Größere Kinder schätzen es häufig, wenn sie das Kommando und das Timing der Mobilisation übernehmen können, auf diese Weise haben sie eine gewisse Kontrolle über das Geschehen.

Gute Dienste leistet passendes Material. In der Pädiatrie sind verschiedene Größen oder größenverstellbare Hilfsmittel unerlässlich, die im Sitzen guten Halt geben und achsengerechte Positionen gewährleisten, falls die eigene Kraft, Koordination oder Wachheit der PatientInnen dafür noch nicht genügen. Dies reicht von Tragevorrichtungen, Babyschalen, Kindersitzen, Kinderwagen, Reha-Buggys, Kinderrollstühlen bis zu elektrischen Sitz-Stehhilfen.

Vestibuläre Stimulation, Fortbewegung und Fantasie

Babys und Kleinkinder sind normalerweise »Traglinge«. Bereits während der Schwangerschaft werden sie herumgetragen und nach der Geburt mögen sie es in der Regel, gewiegt zu werden. Auf einer Intensivstation ist manchmal nur wenig Platz für Bewegung vorhanden. Erwachsene können die Kinder im Stehen auf dem Arm wiegen oder sich mit ihnen auf einen Sitzball setzen und leicht wippen. Solch sanfte vestibuläre Stimulation hat oft einen beruhigenden Effekt auf die Kinder. Dabei ist es wichtig, dass Personen, welche ein Kind halten oder tragen, selbst in einer angenehmen Position sind und sich sicher fühlen.

Um ins Krabbeln, Rutschen oder Gehen zu kommen, müssen die intensivmedizinischen Installationen einen gewissen Spielraum erlauben und gut fixiert sein. Auf diese Weise können Kinder auf Bobby Cars, Hüpfpferden oder Dreirädern mobilisiert werden. Das Gehen kann durch Hilfspersonen oder mit Gehwagen erleichtert werden. Kinder lassen sich manchmal auch mit Geschichten und Rollenspielen gerne zu einer Aktivität bewegen. Die Schilderung einer Kollegin, wie sie mit einem schwerkranken Mädchen im Tutu zu Ballettmusik tanzte, indem es sich am Bettende an der Stange festhielt oder die Erinnerung an Ferrari-Rollstuhlfahrten an der frischen Luft mit einem kleinen Knaben bleiben unvergesslich.

4.5.5 Fazit

Aktuelle Studien haben gezeigt, dass Frühmobilisation in der Pädiatrie sicher durchführbar ist, und es mehren sich die Nachweise positiver Effekte auf den funktionellen und psychologischen Outcome von Kindern/Jugendlichen und deren Familien. Wichtige Schritte zu mehr Mobilität bestehen in der Minimierung der Sedierung, dem Erkennen von Delir und Angeboten für strukturierte Aktivitäten, welche individuell auf den Gesundheitszustand, die Entwicklungsstufe und Interessen eines Kindes oder Jugendlichen angepasst werden. Bezüglich Frühmobilisation hat sich in der Pädiatrie in den letzten Jahren viel getan. Die Forschung dazu ist vielfältig und global vernetzt. Es ist viel Wille, Energie und Potenzial vorhanden, um pädiatrische Rehabilitation systematisch zu konzipieren und zu evaluieren.

Literatur

Banwell, B. L. et al.(2003). Muscle weakness in critically ill children. *Neurology*, *61*(12), 1779–1782. https://doi.org/10.1212/01.wnl.0000098886.90030.67

Charpak, N. et al. (2017). Twenty-year Follow-up of Kangaroo Mother Care Versus Traditional Care. *Pediatrics*, *139*(1). https://doi.org/10.1542/peds.2016-2063

Choong, K. et al. (2021). Prevalence of Acute Rehabilitation for Kids in the PICU: A Canadian Multicenter Point Prevalence Study. *Pediatr Crit Care Med*, *22*(2), 181–193. https://doi.org/10.1097/PCC.0000000000002601

Cuello-Garcia, C. A. et al. (2018). Early Mobilization in Critically Ill Children: A Systematic Review. *J Pediatr*, *203*, 25–33 e26. https://doi.org/10.1016/j.jpeds.2018.07.037

Choong, K. et al. (2018). Practice Recommendations for Early Mobilization in Critically Ill Children. *J Pediatr Intensive Care*, *7*(1), 14–26. https://doi.org/10.1055/s-0037-1601424

Ghamari, S. et al. (2019). Prävention und Therapie des pädiatrischen Emergence Delir. *Anästh Intensivmed*(60), 445–455. https://doi.org/DOI: 10.19224/ai2019.445

Ista, E. et al. (2022). ABCDEF Bundle Practices for Critically Ill Children: An International Survey of 161 PICUs in 18 Countries. *Crit Care Med*, *50*(1), 114–125. https://doi.org/10.1097/CCM.0000000000005168

Ista, E. et al.(2020). Mobilization practices in critically ill children: a European point prevalence study (EU PARK-PICU). *Crit Care*, *24*(1), 368. https://doi.org/10.1186/s13054-020-02988-2

Ista, E. et al. (2020). Mobilization practices in critically ill children: a European point prevalence study (EU PARK-PICU). *Crit Care*, *24*(1), 368. https://doi.org/10.1186/s13054-020-02988-2

Kudchadkar, S. R. et al. (2020). Physical Rehabilitation in Critically Ill Children: A Multicenter Point Prevalence Study in the United States. *Crit Care Med*, *48*(5), 634–644. https://doi.org/10.1097/CCM.0000000000004291

Kostandy, R. R. & Ludington-Hoe, S. M. (2019). The evolution of the science of kangaroo (mother) care (skin-to-skin contact). *Birth Defects Res*, *111*(15), 1032–1043. https://doi.org/10.1002/bdr2.1565

Kudchadkar, S. R., Yaster, M. & Punjabi, N. M. (2014). Sedation, sleep promotion, and delirium screening practices in the care of mechanically ventilated children: a wake-up call for the pediatric critical care community*. *Crit Care Med*, *42*(7), 1592–1600. https://doi.org/10.1097/CCM.0000000000000326

Manning, J. C. et al. (2018). Conceptualizing Post Intensive Care Syndrome in Children-The PICS-p Framework. *Pediatr Crit Care Med*, *19*(4), 298–300. https://doi.org/10.1097/pcc.0000000000001476

Marsillio, L. E. et al. (2019). Heart rate variability as a marker of recovery from critical illness in children. *PLoS One*, *14*(5), e0215930. https://doi.org/10.1371/journal.pone.0215930

Marston, M., & Schnidrig, S. (2020). Auch die Kleinsten im Spital können an Delir leiden. *Krankenpflege*(07/08), 22–25.

Piva, T. C., Ferrari, R. S. & Schaan, C. W. (2019). Early mobilization protocols for critically ill pediatric patients: systematic review. *Rev Bras Ter Intensiva*, *31*(2), 248–257. https://doi.org/10.5935/0103-507X.20190038 (Protocolos de mobilizacao precoce no paciente critico pediatrico: revisao sistematica.).

Souza, G. S. B. et al. (2022). Effectiveness of Different Physiotherapy Protocols in Children in the Intensive Care Unit: A Randomized Clinical Trial. *Pediatr Phys Ther*, *34*(1), 10–15. https://doi.org/10.1097/PEP.0000000000000848

Valla, F. V. et al. (2017). Thigh Ultrasound Monitoring Identifies Decreases in Quadriceps Femoris Thickness as a Frequent Observation in Critically Ill Children. *Pediatr Crit Care Med*, *18*(8), e339-e347. https://doi.org/10.1097/PCC.0000000000001235

Walker, T. C. & Kudchadkar, S. R. (2018). Early mobilization in the pediatric intensive care unit. *Transl Pediatr, 7*(4), 308–313. https://doi.org/10.21037/tp.2018.09.02

Walz, A., Canter, M. O., & Betters, K. (2020). The ICU Liberation Bundle and Strategies for Implementation in Pediatrics. *Curr Pediatr Rep, 8*(3), 69–78. https://doi.org/10.1007/s40124-020-00216-7

Wieczorek, B., Burke, C., Al-Harbi, A., & Kudchadkar, S. R. (2015). Early mobilization in the pediatric intensive care unit: a systematic review. *J Pediatr Intensive Care, 2015*, 129–170. https://doi.org/10.1055/s-0035-1563386

4.6 Delir und Mobilisierung

Peter Nydahl

Ein Delir ist eine häufige Komplikation bei IntensivpatientInnen und geht mit einer Störung der Wahrnehmung und des Denkens einher. Dies kann in der Praxis zu Herausforderungen in der Interaktion führen, gleichzeitig gilt Mobilisierung als eine der effektivsten Maßnahmen, um ein Delir zu vermeiden und zu lindern.

> **Definition Delir**
>
> Ein Delir ist durch Aufmerksamkeits- und Konzentrationsstörungen, rasche Entwicklung und Fluktuation im Tagesverlauf sowie zusätzliche kognitive Störungen gekennzeichnet (Wilson, 2021). Ein Delir ist die direkte Folge von einer oder mehreren körperlichen Störungen bzw. Eingriffen oder Medikamenten und entsteht aus der Kombination vorbestehender und auslösender Faktoren (DGAI, 2021). Es besteht ein Reiz-Reaktions-Zusammenhang zwischen Delir und den Folgen: Je länger ein Delir unbehandelt besteht, desto stärker sind die Folgen (Wilson, 2021).

4.6.1 Delir

Ungefähr jede dritte PatientIn im Intensivbereich kann von einem Delir betroffen sein. Manche PatientInnen werden unruhig oder mitunter aggressiv, andere ziehen sich in sich selbst zurück. Viele PatientInnen leider unter Halluzinationen und real erlebten Träumen, was dazu führen kann, dass sie sich woanders wähnen (z. B. auf einem Kreuzfahrtschiff oder im Zug) oder sich bedroht fühlen (z. B. entführt, missbraucht, zum Tode verurteilt). PatientInnen wissen, dass etwas nicht stimmt und bemerken es häufig an Schlaf- und Konzentrationsstörungen und werden sich selbst und anderen gegenüber misstrauisch. Eine entsprechende Information und Aufklärung über das Delir und die Symptome kann damit für PatientInnen bildend und entlastend sein:

»Moin, Herr Meyer, geht es Ihnen gut? ...
Kann ich etwas tun, damit es Ihnen besser geht? ...
Herr Meyer, bei uns erleiden einige Patienten eine Art Verwirrtheit, wir sagen Delir dazu. Man ist dann durcheinander, kann nicht schlafen, kann sich nicht konzentrieren, manche haben Halluzinationen ... Haben Sie heute an sich solche Symptome bemerkt? ...«

Und bei Bedarf kann dann weiter gefragt werden. Halluzinationen oder reale Träume sind mitunter sehr belastend und die Informationen, dass dies (leider) normal ist und auch wieder weg geht, kann sehr entlastend auf PatientInnen wirken. Es sollte auch nach Gefühlen und/oder Missverständnissen gefragt werden:

»Haben Sie hier Situationen erlebt, die Sie als sehr seltsam empfanden und nicht verstanden haben?«

4.6.2 Kommunikation

In der Kommunikation mit deliranten PatientInnen sind einige Punkte wichtig:

- Stellen Sie sich mit Namen und Funktion vor, nennen Sie Ihre Absicht.
- Bleiben Sie in einem angemessenen Abstand zu den PatientInnen stehen und bedrängen sie nicht, meist ist dies der doppelte Armesabstand.
- Sprechen Sie PatientInnen direkt mit Namen an, schauen Sie in die Augen, zeigen Sie eine offene, zugewandte Haltung. Bei Isolationsbedingungen können Sie sich ein großes Foto von sich selbst auf den Kittel kleben.
- Nutzen Sie kurze, verständliche Sätze und Begriffe, vermeiden Sie aber kindliche Sprache.
- Erklären Sie, was Sie vorhaben. Wenn Sie Bewegungen vorher demonstrieren, bewegen Sie sich aus dem Blickwinkel der PatientInnen (der gesehene rechte Arm ist auch der rechte Arm).
- Fragen Sie stets vor allen Berührungen, Interventionen, Maßnahmen usw. um Erlaubnis (»Darf ich Ihre Bettdecke wegnehmen?«). Bei Ablehnung können Sie PatientInnen fragen, ob Sie später wiederkommen können oder auch auf Konsequenzen der nicht-Behandlung hinweisen (vgl. www.patientenwuerde.de).
- Vergewissern Sie sich auch während der Interaktion, dass die PatientInnen weiterhin verstehen, worum es geht.

In einzelnen Fällen ist es hilfreich, einen Dialekt zu nutzen oder PatientInnen mit Vor- oder Spitznamen anzusprechen; Kosenamen sind der Familie vorbehalten. Auch Kommunikationskonzepte wie (Integrative) Validation können sehr hilfreich sein, wenn zusätzlich Gefühle verbalisiert werden und eine Gemeinschaft hergestellt wird.

4.6.3 Fallbeispiele

Stellen Sie sich vor, Sie betreuen heute Morgen drei PatientInnen in einem Zimmer:

1. Herr Herbert Schindler, 62 Jahre alt, Diabetiker, vorher selbständig und aktiv, nun Z. n. septischem Schock, spontan atmend, zurückgezogen, adynam, normoton, hypoaktiv delirant: er sieht Kaninchen im Zimmer, hat aber keine Angst davor.
2. Frau Emma Meier, 93 Jahre alt, bekannte Demenz, lebt im Pflegeheim und ist Rollator-gehfähig, nun Z. n. Pneumonie und Beatmung, jetzt an Highflow mit 60% O_2, ist gemischt hypoaktiv delirant mit nesteligen, unruhigen Phasen, in denen sie aufgeregt nach Ihrem Mann ruft (er heißt auch Herbert) und dann wieder schläfrig und einsilbig ist; ihr systolischer Blutdruck schwankt zwischen 120–190 mmHg, ihre Atemfrequenz ist ähnlich variabel.
3. Herr Stephan Kuster, 28 Jahre, Ergotherapeut und liebt Theaterspielen, Z. n. Covid-19-Infektion mit ARDS, tracheostomiert und beatmet mit 0,55 FiO_2, agitiert, aggressiv, halluziniert, selbst- und fremdgefährdend, fixiert.

Nein, Sie dürfen das Zimmer nicht wegtauschen. Die Frage ist: wie mobilisieren Sie die drei PatientInnen?

Studienlage

Die Studienlage zur Frühmobilisierung bei Delir ist relativ überzeugend. Durch Frühmobilisierung alleine oder Mobilisierung als Teil von multikomponenten Interventionen lässt sich das Risiko für die Entwicklung eines Delirs um mehr als die Hälfte senken und die Dauer um fast zwei Tage verkürzen (Nydahl et al., 2022). Die Mobilisierung wurde hier aber sehr unterschiedlich umgesetzt: Es wurde von einmal bis viermal pro Tag mobilisiert, von 15 Minuten bis 2 Stunden, von passiven Bewegungen bis zum Gehen über die Station. Allerdings hat sich gezeigt, dass Mobilisierung nicht bei allen PatientInnen hilfreich sein kann und in einigen wenigen Fällen ist es denkbar, dass Mobilisierung ein Delir auch verstärken könnte, z.B. durch die Kombination von zu langem inaktiven Sitzen bei PatientInnen mit kardiovaskulären Problemen und/oder hypotonen Bedingungen, was dann wahrscheinlich zur zerebralen Minderperfusion geführt haben kann. Die Auswahl an Mobilisierungsformen orientiert sich demnach nach den allgemeinen Bedingungen und dem klinischen Bild des Delirs.

Mobilisierung nach RASS

Die Mobilisierung kann je nach klinischem Bild des Delirs eingeschätzt werden. Bei PatientInnen mit einem hypoaktiven Delir können in Abwägungen allen anderen Faktoren eine aktive oder assistierte Mobilisierung empfohlen werden; bei PatientInnen mit hyperaktiven Delirien sollten die Ursachen für die Agitation sorgfältig evaluiert werden, denn mitunter können Faktoren wie Schmerzen, Luftnot oder Stuhldrang die Ursache sein. Bei aggressivem Verhalten sollte vor der Mobilisierung zunächst eine Rescue-Medikation erwogen werden, um dann bei einem niedrigen RASS beginnen zu können; eine Sedierung ist aber zu vermeiden.

Tab. 4.2: RASS und Mobilisierung

Stufe	Beschreibung	Delirform*	Mobilisierung
+4	Aggressiv	Hyperaktives Delir	Pharmakologische Intervention vor Mobilisierung empfohlen, bis RASS = 0.
+3	Sehr agitiert		
+2	Agitiert	Hyperaktives/gemischtes Delir	Aktive Mobilisierung kann erwogen werden. Gründe der Agitation müssen evaluiert werden.
+1	Ruhelos		
0	Wach und ruhig	Hypoaktives/gemischtes Delir	Aktive Mobilisation empfohlen: Bettkante sitzen, Stehen, aktive Transfers, Gehen
-1	Schläfrig	Hypoaktives/gemischtes Delir	
-2	Leichte Sedierung	Hypoaktives Delir	Assistierte Mobilisation empfohlen: Passive Transfers in Stuhl Fahrradfahren
-3	Moderate Sedierung		
-4	Tiefe Sedierung		
-5	Nicht erweckbar		

*Fluktuationen zwischen den Stufen sind häufig zu beobachten

Delirursachen

Ein Delir ist eine zerebrale Dekompensation, das Netzwerk im Gehirn funktioniert nicht mehr so gut. Dadurch kommen die ganzen hochempfindlichen Zentren durcheinander, die uns helfen, unsere Aufmerksamkeit auf etwas zu richten und zu halten, zwischen Traum und Wirklichkeit zu unterscheiden oder eine länger andauernde Wachheit aufzubauen. Die Ursachen für ein Delir können vielfältig sein. Es wurden bei IntensivpatientInnen vier Faktoren identifiziert, die für 80% der Delirien ursächlich sein können (auch in Kombination): Schock mit einem MAD < 65 mmHg > 15 Min., Gewebehypoxie mit SpO_2 < 90% > 15 Min., Entzündungen mit erhöhter Atemfrequenz > 22/Min., Bewusstseinstrübung, CRP > 5 mg/dl und Elektrolytentgleisungen mit pathologischen Werten, z. B. Natrium, Harnstoff usw. Es ist gut denkbar, dass eine Mobilisierung bei PatientInnen mit Schock über längere Zeit und mit passiven Bewegungen eher kontraindiziert ist, da das Sitzen die Kreislaufsituation verschlechtern kann; Fahrradfahren im Bett könnte ggf. effektiver sein. Bei PatientInnen mit Hypoxie können alle aufrechten Positionen sinnvoll sein, z. B. Sitzen im Stuhl, Beachchair im Bett, oder Gehen und Stehen. Bei PatientInnen mit Entzündungen hängt es von der akuten Phase ab: Es wurden schon PatientInnen im septischen Schock erfolgreich und sicher mobilisiert, aber der Effekt auf ein Delir wurde hierbei nicht untersucht, es bleibt also eine individuelle Entscheidung. Schließlich ist bei Elektrolytentgleisungen ebenfalls die aktuelle Situation zu betrachten.

4.6.4 Lösungsansätze zu den Fallbeispiele

Wie können die drei deliranten PatientInnen nun mobilisiert werden? Beziehen Sie Ihre KollegInnen und ggf. die Angehörigen in die Planung mit ein und mobilisieren Sie mit Ihren KollegInnen gemeinsam. Die Mobilisierung bei den drei PatientInnen könnte wie folgt geplant werden:

> Herr Herbert Schindler ist hypoaktiv delirant, sollte also aus diesem Grund mobilisiert werden. Er ist auch Diabetiker und kann auch im Gehirn Gefäßschäden aufweisen, weiterhin hatte er einen septischen Schock, sodass längeres *passives* Sitzen vermieden werden sollte. Da er auch Kaninchen im Zimmer sieht, könnte überlegt werden, ihn außerhalb seines Zimmers zu mobilisieren und ihn mit einem Rollstuhl auf den Flur zu fahren, um ihn dort am Rollstuhl/Geländer je nach Übungstoleranz Kniebeugen machen zu lassen oder den Rollstuhl als Rollator zu verwenden; ganz wagemutige KollegInnen könnten das auch mit Herrn Schindler draußen machen, im Sonnenlicht und Krankenhausgarten. Sollte er hinterher noch etwas im Rollstuhl sitzen wollen, ist darauf zu achten, dass die Beine hochgelegt werden, damit das Volumen nicht in die Beine diffundiert und sein Gehirn weiterhin gut durchblutet wird; ansonsten würde er eine Position wie Beachchair im Bett einnehmen. Es wäre zu überlegen, ihm zwischendurch die Dame, die immer seinen Vornamen ruft, einmal vorzustellen.
>
> Frau Emma Meier ist gemischt hypoaktiv delirant. Die Agitation kann dazu genutzt werden, sie aktiv zu mobilisieren. Wegen der Highflowtherapie ist der Bewegungsradius leider auf ca. einen Meter vom Beatmungsgeräte limitiert. Es bieten sich also Bewegungen wie Gehen auf der Stelle oder wenn es angemessen wirkt, ein Tänzchen an. Sie könnte ggf. länger neben dem Bett sitzen und (idealerweise) von DemenzbegleiterInnen betreut werden.
>
> Herr Stephan Kuster könnte vielleicht denken, dass er in einem ganz besonderen Theaterspiel gelandet ist. Aufgrund des selbst- und fremdgefährdenden Verhaltens erhält er zunächst eine pharmakologische Intervention, bis er wach und ruhig ist (RASS = 0). Danach wird er stufenweise bis zum Gehen mit transportabler Beatmung über den Flur mobilisiert, um ihn zu Re-orientieren und auch seine physischen Fähigkeiten zu fördern.

4.6.5 Fazit

Frühmobilisierung gehört zu den effektivsten Interventionen, um ein Delir zu vermeiden und zu verkürzen. Gleichzeitig sollte sie nicht pauschalisiert angeordnet oder umgesetzt werden. Abhängig von den Bewusstseinsstufen und den möglichen Ursachen eines Delirs können gezielte und individuelle Vorgehensweise geplant und umgesetzt werden.

Literatur

DGAI, (2021). Analgesie, Sedierung und Delirmanagement in der Intensivmedizin (DAS-Leitlinie). https://wwwawmforg/leitlinien/detail/ll/001–012html, 19. 10. 2021

Girard TD et al. (2018). Clinical phenotypes of delirium during critical illness and severity of subsequent long-term cognitive impairment: a prospective cohort study. Lancet Respir Med. 2018;6:213–22.

Krewulak KD, Stelfox HT, Ely EW, Fiest KM, (2020). Risk factors and outcomes among delirium subtypes in adult ICUs: A systematic review. J Crit Care 56: 257–264.

Nydahl P et al. (2022). Kann Frühmobilisierung ein Delir vermeiden? Eine Meta-Analyse. DIVI, 2022; 13(2)

Wilson JE et al. (2020). Delirium. Nature Reviews Disease Primers 6: 90.

4.7 Familienintegration bei der Frühmobilisation

Marie-Madlen Jeitziner, Beatrice Jenni-Moser & Matthias Thomas Exl

Die Integration der Familie in die Betreuung von PatientInnen der Intensivstation wird als wesentlicher Bestandteil einer hochstehenden und familienzentrierten Betreuungsqualität angesehen (Davidson et al., 2017; Hamilton et al., 2020; Kynoch et al., 2016; Olding et al., 2016). Dabei liegt familienzentrierter Betreuung ein offener Familienbegriff zugrunde. Unter einem offenen Familienbegriff werden diverse Familienformen subsumiert. In diesem Verständnis gehören den PatientInnen verwandte und nahestehende Personen, aber auch enge Freunde zur Familie (Seltzer, 2019). Die Anwesenheit der Familie und deren Integration auf der Intensivstation ist für PatientInnen bedeutsam. Sie fühlen sich getragen und beschützt. Aber auch für die Angehörigen ist die familienzentrierte Betreuung unerlässlich, damit alle Beteiligten die schwierige Situation verstehen und ertragen können (Davidson et al., 2017; Kleinpell et al., 2018). So können mögliche Folgen eines Aufenthaltes auf der Intensivstation für PatientInnen sowie für die Familie minimiert werden (Naef et al., 2021; Zante et al., 2020).

4.7.1 Integration der Familie

Studien, aber auch klinische Erfahrungen zu familienzentrierter Betreuung zeigen, wie wichtig es ist, die aktive Integration der Familie in die Betreuung zu fördern und Familienmitglieder gleichberechtigt in die klinische Entscheidungsfindung und Aufgaben einzubinden (Davidson et al., 2017; Deng et al., 2020; Morandi et al., 2017). Trotz dieses Bestrebens, die Familie zu integrieren, darf nicht vergessen werden, dass sich betroffene Familien oft in einer Krise befinden, die komplexe Situation nur bedingt einschätzen und überfordert sein können. Bisherige Studien veranschaulichen im Rahmen der Deliriumprävention und -behandlung die aktive Integration der Familie durch Präsenz bei den PatientInnen (Deng et al., 2020; Rosa et al., 2019), doch es fehlt noch an Wissensgrundlagen, wie die Familie konkret integriert werden kann (Burns et al., 2018; Farrier et al., 2019; Haines et al., 2017). So stellen sich folgende Fragen zur Frühmobilisation: Wie kann die Familie integriert werden? Wie wird sie angeleitet? Was ist förderlich und was kann hinderlich sein?

4.7.2 Bereitschaft des interprofessionellen Behandlungsteams

Familienzentrierte Ansätze in der Betreuung der PatientInnen gelten als Qualitätskriterium der modernen Intensivmedizin (Davidson et al., 2017). Damit dieses Kriterium erreicht werden kann, braucht es primär die Bereitschaft der Institution, des Managements und der Mitarbeitenden, die Familie nicht nur als Vertreterin der PatientInnen zu sehen, sondern sie als Teil des interprofessionellen Behandlungsteams zu verstehen. Es stellt sich also die Frage, ob die Fachpersonen bereit sind, mit der Familie zusammenzuarbeiten sowie sie bei der Frühmobilisation miteinzubeziehen und mitgestalten zu lassen. Dadurch wird die Betreuung der PatientInnen zur Familienangelegenheit und richtet sich an das gesamte Familiensystem, das in einem spezifischen soziokulturellen Kontext eingebettet ist. Eingebettet in einem Netz von Ressourcen, Schwächen, Bedürfnissen, Kapazitäten, Vorstellungen und Wünschen (Wong et al., 2021). Dieses Netz gilt es zu erfassen und bei der Integration der Familie gezielt zu nutzen. Jedoch ist zu beachten, dass es auch seitens des interprofessionellen Behandlungsteams Barrieren für die Integration der Familie in die Frühmobilisation gibt, beispielsweise vorhandene personelle und zeitliche Ressourcen sowie die Sprache (Haines et al., 2017; Potter et al., 2021).

Bei der Integration von Familien in die Mobilisierung ist zu bedenken, dass diese nicht für die Mobilisierung von kritisch Kranken ausgebildet sind und auch keine Verantwortung für Zu- und Ableitungen tragen dürfen. Sollte etwas passieren, eine PatientIn stürzen oder eine Zu- und Ableitung gezogen werden, so trägt ggf. die Verantwortung die zuständige Pflegefachperson und/oder PhysiotherapeutIn, denn diese haben die Familienangehörigen nicht ausreichend schulen können. Weiterhin dient dieses Vorgehen dem Schutz der Familie.[1]

4.7.3 Beziehungs- und Vertrauensaufbau

Am Anfang der Integration der Familie in die Betreuung steht der proaktive Beziehungs- und Vertrauensaufbau. Dieses Fundament ist zentral, damit einerseits Fachpersonen eine gelungene Zusammenarbeit mit der Familie aufbauen und erhalten können (Imanipour et al., 2019), und damit die Familie andererseits verstehen und erleben kann, weshalb PatientInnen bewegt und mobilisiert werden, obschon sie lebensbedrohlich erkrankt sind. Das zentrale Ziel ist, dass die Familie Anliegen, Sorgen oder Fragen bezüglich Frühmobilisation sichtbar machen und

---

[1] Juristische Aspekte sind stets gemäß jeweiligen geltenden Gesetzgebungen, die je nach Land unterschiedlich sind, und hausinternen Regeln zu berücksichtigen. Die Verantwortung für alle Interventionen liegt bei den Gesundheitsfachpersonen.

klären kann. Dabei gilt es, die Familie als Teammitglied anzusehen, welches selbst entscheidet, ob und wie es die Patientin oder den Patienten bei der Frühmobilisation unterstützt. Dennoch ist es wichtig, dass Fachpersonen mögliche Situationen der Überforderung erkennen.

4.7.4 Information und Wissen

Die Familie braucht klare und strukturierte Informationen (Ågård et al., 2019). Das heißt einerseits thematisches Wissen und Informationen zu Frühmobilisation, andererseits Wissen zu den von ihr übernommenen Aufgaben in der Unterstützung der Patientin oder des Patienten (Farrier et al., 2019). Dazu gehört die konkrete Information zum Prozedere der Frühmobilisation. Dieses Wissen kann in Form von mündlichen Erklärungen, Videos, Fotos oder auch Broschüren zugänglich gemacht werden (Haines et al., 2017; Schnock et al., 2017). Damit die Familie handlungsfähig ist, braucht sie Wissen darüber, wie mit schwerkranken, oft bewusstseinseingeschränkten PatientInnen kommuniziert wird, damit sie sich nicht hilflos fühlt. Diese Hilflosigkeit stellt sich dann ein, wenn selbständige Menschen plötzlich Situationen nicht mehr kontrollieren oder beeinflussen können (Björk et al., 2019). Nachzufragen und die Bedeutung des Gesagten für die PatientInnen aufzuzeigen, kann die Familie darin unterstützen, Informationen besser zu verstehen. Dabei hilft eine Sprache, die von Laien verstanden wird und wertschätzend, einfühlsam und respektvoll ist (Shin et al., 2020). Wichtig ist, dass die Familie weiß, dass die Fachpersonen für die Frühmobilisation verantwortlich sind, wer welche Rolle übernimmt und wie ihr individueller Beitrag die Betreuung unterstützen kann (Wong et al., 2020). Die Familienmitglieder erleben so einen Lernprozess, der durch wiederholte Information, Anleitung und Befähigung von unterschiedlichen Mitarbeitenden des Behandlungsteams unterstützt wird. Dies führt zu einem Empowerment der Familie.

4.7.5 Durchführung der Frühmobilisation

Besondere Bedeutung für die Familie hat die konkrete Durchführung der Frühmobilisation. Vorzugsweise erfolgt die Integration der Familie geplant (Farrier et al., 2019). Wenn die Familie bekannt ist, kann dies spontan geschehen. Es muss immer möglich sein, dass sich die Familie zurücknehmen darf, egal ob ihr Einbezug für eine kurze oder längere Aufgabe erfolgt, denn die Familie erfährt sich in einer neuen Rolle. Sie erlebt unbekannte Reaktionen von ihren Angehörigen, wie beispielsweise Husten am Tubus, erkennt die Abhängigkeit von Maschinen und bewältigt eigene Emotionen. Sicherzustellen, dass die Schmerzen der PatientInnen behandelt worden sind, schrittweises Vorgehen bei der Mobilisation, das Erkennen und Verbalisieren von Veränderungen im Mobilisationsprozess, sowie das Festhalten von Erfolgsmomenten unterstützt die Familie in ihrem Handeln. Es stärkt die Familie, wenn ihr nach der Frühmobilisation die Möglichkeit einer Reflexion angeboten wird, wenn sie einen Eintrag ins Patiententagebuch verfassen und über ihre Emotionen sprechen kann. Wenn sich die Situation der PatientInnen verschlechtert und die Frühmobilisation abgebrochen wird, braucht es eine unterstützende Fachperson. Der Einbezug der Familie in die Frühmobilisation kann ein förderlicher, aber auch ein hinderlicher Faktor sein, vor allem wenn die Familie der Meinung ist, dass ihre Angehörige, ihr Angehöriger zu krank ist, für eine Mobilisation (Potter et al., 2021).

4.7.6 Mit der Familie auf Augenhöhe

Bei der Frühmobilisation auf Augenhöhe mit der Familie zusammenzuarbeiten, bedeutet auch, der Familie Führung zu übergeben. Führung übergeben heißt, mit der Familie und nicht über die Familie zu entscheiden (Haines et al., 2017). Wie kann nun die Familie Führung übernehmen? Die Familie kann sich aktiv in die Planung der Frühmobilisation einbringen, indem die Terminplanung der Frühmobilisation zusammen mit der Familie erfolgt, die gleichzeitig auch ihren Alltag organisiert. Dies verlangt vom Behandlungsteam Flexibilität, Transparenz und Anpassungen der eigenen Arbeitsorganisation.

Auch nach dem Aufenthalt ist die Familie Wissensträgerin hinsichtlich der Mobilisation. Idealerweise wird die Familie darin bestärkt, ihr Wissen während dem weiteren Genesungsprozess der PatientInnen einzusetzen. Dies stärkt die Familie insofern, dass sie sich weiterhin als Teil des Behandlungsteams wahrnimmt und die PatientInnen in ihrer Genesung unterstützen können. Die Integration der Familie bei der Frühmobilisation ist bis heute noch wenig systematisch erforscht. Dennoch erscheint die Integration der Familie, die durch einen proaktiven Vertrauensaufbau, Befähigung, Transparenz und gegenseitige Wertschätzung geprägt ist, von Relevanz zu sein. So verbessert sich nicht nur das Verständnis der Familie für die Situation, in der sich die Patientin, der Patient befindet, sondern auch das Verständnis für die Situation, in der sie sich selber, als Familie befinden. Dieses Verständnis scheint wegweisend für den späteren Umgang im Laufe der Zeit auf der Intensivstation zu sein.

4.7.7 Fazit

- Die Familienintegration in die Frühmobilisation ist ein wenig erforschtes Gebiet.
- Für eine aktive Integration der Familie in die Frühmobilisation braucht es eine Anleitung, Befähigung und Unterstützung seitens des Behandlungsteams.
- Der Trend geht in die Richtung, dass die Familie zunehmend als Teil des Behandlungsteams betrachtet wird.
- Die Verantwortung für die PatentInnen während der Frühmobilisation bleibt bei dem zuständigen Behandlungsteam.

Literatur

Ågård, A. S., Hofhuis, J. G. M., Koopmans, M. et al. (2019). Identifying improvement opportunities for patient- and family-centered care in the ICU: Using qualitative methods to understand family perspectives. *J Crit Care, 49*, 33–37. https://doi.org/10.1016/j.jcrc.2018.10.008

Björk, K., Lindahl, B., & Fridh, I. (2019). Family members' experiences of waiting in intensive care: a concept analysis. *Scand J Caring Sci, 33*(3), 522–539. https://doi.org/10.1111/scs.12660

Burns, K. E. A., Misak, C., Herridge, M. et al. (2018). Patient and Family Engagement in the ICU. Untapped Opportunities and Underrecognized Challenges. *Am J Respir Crit Care Med, 198*(3), 310–319. https://doi.org/10.1164/rccm.201710-2032CI

Davidson, J. E., Aslakson, R. A., Long, A. C. et al. (2017). Guidelines for Family-Centered Care in the Neonatal, Pediatric, and Adult ICU. *Crit Care Med, 45*(1), 103–128. https://doi.org/10.1097/ccm.0000000000002169

Deng, L. X., Cao, L., Zhang, L. N. et al. (2020). Non-pharmacological interventions to reduce the incidence and duration of delirium in critically ill patients: A systematic review and network meta-analysis. *J Crit Care, 60*, 241–248. https://doi.org/10.1016/j.jcrc.2020.08.019

Farrier, C. E., Stelfox, H. T., & Fiest, K. M. (2019). In the pursuit of partnership: patient and family engagement in critical care medicine. *Curr Opin Crit Care, 25*(5), 505–510. https://doi.org/10.1097/mcc.0000000000000643

Haines, K. J., Kelly, P., Fitzgerald, P. et al.(2017). The Untapped Potential of Patient and Family Engagement in the Organization of Critical Care. *Crit Care Med, 45*(5), 899–906. https://doi.org/10.1097/ccm.0000000000002282

Hamilton, R., Kleinpell, R., Lipman et al. (2020). International facilitators and barriers to family engagement in the ICU: Results of a qualitative analysis. *J Crit Care, 58*, 72–77. https://doi.org/10.1016/j.jcrc.2020.04.011

Imanipour, M., Kiwanuka, F., Akhavan Rad, S. et al.(2019). Family members' experiences in adult intensive care units: a systematic review. *Scand J Caring Sci, 33*(3), 569–581. https://doi.org/10.1111/scs.12675

Kleinpell, R., Heyland, D. K., Lipman, J. et al. (2018). Patient and family engagement in the ICU: Report from the task force of the World Federation of Societies of Intensive and Critical Care Medicine. *J Crit Care, 48*, 251–256. https://doi.org/10.1016/j.jcrc.2018.09.006

Kynoch, K., Chang, A., Coyer, F. et al. (2016). The effectiveness of interventions to meet family needs of critically ill patients in an adult intensive care unit: a systematic review update. *JBI Database System Rev Implement Rep, 14*(3), 181–234. https://doi.org/10.11124/jbisrir-2016-2477

Morandi, A., Piva, S., Ely, E. W. et al. (2017). Worldwide Survey of the »Assessing Pain, Both Spontaneous Awakening and Breathing Trials, Choice of Drugs, Delirium Monitoring/Management, Early Exercise/Mobility, and Family Empowerment« (ABCDEF) Bundle. *Crit Care Med, 45*(11), e1111–e1122. https://doi.org/10.1097/ccm.0000000000002640

Naef, R., von Felten, S., Petry, H. et al. (2021). Impact of a nurse-led family support intervention on family members' satisfaction with intensive care and psychological wellbeing: A mixed-methods evaluation. *Aust Crit Care, 34*(6), 594–603. https://doi.org/10.1016/j.aucc.2020.10.014

Olding, M., McMillan, S. E., Reeves, S. et al. (2016). Patient and family involvement in adult critical and intensive care settings: a scoping review. *Health Expect, 19*(6), 1183–1202. https://doi.org/10.1111/hex.12402

Potter, K., Miller, S., & Newman, S. (2021). Environmental Factors Affecting Early Mobilization and Physical Disability Post-Intensive Care: An Integrative Review Through the Lens of the World Health Organization International Classification of Functioning, Disability, and Health. *Dimens Crit Care Nurs, 40*(2), 92–117. https://doi.org/10.1097/dcc.0000000000000461

Rosa, R. G., Falavigna, M., da Silva, D. B. et al. (2019). Effect of Flexible Family Visitation on Delirium Among Patients in the Intensive Care Unit: The ICU Visits Randomized Clinical Trial. *Jama, 322*(3), 216–228. https://doi.org/10.1001/jama.2019.8766

Schnock, K. O., Ravindran, S. S., Fladger, A. et al. (2017). Identifying Information Resources for Patients in the Intensive Care Unit and Their Families. *Crit Care Nurse, 37*(6), e10–e16. https://doi.org/10.4037/ccn2017961

Seltzer, J. A. (2019). Family Change and Changing Family Demography. *Demography, 56*(2), 405–426. https://doi.org/10.1007/s13524-019-00766-6

Shin, J. W., Tate, J. A., & Happ, M. B. (2020). The Facilitated Sensemaking Model as a Framework for Family-Patient Communication During Mechanical Ventilation in the Intensive Care Unit. *Crit Care Nurs Clin North Am*, *32*(2), 335–348. https://doi.org/10.1016/j.cnc.2020.02.013

Wong, P., Redley, B., & Bucknall, T. (2021). Families' control preference for participation in patient care in adult intensive care. *Intensive Crit Care Nurs*, *62*, 102953. https://doi.org/10.1016/j.iccn.2020.102953

Wong, P., Redley, B., Digby, R. et al.(2020). Families' perspectives of participation in patient care in an adult intensive care unit: A qualitative study. *Aust Crit Care*, *33*(4), 317–325. https://doi.org/10.1016/j.aucc.2019.06.002

Zante, B., Camenisch, S. A., & Schefold, J. C. (2020). Interventions in Post-Intensive Care Syndrome-Family: A Systematic Literature Review. *Crit Care Med*, *48*(9), e835–e840. https://doi.org/10.1097/ccm.0000000000004450

4.8 Personalmangel

Carsten Hermes & Stefan Nessizius

Wenn Pflegende, MedizinerInnen, PhysiotherapeutInnen und andere nach Barrieren in der Mobilisierung von IntensivpatientInnen gefragt werden, wird Pflegepersonalmangel von allen Professionen unter den drei Top-Drei Barrieren genannt (Hermes et al., 2020). Dabei ist es unklar, ob tatsächlich die Anzahl an Köpfen entscheidend ist, ob mobilisiert werden kann oder nicht. Es liegen verschiedene Einflussfaktoren vor:

Krankheitsschwere: In der deutschen Ein-Tagesprävalenzstudie mit mehr als 780 beatmeten IntensivpatientInnen wurde ermittelt, dass überall dort, wo eine Pflegekraft drei oder mehr IntensivpatientInnen betreute, auch mehr mobilisiert worden ist; erwartet wurde das Gegenteil. Dies bedeutet nicht, dass Personalmangel keine Auswirkungen gehabt hätte, plausibel ist, dass diese PatientInnen nicht so krank waren, eher an der NIV waren und daher eine Pflegende mehrere dieser leichter erkrankten PatientInnen betreuen und mobilisieren konnte (Nydahl et al., 2014). Schlussfolgerung: je kränker PatientInnen sind, desto mehr Personal wird für die Mobilisierung benötigt, es gibt aber keine definierbaren Grenzwerte.

Komplexität: Die schiere Anzahl von Zu- und Ableitungen inklusive Überwachungsleitungen kann auf die Komplexität der PatientInnen hinweisen und es gilt die Regel: Je mehr Kabel, desto mehr Personal ist zur Mobilisierung nötig, es gibt aber auch hier keine klar definierbaren Grenzwerte, wie beispielsweise ab zehn Leitungen sind drei Personen notwendig o. ä. (Benjamin et al., 2022).

Beatmung: Der Faktor Beatmung führt unabhängig von dem Beatmungszugang dazu, dass MitarbeiterInnen in den meisten Fällen einen Mehrbedarf an Personal einschätzen (Hermes et al., 2020). Als Faustregel gilt: Ist eine Beatmung vorhanden, soll eine Person zusätzlich geplant werden.

Kultur: In einer Umfrage in verschiedenen Ländern wurde nach Personalschlüssel und Mobilisierung gefragt. Das Verhältnis Pflegende zu PatientInnen war in den USA 1:2, dem Vereinigten Königreich 1:1, Frankreich 1:4 und in Deutschland 1:3. Frühmobilisierung wurde vor allem dann umgesetzt, wenn es Tagesziele und feste PhysiotherapeutInnen gab und die Intensivstation in Deutschland war. Obwohl es also einen verhältnismäßig schlechteren Personalschlüssel gab, wurde dieser scheinbar durch andere Faktoren mehr als kompensiert (Bakhru et al., 2016). Kultur kann eine Rolle spielen.

Heterogenität: In mehreren Umfragen wurden MitarbeiterInnen gefragt, wie viele Personen notwendig wären, um PatientInnen anhand von fiktiven Fallbeispielen zu mobilisieren. Die geschätzte Anzahl an Personen variierte erheblich, beispielsweise wurden bei einem oral intubierten, beatmeten Patienten ohne weitere limitierende Faktoren zwischen 2–4 benötigte Personen angegeben, bei spontan atmenden PatientInnen zwischen 1–3 Personen. Wieviel Personal also benötigt wird, wird sehr unterschiedlich eingeschätzt (Hermes et al., 2020; Nydahl et al., 2016).

Nierenersatztherapie: In einer Online-Umfrage zu zehn fiktiven Patientenszenarien und leitlinienbezogenem Wissen schätzen die Teilnehmenden, dass im Median 2,5 Mitarbeiter [2–4] bei einer PatientIn mit kontinuierlicher Nierenersatztherapie benötigt werden, um z. B. an der Bettkante zu sitzen.

Weitere Faktoren, die einen Einfluss auf den Zusammenhang Personalbesetzung und Mobilisierung haben können, aber im Kontext Mobilisierung noch nicht belegt wurden, sind u. a.: Erfahrung in dem Fachbereich, Ausbildung, Training, Anzahl an MitarbeiterInnen pro Schicht, Anzahl der zu betreuenden PatientInnen pro Schicht, Kooperation, Dokumentation, Größe der Räumlichkeiten, Hilfsmittel und vieles andere mehr (Griffiths et al., 2016). Das Vorhandensein von Mobilisierungsprotokollen hat einen zunehmenden Einfluss auf den Mobilisierungsgrad, ohne dass der Einfluss auf die individuellen Entscheidungen des Personals bisher bekannt ist (Hermes et al., 2022). Für die Normalstationen gibt es Hinweise, dass eine Versorgung mit mehr als 1,5 h pro Patienten und Tag durch ZeitarbeiterInnen mit einem erhöhten Sterberisiko verbunden ist. Bisher gibt es keine evidenten Belege, dass der Einsatz von LeiharbeiterInnen auf Intensiv- (ITS) und Überwachungsstationen (IMC) einen signifikanten Einfluss auf das Patientenoutcome hat. Es wurden allerdings Hinweise gefunden, dass individuelle Qualifikationen und die Arbeitsbedingungen einen Einfluss auf das Outcome haben (Hermes, 2022).

Lösungsmöglichkeiten

Welche Lösungsmöglichkeiten gibt es nun, um trotz Personalmangel, der auch bei ÄrztInnen und PhysiotherapeutInnen besteht, PatientInnen zu mobilisieren?

- Zusätzliches Personal im Rahmen von sehr langfristig geplanten Studien über Drittmittel rekrutieren (Dubb et al., 2016).
- Training und Ausbildung von Personal im Umgang mit Mobilisierungskonzepten und Hilfsmitteln (Gattinger et al., 2018).

- Finanzierungsmodelle entwickeln, den Vorteil von Mobilisierungspersonal aufzeigen und entsprechende Stellen beantragen (Dubb et al., 2016)
- Zusätzliche interprofessionelle Mobilisierungsteams einstellen, die für verschiedene Stationen zuständig sind und dort mobilisieren (Morris et al., 2008; Schweickert et al., 2009).
- Interprofessionelle Tagesziele implementieren, die in der Koordination von Personal und Mobilisierung unterstützen (Dubb et al., 2016).
- Aufwendige Kommunikationsprozesse vermeiden, u. a. durch automatische Anordnungen zur Frühmobilisierung: Jede PatientIn wird mobilisiert, es sei denn, es liegt eine Anordnung zur Bettruhe vor (Kumpf et al., 2017), oder die Verantwortung der Entscheidung zur Mobilisierung in die Hände der Pflege und Physiotherapie legen (Dubb et al., 2016; Schaller et al., 2016).
- Unterstützungs- und Priorisierungslisten durch die Leitung, damit Mobilisierung zugunsten von anderen Tätigkeiten umgesetzt werden kann (Hopkins et al., 2007).
- Ultima Ratio: Die pflegerische Leitung der legendären Mobilisierungsstation in Salt Lake City hat sieben Jahre benötigt, um eine Kultur der Frühmobilisierung zu implementieren – und im Verlauf auch KollegInnen gekündigt, die das Projekt nicht unterstützen wollten (Hopkins et al., 2007).
- Wenn nicht alle PatientInnen mobilisiert werden können und priorisiert werden muss, so gewinnen am ehesten diejenigen PatientInnen von Mobilisierung, die eine moderate Krankheitsschwere haben und lange genug auf Station sind, um von wiederholter Mobilisierung zu profitieren (≥ 3 Tage) (Eggmann et al., 2022; Scheffenbichler et al., 2021; Waldauf et al., 2020).
- Nicht nur tagsüber mobilisieren. Die Mobilisierung in den Abendstunden und ggf. auch nachts ist bei PatientInnen, die nicht schlafen, ist machbar und wird von diesen genossen (Nydahl et al., 2022). Physiotherapie im Nachtdienst ist in Brasilien Gesetz und ist durch verkürzte Verweildauern und weniger Komplikationen der PatientInnen ausgesprochen kosteneffektiv (Castro et al., 2013; Rotta et al., 2018).
- Obgleich eine einheitliche internationale Definition der Frühmobilisation noch aussteht, gibt es starke Hinweise darauf, dass wenn eine Frühmobilisation innerhalb von 72 h nach Aufnahme auf die Intensivstation begonnen wird (Frühmobilisation nach dt. S2e-Leitlinie), dies einen Vorteil für Patienten hat (Fuest und Schaller 2019).
- Ein weiterer Punkt im Zusammenhang mit der praktischen Durchführung der Frühmobilisierung umfasst das Einschätzen der Belastbarkeit von PatientInnen. Hierzu werden Grundlagen der Trainingslehre, wie z. B. Trainingsreiz, körperliche Ermüdung, Erholung und Anpassungsphasen benötigt (Nessizius, 2017). Dies könnte helfen trainingsfreie Intervalle klar zu messen und Personal könnte so entsprechend gezielter eingesetzt werden.

4.8.1 Fazit

Die Fähigkeit zur Mobilisierung von PatientInnen und die dafür benötigten personellen Ressourcen werden innerhalb der intensivmedizinischen Versorgung unterschiedlich eingeschätzt. Diese Einschätzungen z. B. zur Mobilitätsfähigkeit einer PatientIn können durch eine eingeschränkte Mobilisation Auswirkungen auf die Rehabilitation haben. Die genaue Kenntnis von Leitlinien führt zwar in Studien zu einem höheren Zielniveau der Mobilisierung, es ist aber unklar, ob dies auch die individuellen Entscheidungen beeinflusst. Wichtiger Schlüssel zur erfolgreichen Therapie von IntensivpatientInnen liegt in der Teamarbeit. Eine Mobilisierung kann nur optimal nutzen und durchgeführt werden mit einem interprofessionellen Verständnis der Praktiken und Ziele. Daher können alle Berufsgruppen auf der Intensivstation von interprofessioneller Ausbildung, interprofessionellen Visiten und der Teilnahme an Rehabilitationsmaßnahmen profitieren. Eine positive Kultur aufzubauen ist unerlässlich. Weitere Studien sind erforderlich, um zu verstehen, wie hoch das kritische Verhältnis zwischen regulärem Pflegepersonal und Leiharbeitskräften ist und welchen Einfluss es auf die PatientInnen hat. Ein direkter Vergleich von Faktoren wie Fähigkeiten zur Erkennung von Delirien oder die Rate der Frühmobilisation könnte dabei helfen.

Literatur

Bakhru, R. N. et al. (2016). Intensive Care Unit Structure Variation and Implications for Early Mobilization Practices. An International Survey. *Ann Am Thorac Soc, 13*(9), 1527–1537. https://doi.org/10.1513/AnnalsATS.201601-078OC

Benjamin, E., Roddy, L., & Giuliano, K. K. (2022). Management of patient tubes and lines during early mobility in the intensive care unit. *Human Factors in Healthcare, 2*, 100017. https://doi.org/https://doi.org/10.1016/j.hfh.2022.100017

Castro, A. A. et al. (2013). Chest physiotherapy effectiveness to reduce hospitalization and mechanical ventilation length of stay, pulmonary infection rate and mortality in ICU patients. *Respir Med, 107*(1), 68–74. https://doi.org/10.1016/j.rmed.2012.09.016

Dubb, R. et al. (2016). Barriers and Strategies for Early Mobilization of Patients in Intensive Care Units. *Ann Am Thorac Soc, 13*(5), 724–730. https://doi.org/10.1513/AnnalsATS.201509-586CME

Eggmann, S. et al. (2022). Cardiorespiratory response to early rehabilitation in critically ill adults: A secondary analysis of a randomised controlled trial. *PLoS One, 17*(2), e0262779. https://doi.org/10.1371/journal.pone.0262779

Fuest, K., Schaller, S.J. (2019), Frühmobilisation auf der Intensivstation. Med Klin Intensivmed Notfmed 114, 759–764: https://doi.org/10.1007/s00063-019-0605-4

Gattinger, H. et al. (2018). The self-reported and observed competence of nursing staff in mobility care based on Kinaesthetics in nursing homes – A cross-sectional study. *Pflege, 31*(6), 319–329. https://doi.org/10.1024/1012-5302/a000641

Griffiths, P. et al. (2016). Nurse staffing and patient outcomes: Strengths and limitations of the evidence to inform policy and practice. A review and discussion paper based on evidence reviewed for the National Institute for Health and Care Excellence Safe Staffing guideline development. *Int J Nurs Stud, 63*, 213–225. https://doi.org/10.1016/j.ijnurstu.2016.03.012

Hermes, C. et al. (2020). Assessment of mobilization capacity in 10 different ICU scenarios by different professions. *PLoS One, 15*(10), e0239853. https://doi.org/10.1371/journal.pone.0239853

Hermes, C., Petersen-Ewert, C. (2022) Leih- und Zeitarbeit in der Intensivpflege. MedKlin Intensivmed Notfmed 117, 16–23 :
https://doi.org/10.1007/s00063-020-00753-5

Hermes C et al. (2022). Einfluss der Arbeitsbedingungen und des Gehalts auf die Leiharbeit für Intermediate-Care- und Intensivstationen : Teilergebnisse einer bundesweiten Umfrage [Influence of working conditions and salary on temporary agency work for intermediate care and intensive care units : Partial results of a nationwide survey] Med Klin Intensivmed Notfmed.1–11. https://doi:10.1007/s00063-022-00929-1

Hopkins, R. O., Spuhler, V. J., & Thomsen, G. E. (2007). Transforming ICU culture to facilitate early mobility. *Crit Care Clin, 23*(1), 81–96. https://doi.org/10.1016/j.ccc.2006.11.004

Kumpf, O. et al. (2017). Quality indicators in intensive care medicine for Germany. (1612–3174 (Electronic)).

Morris, P. E. et al. (2008). Early intensive care unit mobility therapy in the treatment of acute respiratory failure. *Crit Care Med, 36*(8), 2238–2243. https://doi.org/10.1097/CCM.0b013e318180b90e

Nessizius, S. (2017). Maßgeschneiderte Frühmobilisation. Med Klin Intensivmed Notfmed 112, 308–313: https://doi.org/10.1007/s00063-017-0280-2

Nydahl, P. et al. (2016). Frühmobilisierung: Zuständigkeiten, Verantwortungen, Meilensteine. *Med Klin Intensivmed Notfmed, 111*(2), 153–159. https://doi.org/10.1007/s00063-015-0073-4 (Frühmobilisierung. Zuständigkeiten, Verantwortungen, Meilensteine.)

Nydahl, P. et al (2022). Mobilization in the evening to prevent delirium: A pilot randomized trial. *Nurs Crit Care, 27*(4), 519–527. https://doi.org/10.1111/nicc.12638

Nydahl, P. et al. (2014). Early mobilization of mechanically ventilated patients: a 1-day point-prevalence study in Germany. *Crit Care Med, 42*(5), 1178–1186. https://doi.org/10.1097/CCM.0000000000000149

Rotta, B. P. et al. (2018). Relationship between availability of physiotherapy services and ICU costs. *J Bras Pneumol, 44*(3), 184–189. https://doi.org/10.1590/s1806-37562017000000196

Schaller, S. J. et al. (2016). Early, goal-directed mobilisation in the surgical intensive care unit: a randomised controlled trial. *Lancet, 388*(10052), 1377–1388. https://doi.org/10.1016/s0140-6736(16)31637-3

Scheffenbichler, F. T. et al. (2021). Effects of the Level and Duration of Mobilization Therapy in the Surgical ICU on the Loss of the Ability to Live Independently: An International Prospective Cohort Study. *Crit Care Med, Publish Ahead of Print.* https://doi.org/10.1097/ccm.0000000000004808

Schweickert, W. D. et al. (2009). Early physical and occupational therapy in mechanically ventilated, critically ill patients: a randomised controlled trial. *Lancet, 373*(9678), 1874–1882. https://doi.org/10.1016/S0140-6736(09)60658-9

Waldauf, P. et al. (2020). Effects of Rehabilitation Interventions on Clinical Outcomes in Critically Ill Patients: Systematic Review and Meta-Analysis of Randomized Controlled Trials. *Crit Care Med.* https://doi.org/10.1097/CCM.0000000000004382

5 Fallbeispiele

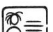
Schon bald sollte ich meine Füße das erste Mal auf den Boden stellen. Das war ein besonderes Erlebnis für mich! Meine Füße zittern, als sie den Boden erreichen. Schon der erste kleine Druck auf meine Füße bereitet höllische Schmerzen und meine Füße zittern unkontrollierbar. Zu diesem Zeitpunkt habe ich damit gerechnet, dass es bestimmt Monate dauern würde, bis ich wieder laufen lernte. Ja, ich habe zu diesem Zeitpunkt sogar befürchtet, dass ich eventuell nie wieder gehen könnte. Solche Erfahrungen haben mir besondere psychische Stärke abverlangt, daher war ich in solchen Momenten froh, wenn jemand bei mir stand und mir Nähe und Verständnis entgegenbrachte. Nein, ich suchte nicht Bedauern, sondern eben viel mehr Verständnis und aufmunternde Worte, auch fachliche Erklärungen oder Erfahrungsberichte von anderen PatientInnen. Die größte Schwierigkeit fand ich aber nach wie vor, dass ich nicht sprechen konnte. Nicht erzählen zu können, was mich beschäftigt oder mir Angst machte, keine Fragen stellen und nach wie vor nicht aufklären können, was ich nun wirklich real erlebt habe und was nur Geschichten aus dem Koma waren, machte mir zu schaffen.

Ich fühlte mich in dieser Zeit oft sehr ausgeliefert, abhängig und zerbrechlich. Umso mehr benötigte ich in diesen Momenten Menschen, die mich verstanden, ernst nahmen und versuchten einzufühlen, wie es mir gehen könnte. Zutiefst dankbar kann ich sagen, dass ich oft genau das vom Pflegepersonal erhalten habe. Klar, hätte ich mir gewünscht, dass sie alle noch viel mehr Zeit für mich gehabt hätten und mich nie allein gelassen hätten. Die Zeit, in der ich allein da lag und begann meine Gedanken zu sortieren, waren oft unerträglich schwer – aber auch das gehört zur Verarbeitung – da muss wohl jeder Lang-Koma-Patient durch! Glücklicherweise bin ich ein Mensch, der gelernt hat, die Dinge so zu akzeptieren, wie sie sind, ohne die Vergangenheit in Frage zu stellen. Das hat mir in dieser Zeit sehr geholfen und hilft mir noch heute, damit ich mein Covid-Schicksal akzeptieren kann.

Das erste Mal sprechen. Diesen Moment vergesse ich wohl nie. Zuerst wird irgendetwas am Beatmungsschlauch manipuliert und dann beginnt ein fürchterlicher Hustenreiz. Tränen laufen mir runter und der Husten will nicht enden. Doch langsam wird es besser und sie fordern mich auf zu sprechen. Aber wie geht sprechen überhaupt? Ich versuche es, und plötzlich ein Ton, ein Wort, es funktioniert!

Nun darf meine Frau zu mir und wir können nach Monaten wieder das erste Mal zusammen sprechen. Es ist einfach wunderbar, sich wieder mitteilen zu können! Das erste Mal kann ich erzählen, was mich beschäftigt, kann Fragen stellen und klären, was nun wirklich geschah und was nur ein Koma-Traum war. Meine Frau und ich weinen beide und halten uns die Hände. Aber auch das Sprechen ist sehr anstrengend und schnell kommt die Erschöpfung. Wieder wird etwas manipuliert und ich bin wieder stumm. Diese Prozedur wiederholt sich nun jeden Tag und ich freue mich immer sehr auf die Momente, in denen ich eine Stimme habe.

Generell geht es mir von Tag zu Tag besser, die wachen Momente werden länger und die Bewegungen verursachen immer weniger Qualen. Lediglich die teilweise stundenlangen Hustenreize bringen mich ab und zu an meine Grenzen und rauben mir jegliche Kraft. Aber auch das wird von Tag zu Tag besser. Bald wird der Beatmungsschlauch entfernt und ich kann wieder zu jeder Zeit sprechen. Schon wartet eine neue Herausforderung auf mich, wieder schlucken lernen. Etwas aufgeregt kann ich mich am »Schlumpfendrink«[1] beweisen. Es funktioniert erstaunlich gut. Ich kann wieder trinken. Nach dem Trinken habe ich mich schon lange gesehnt, ich hatte oft unerträglichen Durst und durfte nichts trinken. Auch wenn das Eis, das ich in solchen Situationen jeweils erhielt, ein besonderer Genuss war, sehnte ich mich schon lange nach einem Glas kaltem Wasser! Am nächsten Tag darf ich dann das erste Mal etwas kleines Essen, auch das funktioniert erstaunlich gut. Ich freue mich schon riesig auf einen Teller Spaghetti. Leider musse ich rasch feststellen, dass sich mein Magen durch die lange künstliche Ernährung sehr stark verkleinert hat. Somit wird das Essen in den ersten Wochen leider eher ein Zwang als ein Genuss; umso mehr, da ich 25 kg Gewicht zulegen sollte.

Nichtsdestotrotz stärkten mich zu dieser Zeit auch die kleinsten Fortschritte sehr. Zu sehen, wie sich auch das Pflegepersonal und die Physiotherapeutinnen über meine Fortschritte freuen macht mich richtig stolz und gibt mir Superkräfte, Mut und Zuversicht.

5.1 Früheinsetzende Physiotherapie bei PatientInnen auf der ICU unter laufender ECLS-Therapie – ein Fallbericht

Jochen Bräunig

Physiotherapie ist für die moderne medizinische Versorgung kritisch kranker PatientInnen ein zunehmend integraler Bestandteil der interprofessionellen Therapie einer Intensivstation geworden. Das stellt jedoch aktuell noch keine Selbstverständlichkeit dar, sondern ist die Folge unterschiedlicher Prozesse im zeitlichen Verlauf von sich stetig ändernden An-

---

1 Mit Lebensmittelfarbe Blau eingefärbtes Wasser.

sprüchen an die Qualität der Versorgung von kritisch kranken PatientInnen im deutschen Gesundheitswesen.

5.1.1 Fallbericht

Auf der Intensivstation der Klinik für Anästhesiologie, Intensivmedizin und Schmerztherapie am Universitätsklinikum Münster arbeitet ein eingespieltes und spezialisiertes interprofessionelles Team, um geeignete intrahospitale Standards in Bezug auf adäquate und individuelle physiotherapeutische Förderung unter gleichzeitiger Wahrung der professionellen Sicherheit im Handling für diese PatientInnen zu entwickeln sowie dem traditionellen Bild der nicht-behandelbaren Extracorporeal-Life-Support ECLS)-PatientInnen entgegen zu wirken. Entsprechend soll in dem vorliegenden Beispiel dargestellt werden, dass qualitative Effekte bei früh einsetzender Physiotherapie auf der Intensivstation (ICU) bei PatientInnen unter ECLS-Therapie nach kardiogenem Schock unter Beachtung des Langzeit-Outcomes zu beobachten sind. Mit dem Ziel eine valide wissenschaftliche Evidenz zu schaffen, um eine veränderte und moderne Therapie mit diesen PatientInnen durchzuführen (Bräunig 2018).

Ein zu diesem Zeitpunkt 47-jähriger Patient stellt sich zur elektiven herzchirurgischen Versorgung seiner 3-Gefäß-KHK in unserer Klinik vor. Intraoperativ kommt es zu einem akut therapierefraktären kardiogenen Schock mit anschließender 5-minütiger Reanimation bis zur Wiederherstellung eines befriedigenden ROSC (Return of spontaneous circulation). Um die Kreislaufsituation des Patienten zu stabilisieren, wird die Entscheidung pro ECLS und der sofortigen Implantation noch im Operationssaal konsentiert.

Auf der PAS (Perioperative-Anästhesiestation) wird der Patient weiter engmaschig betreut, werden die Hämodynamik an der ECLS weiter stabilisiert, Katecholamine reduziert sowie die Sedierung sukzessive gemindert, um kommunizieren zu können und den neurologischen Status zu erheben.

Intubiert und wach erfolgt die Verlegung auf unsere Intensivtherapiestation zur weiteren medizinischen, pflegerischen und therapeutischen Betreuung.

Unter Hinzuziehung eines in einer wissenschaftlichen Beobachtungsanwendung erstellten, überprüften und standardisierten Therapie-Algorithmus wird der Patient systematisch und täglich behandelt.

Bei der Auswahl und Durchführung der Physiotherapie ist es unerheblich, ob der Patient in dieser Situation oral intubiert, tracheotomiert oder schon extubiert ist. Als wichtiges Kriterium gilt die Partizipation des Patienten unter Ausbleiben von medikamentöser Sedierung und die Möglichkeit mit dem Patienten verbal oder nonverbal zu kommunizieren.

5.1 Früheinsetzende Physiotherapie bei PatientInnen auf der ICU

Infobox 5.1: Physiotherapie-Algorithmus

Die standardisierte Physiotherapie beinhaltete in der folgenden Reihenfolge:

- passive/assistive Übungsbehandlungen in Rückenlage
  - (passiv = Übungen werden nur durch die Physiotherapie durchgeführt)
  - (assistiv = der Patient kann in hubarmen Umfang die physiotherapeutisch geführten Bewegungen mit unterstützen)
- Vertikalisierung bis zum Bettkantensitz
  - zur Entwöhnung von der Liegeposition
  - zur Wiedererlangung der posturalen Kontrolle
  - zum Kreislauftraining gegen die Schwerkraft
  - zur besseren Belüftung der Lunge
- Lagerung an der Bettkante für bis zu 30 Minuten
  - je nach hämodynamischer Stabilität des Patienten unter Beobachtung der Monitorüberwachung
- Einsatz eines elektrisch unterstützten Therapiefahrrades im passiv/aktiven Modus
  - (passiv = Tretbewegung wird nur durch das Gerät geleistet)
  - (aktiv = Tretbewegung wird vom Patienten mit geleistet)
- Erarbeitung von Stand und Gang mit therapeutischen Hilfsmitteln, wie z. B. einem Unterarm-Gehwagen
  - zur Abnahme von Körpergewicht
  - zur Unterstützung der Rumpfaufrichtung

Ein wichtiges Kriterium ist neben der frühzeitigen Beendigung der Sedierung, dass der Patient sich in einem wachen, partizipierenden und kooperativen Zustand befindet. Dies ermöglicht eine zielorientierte und effektive physiotherapeutische Intervention am Patienten. Bei wechselhaften Vigilanzen werden standardgemäß die aktuelle Situation des Patienten evaluiert und dementsprechende physiotherapeutische Maßnahmen geplant und durchgeführt.

Die Physiotherapie verfolgt das übergeordnete Ziel, Sekundärkomplikationen zu vermeiden und eine möglichst frühzeitige Rehabilitationsreife des Patienten herzustellen. Dazu wird eine systematisch am Patienten angewendete Physiotherapie durchgeführt:

- 1–2 x täglich, je nach aktuellem Status des Patienten und aktueller medizinischer Indikation,
- in einem zeitlichen Rahmen von 30–45 Minuten.

Das Team besteht aus erfahrenen Mitarbeitenden der Physiotherapie als SpezialistInnen für Transfer, Handling und Training, ein bis zwei Fachkrankenpflegekräften als SpezialistInnen für das Management der medizinischen Zuleitungen und ärztliches Personal als SpezialistInnen für das komplikationslose Funktionieren der ECLS sowie der Zu- und Ableitungen. Die Mitarbeitenden der Physiotherapie legen hierbei Rahmen, Quantität und Qualität der Therapie eigenständig fest und verantworten den therapeutischen Verlauf.

Der Algorithmus gibt die systematische Vorgehensweise einer zielorientierten Physiotherapie am Patienten vor. Ist ein Teilziel erreicht, kann die nächste Bewegungsübung trainiert werden. Beim Kraft- und Koordinationstraining soll eine respiratorischer Erschöpfung zwingend vermieden werden. Entsprechend wird von den durchführenden PhysiotherapeutInnen Parameter wie die periphere O_2-Sättigung, CO_2-Messung, Blutdruck und Herzfrequenz, aber auch Laborparameter wie Blut-Gas-Analyse überwacht. Das Vorgehen umfasst die Physiotherapie vom passiven Bewegen des Patienten als niedrigste bis zum selbst durchgeführten Gehtraining als höchste physiologische Belastung und zur Erringung der weitestgehenden Autonomie, die auf einer ICU zu erreichen ist.

Der hier beschriebene Patient durchläuft auf unserer Intensivstation den kompletten Algorithmus bis hin zum Lauftraining auf der Station (Gehdistanz 35 m). Er ist mittlerweile mit einem LVAD (Left-Ventricular-Assist-Device) zur dauerhaften Herzunterstützung versorgt und lebt wieder autonom im eigenen häuslichen Umfeld. Seinen Beruf als Handwerker übt er in Teilzeit aus.

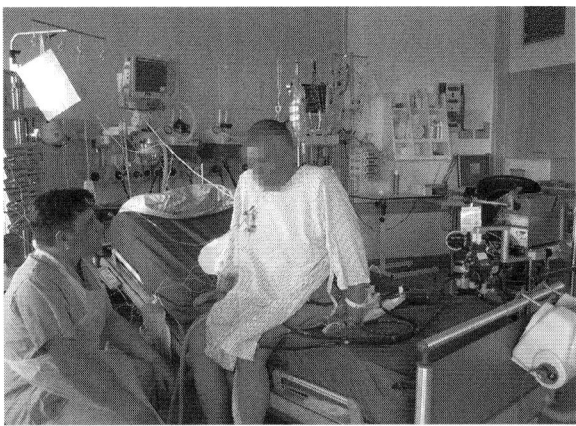

Abb. 5.2: Bettkantensitz. Patient übernimmt Kopf- und Rumpfkontrolle. (Eigene Aufnahme)

Infobox 5.2: Sicherheit der Intervention

Seit Implementierung dieses intrahospitalen Standards im Jahr 2013 kam es niemals zu einem Notfall während der physiotherapeutischen Arbeit mit den PatientInnen. Alle Behandelten durchlaufen das Programm komplikationslos. Dies liegt sicher zum einen an der hochwertigen Zusammenarbeit im interprofessionellen Team auf der ICU und der klaren Rollenverteilung in der Arbeit mit diesen PatientInnen, zum anderen aber sicher auch an der aktuellen Gerätetechnik der ECLS inklusive der modernen Beschaffenheit der in situ liegenden Kanülen, welche die Lagewechsel und Transfers erst ermöglicht haben. Der entwickelte Algorithmus gibt stets die richtige Dosierung der adäquaten physiotherapeutischen Intervention an, sodass PatientInnen nie überfordert werden.

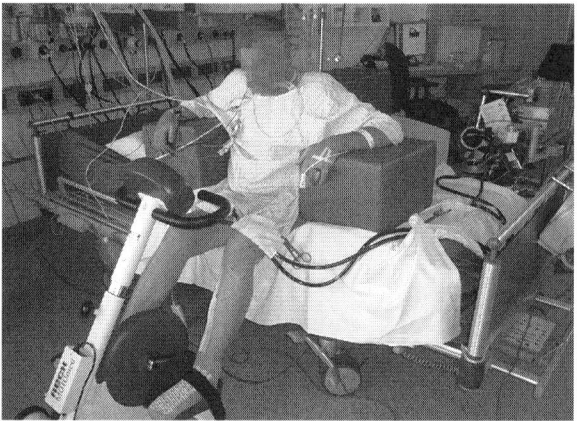

Abb. 5.3: assistiertes Therapiefahrrad-Training mit Lagerungswürfelset. (Eigene Aufnahme)

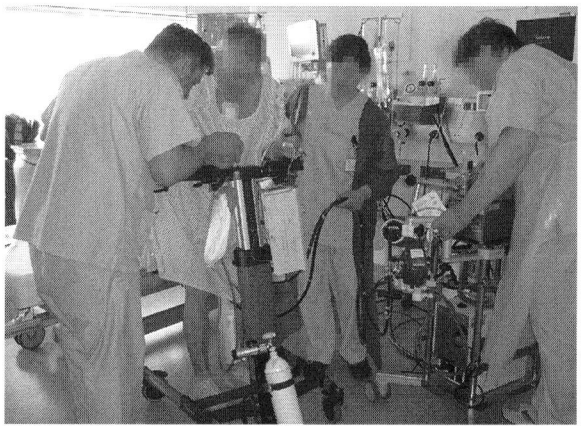

Abb. 5.4: Stehtraining im Gehwagen. Der Patient wird durch PT und Pflegepersonal unterstützt. Technische Unterstützung erfolgt durch Einsatz eines Unterarm-Gehwagen (ECLS-Zugänge: abführend inguinal, zuführend zentral). (Eigene Aufnahme)

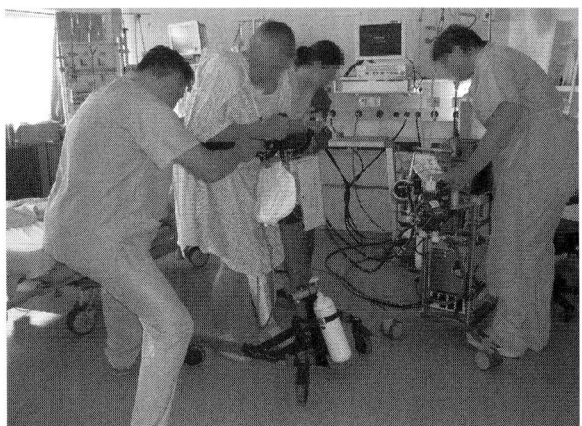

Abb. 5.5: Gehtraining im Zimmer mit Gehwagen unter Mitführung der mobil gemachten ECLS-Einheit. (Eigene Aufnahme)

5.1.2 Fazit

Physiotherapie kann die Grunderkrankung bei schwer betroffenen PatientInnen, die sich einer Behandlung auf der ICU unterziehen müssen, nicht verbessern. Sie vermag auch nicht die Letalität zu verringern. Aber früh einsetzende, zielorientierte Physiotherapie am Beispiel von PatientInnen unter ECLS-Therapie nach kardiogenem Schock ist sicher und kann dazu beitragen, dass HochrisikopatientInnen bereits auf der ICU in den Rehabilitationsprozess eingebunden werden können und weniger unter unerwünschten Sekundärerkrankungen zu leiden haben. Desgleichen ist der medizinisch relevante Nachweis erbracht worden, dass diese PatientInnen signifikant früher von einem lebenserhaltenden extrakorporalen Unterstützungssystem entwöhnt werden können. Erforderlich ist ein interprofessionell arbeitendes Team auf der ICU, in dem die Physiotherapie fest intigiert ist. Folglich erweist sich die früh einsetzende Physiotherapie beginnend auf der ICU, fachlich sicher durchgeführt, als risikoarme und sichere Therapieoption. Es hat sich als vorteilhaft erwiesen, das therapeutische Vorgehen am und mit dem schwerst Erkrankten anhand eines durchdachten Therapiealgorithmus vorzunehmen, welcher die geeigneten Interventionen evidenzbasiert vorgibt.

Auch das langfristige funktionelle Outcome hat sich bei diesen PatientInnen verbessert. Wichtige Faktoren für die wiedererlangte Lebensqualität nach dem Überleben der Erkrankung auf der ICU und mit Rückkehr in das eigene häusliche Umfeld, sind geringe Sturzgefährdung, höhere Mobilität und zurückerlangte kardiopulmonale Belastbarkeit in Bezug auf Aktivitäten des täglichen Lebens. Hier ergeben erhobene Messwerte eindeutige Ergebnisse.

Physiotherapie hat sich in den letzten fünfzehn Jahren neben dem bereits professionell wirkenden Team auf der ICU etabliert und hat in der Versorgung von HochrisikopatientInnen an Relevanz zugenommen. Die vorliegende Arbeit dient als Beispiel für einen Paradigmenwechsel in der zielführenden Behandlung von z. B.

PatientInnen unter ECLS-Therapie, die bisher als nicht behandelbar galten. Zur Weiterentwicklung und festen Integration von PT auf ICU sind evidenzbasierte Therapiestandards zur wissenschaftlichen Untermauerung weiterhin ein essenzieller Bestandteil in der Entwicklung von professioneller Physiotherapie. Wünschenswert ist die Transformation des Wissens in Ausbildung und Studium der Physiotherapie, da das Curriculum bisher noch keine Lehrangebote zur Physiotherapie auf der ICU vorsieht. Hier erscheint es als dringend erforderlich, überholtes Expertenwissen durch fortschrittliche und wissenschaftlich fundierte Erkenntnisse im physiotherapeutischen Wirken zu ersetzen.

Literatur

Abrams, D., A. Combes, and D. Brodie 2014. Extracorporeal membrane oxygenation in cardiopulmonary disease in adults. J Am Coll Cardiol, 2014. 63(25 Pt A): p. 2769–78.

Bräunig, J. (2018). Publikationsserver der WWU Münster »miami«. URL: https://nbn-resolving.org/urn:nbn:de:hbz:6-42109615849

Herridge, M.S., et al. 2011. Functional disability 5 years after acute respiratory distress syndrome. N Engl J Med, 2011. 364(14): p. 1293–304.

Hough, C.L. 2013. Improving physical function during and after critical care. Curr Opin Crit Care, 2013. 19(5): p. 488–95.

Hodgson, C.L., et al. 2012. Long-term quality of life in patients with acute respiratory distress syndrome requiring extracorporeal membrane oxygenation for refractory hypoxaemia. Crit Care, 2012. 16(5): p. R202.

Papadopoulos, N., et al. 2014. Risk factors associated with adverse outcome following extracorporeal life support: analysis from 360 consecutive patients. Perfusion.

5.2 Frühmobilisierung auf der neurologischen Intensivstation aus Sicht der Physiotherapie – ein Fallbericht

Silke Stebner

In diesem Kapitel wird die physiotherapeutische Arbeit auf einer neurologischen Intensivstation anhand einer Fallbeschreibung einer Patientin mit Subarachnoidalblutung dargestellt.

5.2.1 Das therapeutische Team auf der neurologischen Intensivstation

Das Wissen darüber, dass eine fachspezifische Versorgung neurologisch kritisch kranker PatientInnen auf einer neurologischen Intensivstation das klinische Outcome verbessert und die Mortalität verringert, unterstreicht die Bedeutung von hochqualifizierten therapeutischen Teams. In den geltenden Zertifizierungskriterien für neurologische Intensivstationen ist neben der Physiotherapie auch das Vorhandensein von Ergotherapie und Logopädie vorgegeben.

Die Einbindung aller Professionen in ein therapeutisches Team fördert die Wertschätzung, verbessert die Kommunikation und ist unerlässlich für die optimale Versorgung kritisch kranker PatientInnen.

Physiotherapie auf der Intensivstation ist leider nach wie vor kein Bestandteil des Curriculums in Ausbildung und Studium, was dazu führt, dass viele TherapeutInnen dieses Arbeitsfeld mit einer Mischung aus Scheu, Furcht und Skepsis betrachten. Im Hinblick auf die Erkenntnisse von Wirkung und Nutzen früher therapeutischer Interventionen bei kritisch kranken PatientInnen ist hier ein Umdenken aller an der Gestaltung und Festlegung von Lehrinhalten Beteiligten wünschenswert und dringend erforderlich.

5.2.2 Standards auf der neurologischen Intensivstation

Der Mobilisationsstufenplan der Klinik für Neurologie und Neurointensivmedizin des Klinikums Darmstadt ist an die Anforderungen von neurologischen, intensivpflichtigen PatientInnen adaptiert. In fünf Mobilisationsstufen wird die jeweils höchste erreichbare und/oder erlaubte Position festgelegt. Innerhalb dieser Mobilisationsstufe wählen die zuständigen BehandlerInnen die individuellen Therapiemaßnahmen. (▶ Tab. 5.1)

Tab. 5.1: Mobilisationsstufenplan Klinik für Neurologie und Neurointensivmedizin Klinikum Darmstadt

MSP	Beschreibung	Positionierung	Therapeutische Maßnahmen Physio/Ergo
1	• Instabiler kardiorespiratorischer Zustand • Sepsis • Kritischer ICP • Instabiler HWS	• Minimal handling • Ggf. 30° Oberkörperhochlagerung • Mikrolagerung	• Minimal handling
2	• Tief sediert • Beatmet • Bettruhe (z. B. nach Angio) • Fieber (≥ 30,5 °C) • ICP stabil • RASS-3	• Sitzbett → Kontraindikation: Druckverband nach Angio	• Pass./ass./akt. Bewegen • ATG • Wahrnehmungsschulung • Funktionsanbahnung • Tonusregulation • Kontrakturprophylaxe
3	• RASS-2 • Beatmet	• Transfer an BK • Pass. Transfer an in den Sessel	• Rumpfstabilisation • ADLs • Kräftigungsübungen **CAVE:** auf Zu- und Ableitungen achten!

5.2 Frühmobilisierung auf der neurologischen Intensivstation aus Sicht der Physiotherapie

Tab. 5.1: Mobilisationsstufenplan Klinik für Neurologie und Neurointensivmedizin Klinikum Darmstadt – Fortsetzung

MSP	Beschreibung	Positionierung	Therapeutische Maßnahmen Physio/Ergo
4	• RASS-1 • Kardiorespiratorisch stabil	• Assistiver Transfer in den Sesseln • Assistiver Stand	• Kräftigungsübungen gegen Widerstand • ADLs (Wasch- und Anziehtraining)
5	• Stabil • RASS 0 + 2	• Stand • Selbstständiger Transfer in den Sessel • Gehen	• Gangschule • Gleichgewichtsübungen **CAVE:** Sturzgefahr bei RASS > 1

Die Behandlungsmaßnahmen und -ziele werden täglich in der interdisziplinären Besprechung evaluiert und anhand des Mobilisationsstufenplans für den jeweiligen Tag definiert. Dabei werden sowohl die zuvor erreichten Behandlungsergebnisse sowie die tagesaktuelle Verfassung der PatientInnen in die Entscheidung eingebunden. Weiterhin wird mit der zuständigen Pflegekraft der ideale Zeitpunkt für die therapeutische Intervention besprochen und nach Möglichkeit den Bedürfnissen der PatientInnen entsprechend in den Tagesablauf integriert.

Im klinischen Alltag auf unserer Intensivstation hat sich die enge Zusammenarbeit von PhysiotherapeutInnen und ErgotherapeutInnen bewährt. In den gemeinsamen Behandlungseinheiten werden therapeutische Elemente aus beiden Berufsfeldern integriert. So können zum Beispiel im Sitz an der Bettkante sowohl die Rumpfstabilität erarbeitet als auch die Durchführung von ADLs (Activities of daily living) geübt werden. Ebenso ist die Zusammenarbeit mit logopädischen KollegInnen möglich, beispielsweise bei der Dysphagiediagnostik oder dem Trachealkanülenmanagement.

Fallbeispiel

Die Übernahme der 55-jährigen Patientin erfolgt aus einer anderen Klinik, wo sie sich zuvor mit starken Kopf- und Nackenschmerzen und hypertensiver Entgleisung vorstellte. Die Bildgebung mittels cCT (craniale Computertomographie) zeigt eine subarachnoidale Blutung hochparietal links. Mangels intensivmedizinischer Kapazitäten extern erfolgt die Verlegung auf unsere neurologische Intensivstation zur Überwachung und Therapie.

Zum Aufnahmezeitpunkt zeigt sich die Patientin in einem guten AZ (Allgemeinzustand) und EZ (Ernährungszustand), wach, orientiert und ohne latente oder manifeste Paresen, die Sensibilität ist intakt.

Bei einer digitalen Substraktionsangiographie (DSA) zeigen sich Aneurysmen der A. pericallosa, sowie des Ramus communicans anterior, welche erfolgreich mittels Coiling versorgt werden können. Zeitnah nach dieser Intervention erfolgt die Extubation.

Im Verlauf zeigt sich die Patientin zunehmend vigilanzgemindert und entwickelt eine Hemiparese und einen Hemineglect. Die durchgeführte Computertomographie zeigt keinen Anhalt für Vasospasmen, sodass die Symptomatik einer Hirndruckerhöhung zugeordnet wird.

Nach Schutzintubation und Anlage einer externen Ventrikeldrainage (EVD) erfolgt nach klinikinternem Protokoll ein Targeted Temperature Management (TTM) über 72 Stunden auf 35 °C.

Während dieser kritischen Phase gilt für Interventionen aller an der Versorgung beteiligten Berufsgruppen »minimal handling«, sodass physiotherapeutische Maßnahmen häufig in den pflegerischen Ablauf eingebaut werden und das Ziel verfolgen, die Beweglichkeit der Gelenke zu erhalten und die Wahrnehmung zu verbessern (▶ Tab. 5.1; Mobilisationsstufe 1).

Nach Entfernung der EVD und Beendigung der TTM zeigen sich bei der Patientin ein pralles Abdomen und spärliche Darmgeräusche, was die Indikation zu einer explorativen Laparotomie darstellt, die das Vorliegen eines mechanischen Briden- und paralytischem Ileus zeigt. Es wird ein Ileostoma angelegt.

Bei einer prolongierten Beatmungssituation erfolgte eine Tracheotomie. Nachfolgend kann die Sedierung schrittweise reduziert werden.

Die physiotherapeutischen Maßnahmen werden entsprechend des Mobilisationsstufenplans gesteigert. Ziele in dieser Rehabilitationsphase sind die Anbahnung von Funktionen der rechten Körperhälfte, die Verbesserung der Rumpfkontrolle und die Verbesserung der Wahrnehmung.

Bei verbesserter Vigilanz ist die Patientin in der Lage, einfache Aufforderungen zu befolgen (Zunge rausstrecken) und verfügt kurzzeitig über eine gute Kopfkontrolle im Sitz an der Bettkante. Es zeigen sich beginnende Funktionen in der rechten oberen Extremität, proximal beginnend. (▶ Abb. 5.6)

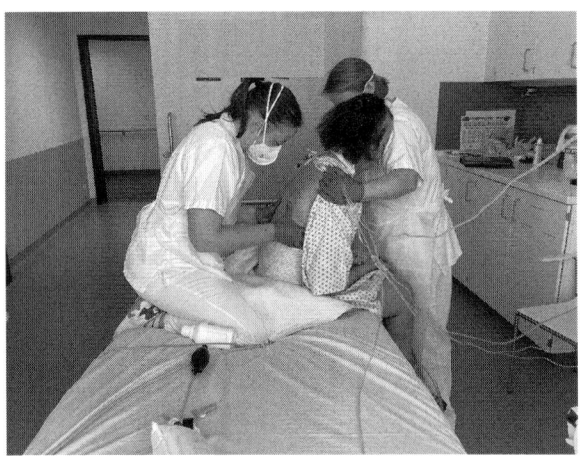

Abb. 5.6: Die Patientin im Sitz an der Bettkante, Aktivierung von Rumpfaktivität (eigene Aufnahme)

Nachdem während einer Kontrolle eine intraabdominelle Druckerhöhung zu erkennen ist, kommt es zu einer notfallmäßigen Eröffnung der Laparotomienarbe. Es wird ein Kompartmentsyndrom festgestellt, das mit einer VAC-Therapie versorgt wird.

Im weiteren Verlauf können wir die Patientin in den Sessel transferieren, zunächst mit dem Rollboard, dann auch über den Stand. Weiterhin werden im Sitz an der Bettkante die Rumpfstabilität erarbeitet und das ADL-Training durchgeführt. (▶ Abb. 5.7)

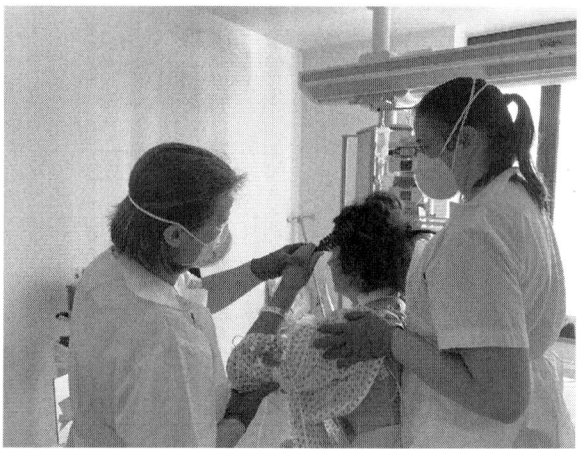

Abb. 5.7: Die Patientin im Sitz an der Bettkante, ADL-Training (eigene Aufnahme)

Bei erfolgreichem Weaning kann die Patientin dekanüliert werden.
Physiotherapeutische Behandlungsziele sind in diesem Zeitraum weiterhin die Tonusregulation sowie die Stabilisierung von wiedererlernten Funktionen und die Verbesserung von Kraft und Ausdauer. (▶ Abb. 5.8)

5 Fallbeispiele

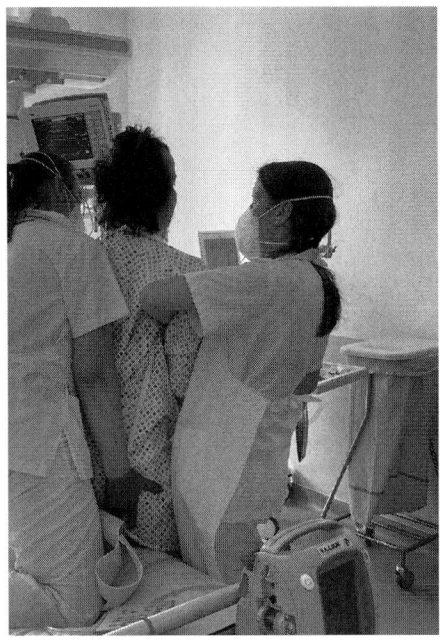

Abb. 5.8: Die Patientin im Stand mit Unterstützung der Therapeuten (eigene Aufnahme)

Die Patientin kann sechs Wochen nach Aufnahme auf die IMC verlegt werden, von wo sie 4 Tage später auf die chirurgische Normalstation verlegt wird. Hier erfolgt die Rückverlegung des Ileostomas und des sekundären Bauchdeckenverschlusses.

Nach weiteren zwei Wochen kann die Patientin in die Rehaklinik entlassen werden. Während des Aufenthalts auf der Normalstation kann ich die Patientin dank kollegialer Absprachen gemeinsam mit meiner Kollegin der Ergotherapie weiterhin betreuen und den Rehabilitationsprozess fortführen. So ist die Patientin zum Entlassungszeitpunkt in der Lage, mit wenig Hilfe zwölf Treppenstufen zu bewältigen.

Im Anschluss an den Aufenthalt in der Reha-Klinik wird die Patientin in unserer HNO-Klinik vorstellig, um das Tracheostoma endgültig übernähen zu lassen.

Sie lebt wieder komplett selbstversorgend in ihrem häuslichen Umfeld und hat bis auf eine minimale endgradige Bewegungseinschränkung in der rechten Schulter keine Defizite.

Subarachnoidalblutung

Die Subarachnoidalblutung ist eine spontane Blutung in den Subarachnoidalraum, am häufigsten verursacht durch ein Aneurysma.

Die Leitsymptome sind akut einsetzende Kopf- und Nackenschmerzen, akute Bewusstseinsveränderung, Übelkeit und Erbrechen bis hin zu klinischen Zeichen tentorieller Einklemmung.

In der Akutphase werden die PatientInnen intensivmedizinisch engmaschig überwacht und das Aneurysma innerhalb von 24, spätestens 72 Stunden interventionell oder neurochirurgisch versorgt, sodass eine Nachblutung verhindert wird.

Zu den häufigsten Komplikationen gehören Rezidivblutungen bei unversorgten Aneurysmen und Vasospasmen, die zu einem »delayed ischemic deficit« führen können.

5.2.3 Besonderheiten bei der Frühmobilisierung akutneurologischer PatientInnen

Frühmobilisierung hat unter anderem zum Ziel, das klinische Outcome zu verbessern, das Delirrisiko zu verringern und die Beatmungsdauer zu reduzieren. In der Neurologie sollen durch die Frühmobilisierung zudem die Anbahnung von Funktionen, Regulierung von Tonus und die Förderung der Wahrnehmung unterstützt werden.

Akutneurologische PatientInnen zeigen je nach Grunderkrankung eine Vielzahl von neurologischen Symptomen, die es bei der Therapie und vor allem auch bei der Mobilisation außerhalb des Bettes unbedingt zu beachten gilt.

Je nach Lokalisation der Hirnschädigung kann es zu Tonusveränderungen, einer Hemiparese oder einer Hemiplegie kommen. Die Rumpfstabilität kann eingeschränkt und auch die Kopfkontrolle kann erschwert sein.

Infolge von Wahrnehmungsstörungen sind PatientInnen häufig nicht in der Lage, einzelne Körperabschnitte oder auch die Position des eigenen Körpers im Raum zu spüren.

Neuropsychologische Syndrome spielen bei der Krankheitseinsicht- und Verarbeitung eine große Rolle, ebenso erschweren Aphasien und andere kognitive Störungen die Kommunikationsfähigkeit betroffener PatientInnen.

Diese Aspekte beeinflussen die Auswahl therapeutischer Maßnahmen und sollten im interdisziplinären Team in Bezug auf den Zeitpunkt, die Dauer und die Intensität von Mobilisationsmaßnahmen bekannt sein und kommuniziert werden.

Gerade bei PatientInnen mit akuten neurologischen Erkrankungen ist Frühmobilisierung keinesfalls gleichzusetzen mit (zu) früher Mobilisation außerhalb des Bettes.

Diesbezüglich liefert die S2e-Leitlinie zur Akutbehandlung des ischämischen Schlaganfalls einen guten Überblick mit Empfehlungen, die man nach meinen Erfahrungen im klinischen Alltag auf alle PatientInnen mit schweren akuten cerebralen Ereignissen anwenden sollte:

> »Insbesondere bei schwer betroffenen Schlaganfallpatienten (NIHSS > 16) und Patienten mit intrakranieller Blutung sollte keine sehr frühe hochdosierte Mobilisierung (innerhalb von 24 Stunden) außerhalb des Bettes erfolgen.«

»Bei Patienten mit leichtem und mittelschwerem Schlaganfall sollten häufige, kurze Sitzungen mit Aktivitäten außerhalb des Bettes vorgesehen werden, aber der optimale Zeitpunkt innerhalb der ersten 48 Stunden nach dem Schlaganfall ist unklar.«
(»Akuttherapie des ischämischen Schlaganfalls«, AWMF-Reg. Nr. 030–046, Kap. 6.6.1.1. Nr. A und B)

Zu frühe und zu intensive Mobilisation außerhalb des Bettes kann sich negativ auf das klinische Outcome neurologischer PatientInnen auswirken. Aufgrund der pathologischen Tonusverhältnisse und der damit mangelnden posturalen Kontrolle sind die PatientInnen oft nicht in der Lage, ihre Position im Sessel zu variieren. Selbst minimale Veränderungen (Mikrolagerung) sind nicht möglich, zudem geraten die PatientInnen mit der Zeit auch in eine Schieflage, bedingt durch die Schwerkraft, der sie nicht durch ausgleichende Muskelarbeit begegnen können. Das führt zu einem fehlerhaften Alignement und infolgedessen zu einer veränderten Wahrnehmungssituation.

Weitere Auswirkungen sind eine erschwerte Atemarbeit durch eine mangelnde Aufrichtung des Rumpfes und eine daraus resultierende Erschöpfung, die im weiteren Verlauf der Therapie Ablehnung weiterer Mobilisationsmaßnahmen seitens der PatientInnen hervorrufen können.

In Kenntnis dieser Aspekte ist es daher unumgänglich, im therapeutischen Team die geplanten Maßnahmen zu kommunizieren und nach Absprache umzusetzen, nur so ist eine optimale Versorgung der PatientInnen gewährleistet.

5.2.4 Fazit

Frühmobilisierung auf der neurologischen Intensivstation ist ein wichtiges Element in der Versorgung kritisch kranker PatientInnen und setzt eine hochqualifizierte interdisziplinäre Zusammenarbeit voraus. Frühe Interventionen von Physiotherapie, Ergotherapie und Logopädie haben einen positiven Effekt auf die funktionelle Erholung und führen zu einem besseren Outcome. Das Fallbeispiel zeigt zudem, dass frühe Anbahnung von Funktionen, Verbesserung der Wahrnehmung und die Regulation pathologischer Tonusverhältnisse bereits bei neurologisch kritisch kranken PatientInnen durchgeführt werden kann.

Literatur

AWMF online (2021). S2e-Leitlinie zur Akuttherapie des ischämischen Schlaganfalls. https://register.awmf.org/de/leitlinien/detail/030-046 02.02.2023

Damian, M.S., Ben-Shlomo, Y., Howard, R. et al. The effect of secular trends and specialist neurocritical care on mortality for patients with intracerebral haemorrhage, myasthenia gravis and Guillain–Barré syndrome admitted to critical care. Intensive Care Med 39, 1405–1412 (2013). https://doi.org/10.1007/s00134-013-2960-6

Pollock A, Baer G, Campbell P et al. Physical rehabilitation approaches for the recovery of function and mobility following stroke. Cochrane Database Syst Rev 2014; (4):CD001920

6 Versorgungskonzepte und Implementierung

Schon wurde ich auf die normale Bettenstation verlegt. Der Abschied von der Intensivstation war für mich richtig schlimm. Auch wenn ich es nicht zugeben wollte, hatte ich Angst, die gewohnte Umgebung mit den vielen netten und mittlerweile auch bekannten Menschen zu verlassen. Ich fühlte mich in meinem neuen Spitalzimmer richtig verloren, alleingelassen und einsam. Es war so unerträglich still. In der Nacht war ich allein, ohne die vielen gewohnten Pieps-Geräusche der Geräte, keine Patienten neben einem im Bett und kein Pflegepersonal, das auf der Intensivstation immer irgendwo zu sehen war. Dazu kam, dass ich zu dieser Zeit fast unerträgliche Entzugserscheinungen der vielen Schmerzmedikamente hatte. Schüttelfrost mit gleichzeitigen Schweißausbrüchen, sodass ich stündlich meine Kleider wechseln musste. Dazu extremes Zittern, sodass ich nichts in der Hand halten konnte, ohne es weit weg zu werfen. Diese Entzugserscheinungen forderten mir einmal mehr alles ab. Ich war erschöpft, weinte fast Tag und Nacht, es ging mir miserabel. Glücklicherweise betreuten mich zu dieser Zeit immer noch dieselben Physiotherapeutinnen, die mich bereits auf der Intensivstation betreut hatten. Nebst meiner Familie schafften sie es immer wieder, mich aufzumuntern. Zu dieser Zeit waren sie für mich wohl eher psychische Betreuerinnen als Physiotherapeutinnen. Die Pflegenden der Normalstation machten auch einen sehr guten Job und trotzdem war für mich sehr gut spürbar, dass sie mich mental viel weniger unterstützen konnten, als dass das die Pflegenden der Intensivstation gemacht hatten. Einzig eine Reinigungskraft hat sofort gespürt, wie es psychisch um mich stand. Sie ist oft zu mir ins Zimmer gekommen und hat mich getröstet, meine Hand gehalten oder mir auch nur ein bisschen von ihrer Familie erzählt. Sie war damals für mich nebst meiner Frau und den Physiotherapeutinnen sehr wichtig.

Die enormen Entzugserscheinungen, die mich Wochenlang begleiteten, haben meine Rehabilitation sehr eingeschränkt und mich oft an die Grenzen meiner körperlichen und mentalen Kräfte gebracht. Zu Beginn des Entzuges wurden meine Beschwerden von den Ärzten nicht ernst genommen. Dadurch vergingen einige schreckliche Tage, bis der richtige Medikamentenmix gefunden wurde, der die Entzugserscheinungen etwas erträglicher machte.

Die Betreuung auf der Intensivstation kann ich rückblickend als überaus professionell und sehr menschlich einstufen. Das Intensivstations-Team macht einen hervorragenden Job, ich bin zutiefst dankbar für die überaus fachlich kompetente, aber auch liebevolle Betreuung, die ich erhalten habe.

Verbesserungspotenzial besteht, indem den Pflegenden mehr Zeit für ihre Patienten zur Verfügung gestellt wird. Wenn man selbst nie ausgeliefert auf der Intensivstation lag, kann man sich gar nicht vorstellen wie wichtig es ist, dass jemand Verständnis hat, einem die Hand hält, mit einem redet oder einen kalten Lappen auf die Stirn legt, ein Lächeln schenkt, ein Witzchen macht oder auch einfach nur da ist und einem die Angst nimmt.

Sehr beindruckend für mich waren und sind bis heute die Besuche auf der Intensivstation. Den ersten Besuch auf der Intensivstation organisierte meine Physiotherapeutin, als ich gelernt hatte, mit Hilfe des Rollators ein paar Schritte zu laufen. Als ich die Intensivstation betrat, versammelte sich sofort eine große Schar des Teams um mich. Auf Anweisung meiner Physiotherapeutin erhob ich mich aus dem Rollstuhl und mache ein paar Schritte mit dem Rollator. Ich war zutiefst erstaunt, wie viele Tränen ich in den Augen der versammelten Schar sah. Auch bei weiteren Besuchen auf der Intensivstation habe ich immer sehr viele Emotionen und Empathie der Pflegenden und Ärzte gesehen und gespürt. Das zeigt mir, dass sich das Team trotz seiner Professionalität sehr stark mit ihren Patienten identifiziert. Diese Erkenntnis fühlt sich auf der einen Seite für mich sehr schön an. Es beweist, dass ich für sie nicht einfach nur eine Nummer war, als ich Hilflos dalag. Auf der anderen Seite zeigt es mir aber auch auf, wie belastend dieser Beruf offensichtlich sein kann, wenn Geschichten wie die meine nicht mit einem Happy End ausgehen.

An dieser Stelle noch einmal ein herzliches Dankeschön an die Menschen, denen ich mein Leben zu verdanken habe und die mich so liebevoll und professionell auf dem Weg durch die schlimmsten Tage meines Lebens begleitet haben.

6.1 Prähabilitation

Martin L. Verra

Die postoperative Komplikationsrate liegt bei älteren, fragilen Hochrisiko-PatientInnen, die sich einer größeren elektiven Operation im Bauch-, Thorax- oder Herzbereich oder des Bewegungsapparats unterziehen, bei bis zu 50 %. Die Häufigkeit und der Schweregrad von Komplikationen stehen in engem Zusammenhang mit u. a. der präoperativen Funktionsfähigkeit, dem Ernährungszustand, der psychischen Gesundheit und dem Rauchverhalten. In Zeiten zunehmend komplexer medizinischer Bedürfnisse, wirtschaftlicher Probleme und einer stetig steigenden Zahl chirurgischer Wahleingriffe in einer älteren Bevölkerung mit mehreren Risikofaktoren ist es von entscheidender Bedeutung, die Patientenversorgung vor der Operation zu optimieren, wofür sich das Konzept der Prähabilitation entwickelt hat.

6.1.1 Ausgangslage

Viele PatientInnen erleiden nach der Operation Komplikationen bis hin zum Tod. Obwohl große Fortschritte in den Bereichen chirurgische Techniken, Anästhesie, Analgesie und perioperative Versorgung gemacht wurden, liegt die Komplikationsrate nach größeren Operationen immer noch über 30–50 % (Djaladat et al., 2017). Es setzt sich jedoch zunehmend die Erkenntnis durch, dass der Erfolg einer Operation nicht nur von dem Ergebnis (Morbidität und Mortalität) abhängt, sondern vielmehr auch davon, wie gut der/die PatientIn in der Lage ist, körperlich aktiv, psychisch gesund und schließlich unabhängig zu werden. Dies gilt insbesondere für die ältere Bevölkerung. Der jährliche Prozentsatz der chirurgischen Eingriffe hat sich in den letzten 30 Jahren bei Männern und Frauen im Alter von 75 bis 84 Jahren fast verdoppelt. Ältere Menschen werden viermal häufiger operiert als der Rest der Bevölkerung, sodass in naher Zukunft ein Großteil der PatientInnen, die zu chirurgischen Wahleingriffen zugelassen werden, älter als 65 Jahre sein werden, wobei eine beträchtliche Anzahl älter als 85 Jahre sein wird. Die chirurgische Morbidität und Mortalität steigt nach dem 75. Lebensjahr stark an (Monson et al., 2003). Van Wijk und KollegInnen (2021) untersuchten in ihrer Prähabilitationsambulanz einhundert konsekutive PatientInnen. Die Prävalenz mit hohem Risiko lag pro Risikofaktor bei 64 % für geringe körperliche Fitness, bei 42 % für Unterernährung, bei 32 % für Anämie (bei 47 % aufgrund von Eisenmangel), 22 % für Gebrechlichkeit, 12 % für Rauchen, 18 % für Alkoholkonsum und 21 % für geringe psychische Belastbarkeit (Van Wijk et al., 2021). Bei der Planung elektiver Eingriffe bei älteren fragilen PatientInnen sollten außerdem das Risiko einer postoperativen kognitiven Dysfunktion und die Auswirkungen auf die Lebensqualität berücksichtigt werden (Palmer, 2009). Ein postoperatives Delirium ist mit höheren Kosten, einer längeren Verweildauer, schlechter Genesung, Heimeinweisung (Verlust der Unabhängigkeit), Komplikationen und Sterblichkeit verbunden (Dasgupta et al., 2006). Es hat sich gezeigt, dass dies bei bis zu 40 % der PatientInnen durch einfache Maßnahmen vermieden werden kann (American Geriatrics Society 2016).

6.1.2 Konzept der Prähabilitation

Seit der Einführung der Programme zur Verbesserung der Genesung nach einer Operation (Enhanced Recovery After Surgery – ERAS) haben mehrere Studien deren positiven Auswirkungen bestätigt (Schneider et al., 2020). Die Better-in-Better-out™(BiBo™)-Strategie wurde bereits 1996 entwickelt, um das perioperative Risiko eines komplizierten Krankheitsverlaufs nach chirurgischen Eingriffen zu reduzieren. Der Kern dieser Strategie ist eine Optimierung und Professionalisierung der vorstationären und perioperativen medizinischen Versorgung von Elektivpatienten durch aktives Anregen der körperlichen Leistungsfähigkeit (▶ Abb. 6.1) (Punt et al., 2017). Das Konzept der Prähabilitation hat sich demzufolge entwickelt, um mittels Risikostratifizierung bereits bestehende Beeinträchtigungen bei Hochrisiko-PatientInnen zu erkennen und präoperative Interventionen zur Förderung der körperlichen (u. a. Ausdauer- und Widerstandsübungen, inspiratorisches Muskeltraining), metabolischen (Nahrungsergänzungsmittel) und der psychischen Gesundheit (Stressabbau) durchzuführen (Scheede-Bergdahl, 2019). Prähabilitation besteht aus maßgeschneiderten, multimodalen Interventionen für HochrisikopatientInnen und ist deshalb kein »One-size-fits-all«-Methode. Schlüsselkomponente sind die Stratifizierung in Hoch- und Niedrig-RisikopatientInnen und ein genügend langes präoperatives Zeitintervall für die Durchführung der Interventionen (mindestens zwei Wochen werden empfohlen). Die Prähabilitation wird bevorzugt ambulant in der häuslichen Umgebung der PatientIn angeboten und wandelt die inaktive Phase vor dem chirurgischen Eingriff in eine aktive Stärkungsphase um.

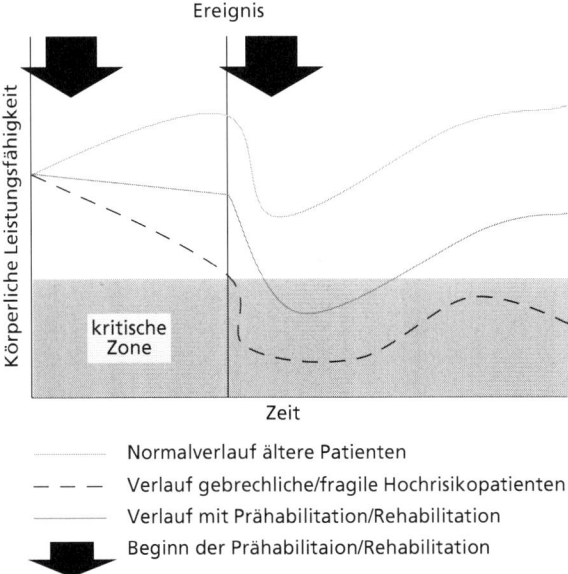

Abb. 6.1: Ältere PatientInnen durchlaufen während des stationären Aufenthalts für eine Elektivoperation eine typische Leistungskurve. Die körperliche Leistung fällt durch den Einfluss der Operation zuerst ab, um postoperativ wieder anzusteigen. Die meisten PatientInnen, die über eine adäquate Stressreaktion verfügen, durchlaufen eine normale Kurve und haben bei der Entlassung wieder ihr präoperatives Niveau erreicht (mittlere Linie). Bei Hochrisiko-PatientInnen (untere gestrichelte Linie) kann die Wartephase die Reduktion der Leistungsfähigkeit in die kritische Zone verstärken. Die Erholungsphase nach der Operation wird somit verlängert. Am Tag der geplanten Entlassung könnte der Anfangswert der körperlichen Leistung noch nicht erreicht sein. Die Prähabilitation kann die körperliche präoperative Leistungsfähigkeit von Hochrisiko-PatientInnen (obere Linie) anheben, wodurch einem physiologischen Rückfall bis in die kritische Zone vorgebeugt werden kann. Der linke Pfeil gibt den Beginn der Prähabilitation an. Diese fängt direkt nach dem präoperativen Risiko-Assessment an. Der zweite Pfeil markiert den Anfang der klassischen postoperativen Physiotherapie/Rehabilitation. (Reprint CC-BY aus Punt et al., 2017)

6.1.3 Aktuelle Evidenzlage

Mehrere Originalstudien und systematische Übersichten zeigen einen positiven Einfluss der Prähabilitation auf die körperliche Funktion, die Lebensqualität, die postoperativen Komplikationen und Morbidität und die Länge des Krankenhausaufenthalts (Howard et al., 2019; Gillis et al., 2018). Insgesamt ist jedoch momentan die Qualität der Nachweise gering oder sehr gering: trotz der relativ großen Anzahl Studien haben die meisten u. a. sehr kleine Stichprobengrößen (Perry et al., 2021). Neue Studien versuchen, den methodologischen Schwächen der bisherigen Publikationen entgegenzuwirken (Beilstein et al., 2023).

> **Definition**
>
> Prähabilitation ist ein weit gefasster Begriff für Interventionen, die bei Hochrisiko-PatientInnen vor einen chirurgischen Wahleingriff ambulant durchgeführt werden zur Verbesserung der allgemeinen Gesundheit und körperlichen und mentalen Fitness mit dem Ziel Verringerung der Operationsbedingten Morbidität. Multimodale Prähabilitationsprogramme umfassen u. a. körperliche Aktivität, Ernährung, Raucherentwöhnung, Alkoholentwöhnung, Atemwegsbehandlungen (z. B. Spirometrie und Inspirationsmuskeltraining), Edukation und kombinierte Interventionen (Perry et al., 2021).

Literatur

Beilstein CM, Krutkyte G, Vetsch T, Eser P, Wilhelm M, Stanga Z, Bally L, Verra ML, Huber M, Wuethrich PY, Engel D. Multimodal prehabilitation for major surgery in elderly patients to lower complications: protocol of a randomised, prospective, multicentre, multidisciplinary trial (PREHABIL Trial). BMJ Open. 2023 Jan 3;13(1):e070253. doi: 10.1136/bmjopen-2022–070253. PMID: 36596634.

Dasgupta, M. and A.C. Dumbrell (2006). Preoperative risk assessment for delirium after noncardiac surgery: a systematic review. J Am Geriatr Soc, 54(10), 1578–89.

Djaladat H, Katebian B, Bazargani ST, et al. (2017). 90-Day complication rate in patients undergoing radical cystectomy with enhanced recovery protocol: a prospective cohort study. World J Urol, 35(6), 907–911.

Gillis C, Buhler K, Bresee L, et al. (2018). Effects of Nutritional Prehabilitation, With and Without Exercise, on Outcomes of Patients Who Undergo Colorectal Surgery: A Systematic Review and Meta-analysis. Gastroenterology, 155(2), 391–410.e4.

Howard R, Yin YS, McCandless L, et al. (2019). Taking Control of Your Surgery: Impact of a Prehabilitation Program on Major Abdominal Surgery. J Am Coll Surg, 228(1), 72–80.

Monson, K., D.A. Litvak, R.J. Bold (2003). Surgery in the aged population: surgical oncology. Arch Surg, 138(10), 1061–1067.

Palmer, R.M. (2009). Perioperative care of the elderly patient: an update. Cleve Clin J Med, 76 Suppl 4, 16–21.

Perry R, Herbert G, Atkinson C, et al. (2021). Pre-admission interventions (prehabilitation) to improve outcome after major elective surgery: a systematic review and meta-analysis. BMJ Open, 11:e050806. doi:10.1136/bmjopen-2021–050806.

Punt IM, van der Most R, Bongers BC, et al (2017). Verbesserung des prä- und postoperativen Behandlungskonzepts – Große elektiv-chirurgische Eingriffe. Bundesgesundheitsbl, 60, 410–418. CC-BY, https://s100.copyright.com/AppDispatchServlet?title=Verbesserung%

20des%20pr%C3%A4-%20und%C2%A0postoperativen%20Behandlungskonzepts&author=Ilona%20M.%20Punt%20et%20al&contentID=10.1007%2Fs00103-017-2521-1&copyright=The%20Author%28   s%29&publication=1436-9990&publicationDate=2017-03-03&publisherName=SpringerNature&orderBeanReset=true&oa=CC%20BY

Surgeons, A.C.o. Optimal perioperative management of the geriatric patient: best practice guideline from ACS/NSQIP/American Geriatrics Society 2016; Available from: https://www.facs.org/~/media/files/quality%20programs/geriatric/acs%20nsqip%20geriatric%202016%20guidelines.ashx.

Schneider S, Armbrust R, Spies C, et al. (2020). Prehabilitation programs and ERAS protocols in gynecological oncology: a comprehensive review. Arch Gynecol Obstet, 301(2), 315–326.

Scheede-Bergdahl C, Minnella EM, Carli F (2019). Multi-modal prehabilitation: addressing the why, when, what, how, who and where next? Anaesthesia, 74 Suppl 1, 20–26.

Van Wijk L, Van der Snee L, Buis CI, et al (2021). A prospective cohort study evaluating screening and assessment of six modifiable risk factors in HPB cancer patients and compliance to recommended prehabilitation interventions. Perioperative Medicine, 10(5), https://doi.org/10.1186/s13741-020-00175-z.

6.2 Strategien zur Umsetzung eines Konzepts zur Frühmobilisierung

Hajime Katsukawa[2]

Viele MitarbeiterInnen im Gesundheitswesen würden gerne ein Konzept zur Frühmobilisierung in ihrer Einrichtung einführen, wissen aber nicht, wie sie die Implementierung umsetzen können. In diesem Kapitel werden verschiedene Beispiele beschrieben, die die Einführung eines solchen Konzeptes erleichtern können. Die folgende Abbildung (▶ Abb. 6.2) zeigt den Prozess von der Bildung eines Mobilisierungsteams bis zur Implementierung der Mobilisierung (Parry et al., 2018).

6.2.1 Bilden eines Mobi-Teams

Ein neues Konzept einzuführen, gestaltet sich zusammen mit gleichgesinnten KollegInnen einfacher. Vier Augen sehen mehr als zwei, und wenn viele Menschen motiviert an einem Projekt beteiligt sind, ist es vermutlich schneller erfolgreich. Das Mobilisierungsteam sollte sich aus verschiedenen Professionen zusammensetzen (▶ Abb. 6.3). Neben den PhysiotherapeutInnen und ErgotherapeutInnen, die im Rahmen der Rehabilitation Mobilisationen durchführen, ist es wichtig, dass dem Mobilisierungsteam auch Pflegefachpersonen angehören, da sie die PatientInnenversorgung und Mobilisation rund um die Uhr ermöglichen. Um eine Langzeitprognose über das Outcome der PatientInnen treffen zu können, wäre zusätzlich die

---

2 Übersetzung aus dem Japanischen: Peter Nydahl, Michaela Naeve-Nydahl, Sabrina Eggmann

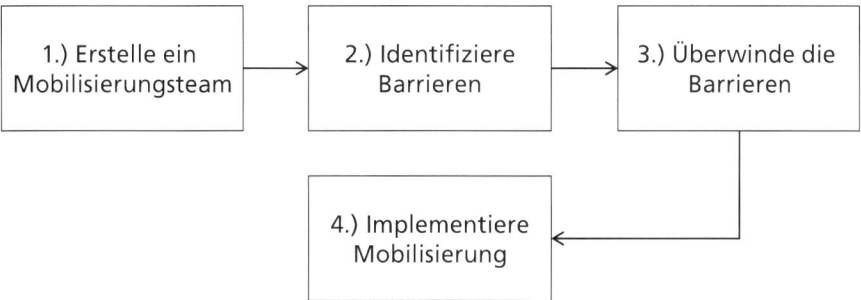

Abb. 6.2: Prozess der Implementierung (eigene Darstellung)

Mitwirkung von RehabilitationsärztInnen in dem interprofessionellen Mobi-Team empfehlenswert.

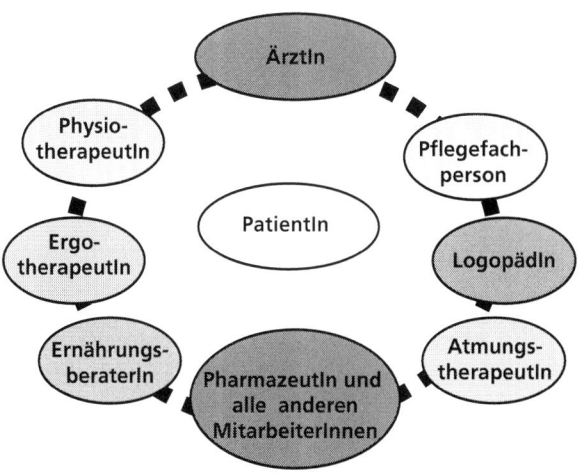

Abb. 6.3: Das interprofessionelle Team (eigene Darstellung)

Tipp: Das sogenannte »Champion-Modell«

Wenn ein Mobilisierungsteam innerhalb eines Krankenhauses gebildet werden soll, bietet es sich an, die Leitungsebene des jeweiligen Bereiches mit einzubeziehen, z. B. indem diese MitarbeiterInnen ausmachen soll, die kompetent und motiviert sind, ein neues Konzept zu erstellen und umzusetzen. Das würde nicht nur den Vorteil mit sich bringen, dass die notwendige Teilnehmerzahl vermutlich schneller zustande käme, sondern auch die Koordination zwischen den Bereichen erleichtern. Dadurch, dass viele motivierte MitarbeiterInnen beteiligt wären, würde sich das Vorhaben schneller verbreiten und gelebt werden. Darüber hinaus würden sich die Leitungen des Mobilisierungs-Konzeptes bewusster werden, und so könnte die Implementierung schnell zu einer Unternehmung des gesamten Bereiches werden.

Ein solches Modell wird als »Champion-Modell« bezeichnet. Champion-Modelle verbinden viele Menschen.

Tipp: Die Projektleitung verschwindet plötzlich...

Ein Mobilisierungsteam braucht eine Leitung. Eine starke Führung verbessert die Teamarbeit und trägt zur Verbreitung des Mobilisierungs-Konzeptes innerhalb des Krankenhauses bei. Wenn jedoch zu viel Abhängigkeit von einer Person entsteht, kann es passieren, dass die anderen Teammitglieder das Konzept nicht mehr gut umsetzen können, wenn diese Person wegfällt. Um so ein Problem zu vermeiden, sollte ein System von täglich wechselnden Leitungen geführt werden. Dies schafft ein gemeinsames Selbstbewusstsein unter den Teammitgliedern und erhöht dadurch die Stärke des Teams.

6.2.2 Identifizieren und Beseitigen von Hindernissen

Der nächste Prozessschritt nach erfolgreicher Bildung eines Mobilisierungsteams, ist die Identifizierung (und Beseitigung) von Barrieren. Dubb und Nydahl et al. haben 28 Barrieren für die Frühmobilisierung identifiziert (Dubb et al., 2016). Das Erkennen von bestehenden Barrieren ist wichtig, um Gegenmaßnahmen entwickeln zu können. Barrieren können sich von Einrichtung zu Einrichtung unterscheiden und können bestehen aus (Dubb et al. 2016):

- Physischen Problemen der PatientIn, z. B. hämodynamische Instabilität, Schmerzen, oder Schwere der Erkrankung
- Neuropsychologische Barrieren, z. B. Delir, Agitation, Koma
- Zu- und Ableitungen, z. B. ECMO, Dialysekatheter, Endotrachealer Tubus
- Strukturelle Barrieren, z. B. Zeit- und Personalmangel, unzureichendes Equipment,
- Kulturelle Barrieren, z. B. fehlendes Wissen, geringe Priorisierung
- Prozedurale Barrieren, z. B. fehlende Absprachen, keine Tagesziele

Tipp: Verstehen der aktuellen Situation durch »Assessments«

Damit zu einem späteren Zeitpunkt überprüft werden kann, ob die Barrieren für die Mobilisierung beseitigt werden konnten oder nicht, sollte die aktuelle Situation anhand von Assessments dokumentiert werden. Um zum Beispiel die Barriere *Sedierung und Relaxierung* zu beseitigen und die Mobilisierung endlich zu starten, müsste zunächst die Menge der Sedativa und Relaxantien reduziert werden, damit die RASS-Werte sich Null nähern. Um diesen Verlauf zu verdeutlichen, müssten die RASS-Werte bei jeder Veränderung erfasst werden. So ließe sich dann auch später noch der Zusammenhang zwischen Medikation, RASS und Mobilisation nachvollziehen.

6.2.3 Strategien zur Überwindung von Barrieren

Wenn Barrieren identifiziert werden konnten, besteht der nächste Schritt darin, Gegenmaßnahmen zu entwickeln, um diese Barrieren zu beseitigen. (In den nächsten Absätzen werden Barrieren und Gegenmaßnahmen beschrieben.)

Mangel an Frühmobilisierungsprotokollen

Protokolle sind ein erforderliches Instrument für die Implementierung von neuen Konzepten. Laut Jolley et al. 2015 wird 5,5-mal mehr mobilisiert, wenn entsprechende Protokolle vorhanden sind. Dabei ist es wichtig, dass die Protokolle jeweils in den eigenen Einrichtungen erstellt werden (Jolley et al., 2015). Beim Erstellen von Protokollen sollten (a) Kriterien für den Beginn der Mobilisierung und (b) Stufen zur Mobilisierung definiert werden.

Kriterien für den Beginn von Frühmobilisierung

Zunächst sollten die medizinischen Bedingungen für den möglichen Beginn der Frühmobilisierung klar festgelegt werden.

Klar definierte Kriterien (z.B. für Blutdruck und Herzfrequenz/Sättigung) ermöglichen bzw. erleichtern eine spätere objektive Auswertung (▶ Kap. 2.4; ▶ Abb. 2.2, Ampelsystem). Spezifische Normwerte können dabei erheblich von Einrichtung zu Einrichtung variieren (Katsukawa et al., 2021).

Tipp: Berücksichtigung bestimmter Krankheitsmerkmale

Zur Ergänzung allgemeiner medizinischer Bedingungen, wann und in welcher Intensität eine Frühmobilisierung möglich ist, können krankheitsspezifische sog. optionale/spezifische Kriterien erstellt werden. Es kann dann von Fall zu Fall entschieden werden, welche Kriterien bei welche/r PatientIn mit welcher Erkrankung essenziell sind.

Stufenprogramm

Um strukturiert vorgehen zu können, bietet es sich an, *Mobilisierung* in verschiedene Schwierigkeitslevel aufzuteilen, zu definieren und zu benennen (z.B. Level 1, Level 2, etc.). Kapitel 2.5 (▶ Kap. 2.5) und 3.4 (▶ Kap. 3.4) diskutieren mögliche Beispiele eines Stufenprogrammes Gegenüber eines fein unterteiltes 10-Stufen-Programm wie bei der IMS, kann es ratsam sein, nur vier oder fünf Ebenen festzulegen (z.B. Level 1 »im Bett«, Level 2 »Sitzen im Bett«, Level 3 »Sitzen auf der Bettkante«, Level 4 »Stehen«, Levl 5 »Gehen«), weil es dann einfacher ist, die verschiedenen Mobilisierungsstufen berufsübergreifend bekannt zu machen und zu etablieren.

Begrenzte Personal- und Teambeschränkungen

Mitunter ist für Mobilisierung oft nicht ausreichend Zeit und Personal vorhanden. Manche Pflegefachpersonen betrachten die Mobilisation originär als Aufgabe der Physiotherapie und dementsprechend als eine »zusätzliche Aufgabe« für die Pflege. Es ist also essenziell Mobilisierung als Bestandteil der täglichen Pflege-Routine zu etablieren. Dabei ist es wichtig, die Ressourcen der PatientInnen zu fördern und zu nutzen.

Mangelndes Wissen des Personals

Ein großes Hindernis für die Umsetzung eines Mobilisierungskonzeptes ist fehlendes Wissen. Wenn kein Personal mit dem notwendigen Wissen vor Ort ist, um die Mobilisierung durchzuführen, ist es schwierig, die Risiken der Mobilisierung von PatientInnen vorherzusagen. Entsprechend ist es wichtig, den Wissensstand der Mitarbeitenden zu erhöhen. Umgekehrt fehlt Rehabilitationspersonal teilweise das notwendige Wissen über Atmung/Kreislauf in der akuten Phase einer kritischen Erkrankung. Das Programm sollte es den Teammitgliedern ermöglichen sich gegenseitig zu ergänzen und auszutauschen. Dies wird den Wissensstand des Personals insgesamt erhöhen und eine reibungslose Umsetzung der Mobilisierung auf der Intensivstation ermöglichen.

Mangelnde Mobilitätskultur

Wenn eine »bettlägerige« Kultur in der Station Wurzeln geschlagen hat, muss die neue Kultur der Mobilisierung einbezogen werden, dieser Abschnitt stellt Ideen zur Förderung der Mobilitätskultur vor.

Organisation von Workshops

Um die Akzeptanz der Mitarbeitenden zu fördern, können zunächst Workshops veranstaltet werden, an denen das gesamte Krankenhauspersonal beteiligt ist. SpezialistInnen und MobilisierungsexpertInnen halten Vorträge über die Evidenz der Mobilisierung und zeigen, wie wunderbar Mobilisierung sein kann. Wenn es keinen Krankenhausmitarbeitenden gibt, der dafür qualifiziert ist, wird eine GastrednerIn von außen eingeladen. Dies schafft eine besondere Atmosphäre und zeigt die Bestrebungen des Krankenhauses eine neue Kultur einzuführen.

Förderung von Mobilitätsprotokollen

Wenn Workshops abgehalten werden, um das Interesse der Intensivstation auf die Mobilisierung zu lenken, sollten bereits entwickelte Mobilitätsprotokolle integriert werden, beispielsweise indem Protokolle laminiert und verteilt werden. Weiter sollen diese Protokolle an Orten in der Umgebung von PatientInnen, an denen sie für das Personal leicht zu sehen sind, ausgestellt werden. Dies ist hilfreich für die Förderung von Mobilitätsprotokollen. Die Verbreitung von Mobilitätsprotokollen kann für die Implementierung der Mobilisierung wirksam sein.

Auf Erfolgserlebnissen aufbauen

Mitarbeitende, die auf der Intensivstation mobilisieren, sollen unterstützt und gefördert werden. Unterstützend kann eine angemessene Beratung sein, damit die Mobilisierung sicher durchgeführt werden kann. Wenn die Mobilisierung erfolgreich ist und PatientInnen in der Lage sind, sich frühzeitig zu erholen, ist das ein Erfolg. Die verantwortlichen Mitarbeitenden möchten auch gerne gelobt werden. Alle mögen es, Lob zu erhalten. Auch PatientInnen werden »Danke« sagen, wenn ihnen geholfen wurde, sich zu bewegen und aktiv am Erholungsprozess zu beteiligen. Diese Erfolgserlebnisse fördern eine Mobilisierungskultur.

Tipp: Mühsam ernährt sich das Eichhörnchen

Die Veränderung der Mobilisierungskultur ist keine leichte Aufgabe. Es kann ein Jahr lang hart an der Umsetzung der Mobilisierung gearbeitet und nur kleine Änderungen erreicht werden. Auch in Japan gab es nach der Erfahrung des Autors Stationen, in denen es drei bis sieben Jahre dauerte, die Kultur zu ändern. Beharrliche Bemühungen und viele kleine Schritte können ein Schlüssel zum Erfolg bei der Umsetzung der Mobilisierung sein, wie beim Sprichwort: mühsam ernährt sich das Eichhörnchen.

Frühzeitige Mobilisierung umsetzen

Wenn Teammitglieder Strategien zur Überwindung gegen Barrieren ergriffen haben, kann mit der Mobilisierung unter Verwendung der entwickelten Protokolle begonnen werden. Im Folgenden werden drei Punkte erläutert, die bei Beginn der Mobilisierungsaktivitäten auf Intensivstationen nützlich sind.

Mit mehreren Mitarbeitenden beginnen

Wenn Mitarbeitende, die nicht an die Mobilisierung gewöhnt sind, dies zum ersten Mal tun, sollten sie dabei von erfahrenen KollegInnen unterstützt werden. Ein Scheitern beim ersten Versuch, kann bei Mitarbeitenden zu Unsicherheit führen und eine nächste Mobilisation verzögern. Schulungsangebote und regelmäßige Unterstützung bei der Mobilisation sind ein Schlüssel zum Wachstum der Mitarbeitenden.

6 Versorgungskonzepte und Implementierung

Kurze Besprechung und tägliche Ziele

Um die Mobilisierung zu fördern, ist es sinnvoll, jeden Morgen kleine Besprechungen zu führen. Dies ermöglicht die Definition klarer Ziele, worauf das ganze interprofessionelle Team hinarbeiten kann. Während dieser Besprechungen sollen Tagesziele für PatientInnen festgelegt werden, um diese beispielsweise gut sichtbar im Patientenzimmern anzubringen (▶ Abb. 6.4) oder in der Patientenakte zu vermerken. Solche Maßnahmen ermöglichen die Realisierung mehrerer Ansätze während des Tages durch verschiedene Professionen.

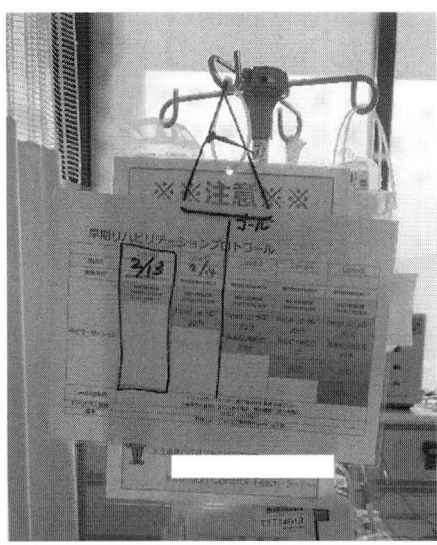

Abb. 6.4: Anzeige der Tagesziele in den Patientenzimmern (eigene Aufnahme)

Evaluieren und Feedback geben

Nachdem die täglichen Ziele festgelegt und die Mobilisierung durchgeführt wurde, sollte sichergestellt und dokumentiert werden, ob die täglichen Ziele erreicht worden sind oder nicht. Diese Evaluation ist nützlich, wenn Ziele für den folgenden Tag festgelegt werden. Wenn die Ziele erreicht worden sind, können neue Ziele, festgelegt werden, die auf ein höheres Mobilitätsniveau abzielen. Wenn die Ziele nicht erreicht wurden, kann unter den Teammitgliedern besprochen werden, warum die Ziele nicht erreicht wurden und welche Gegenmaßnahmen für die Ursachen implementiert werden. Wenn diese Evaluation Routine wird, ist die Routine geboren, die Mobilisierung auf der Intensivstation durchzuführen.

Tipp: Zertifizierungen

Eine weitere Idee, um die Mobilisierung als Organisation zu fördern, ist die Einrichtung eines Zertifizierungssystems. In Japan, dem Land des Autors, werden

Führungskräfte zur Förderung der Mobilisierung durch ein Zertifizierungsprogramm geschult, das Zertifikate für insgesamt 14 Studienpunkte vergibt – 7 Credits für theoretischen Unterricht (35 Stunden) und 7 Credits für praktischen Unterricht (35 Stunden) (▶ Tab. 6.3). Ein kompakteres System ist ebenfalls effektiv und kann in ein offizielles Bildungssystem integriert werden.

Tab. 6.3: Inhalte des Zertifizierungskurses

Theorie	Praxis
Atmung	Physisches Assessment
Hämodynamik	Positionierung, Lagerung
Neurologie	Transfertechniken, Handling
Datenevaluation	Sekretmanagement
Risikomanagement	Bewegungsübungen
Fallbeispiel	Aktive Bewegungsübungen

6.2.4 Fazit

Frühmobilisierung zu implementieren ist ein langwieriger Prozess. KollegInnen verschiedener Professionen werden in einem Team benötigt und dann kann Schritt für Schritt begonnen werden, eine Vision zu entwickeln, die Mobilisierungskultur mittels Datenerfassung zu bewerten, Barrieren zu identifizieren und mit kreativen Lösungsansätzen zu überwinden, um schlussendlich Verbesserungen in der Mobilität kritisch kranker Personen, aber auch deren funktioneller Outcomes aufzuzeigen.

Literatur

Dubb R, Nydahl P, Hermes C et al.(2016). Barriers and Strategies for Early Mobilization of Patients in Intensive Care Units. *Ann Am Thorac Soc;* 13: 724–30.
Jolley SE, Dale CR & Hough CL (2015). Hospital-level factors associated with report of physical activity in patients on mechanical ventilation across Washington State. *Ann Am Thorac Soc;* 12: 209–15.
Katsukawa H, Ota K, Liu K et al.(2021). Risk Factors of Patient-Related Safety Events during Active Mobilization for Intubated Patients in Intensive Care Units-A Multi-Center Retrospective Observational Study. *J Clin Med;* 10.
Katsukawa H, Iida S, Kuroda T (2021), The manual and tips for E-MAT (Early Mobilization Assistance Team), Japanese Society for Early Mobilization, Tokyo.
Parry SM, Nydahl P & Needham DM (2018). Implementing early physical rehabilitation and mobilisation in the ICU: institutional, clinician, and patient considerations. *Intensive Care Medicine;* 44: 470–473.

6.3 Evaluation und Qualitätsmanagement

Hendrik Mende, Rolf Dubb & Arnold Kaltwasser

Die Maßnahmen zur Frühmobilisation erfordern ein regelmäßiges Monitoring. Dazu sollten Ziele und Ergebnisse definiert und erhoben sowie in einem einfachen Bericht veröffentlicht werden. Ziel der Evaluation ist, Probleme frühzeitig zu erkennen und Schwierigkeiten erfolgreich zu vermeiden respektive die gefühlte Mobilisation der tatsächlich durchgeführten gegenüberzustellen. Die Daten hierzu sollten wenn möglich aus der Routinedokumentation erfasst und ausgewertet werden können.

6.3.1 Evaluation

Um eine Frühmobilisation auf der Intensivstation erfolgreich zu implementieren, sollte eine Schulung und Information des Personals über die positiven Auswirkungen einer frühen Mobilisation erfolgen. So werden von Anfang an Ängste, Vorbehalte und Sorgen ernst genommen und die Ein- und Ausschluss- und vor allem Abbruchkriterien klar definiert. Bei der Implementierung sollten klare Ziele formuliert werden und Transparenz hinsichtlich der regelmäßigen Auswertung herrschen.

Die Definition von Einschlusskriterien beinhaltet neben der Frage, welche PatientInnen mobilisiert werden, auch die Frage, wer für die Mobilisation zuständig ist und wann diese durchgeführt wird. Ausschlusskriterien beschreiben PatientInnen, die aufgrund ihres Krankheitsbildes nicht mobilisiert werden dürfen oder können. Die Frühmobilisation hat in der Indikationsstellung einen Paradigmenwechsel erfahren. Es muss die Immobilisation aus medizinischen Gründen angeordnet werden und bei allen anderen PatientInnen sollte nach Stufenschema eine Mobilisation durchgeführt werden (Qualitätsindikator IX der DIVI).

Die Dokumentation der Frühmobilisation sollte bestenfalls in der Tagesdokumentation (Kurve, PDMS, o.ä.) erfolgen und zur täglichen interprofessionellen und interdisziplinären Visitenroutine mit Festlegung von Tageszielen gehören (Qualitätsindikator I der DIVI). Dazu gehört zum Beispiel die Klärung der Frage, ob und wie oft eine PatientIn am Tag mobilisiert werden darf und ob es bei vergangenen Mobilisationen zu Problemen, wie beispielsweise Kreislaufinstabilitäten oder Desaturierung der peripheren Sättigung kam. Diese sollten dokumentiert werden.

Hier an einem Beispiel verdeutlicht:

- 20 Betten Intensivstation
- 18 Patienten werden nach vorhandenem standardisierten Stufenschema mobilisiert. Zwei PatientInnen wurden nicht mobilisiert. Davon ein Patient wegen akuter Hirndrucksymptomatik (schriftl. Anordnung liegt vor), die zweite wurde an dem Tag operiert, aber dieses Ereignis wurde nicht als Begründung für die nicht-Mobilisierung dokumentiert.

- Struktur: Erreicht (z. B. Dokumente liegen vor)
- Prozess: Erreicht (z. B. PatientInnen werden mobilisiert)
- Ergebnis: Summe der immobilisierten Patienten ohne medizinische Begründung gleich eins. Nicht erreicht (da die Summe Null sein sollte)

Die Evaluation erfolgreicher Frühmobilisierungsmaßnahmen sollte anhand von Indikatoren erfasst werden. Diese Indikatoren sollten vom gesamten Team akzeptiert, definiert und objektiv erfasst werden. Die Indikatoren sollten der RUMBA-Regel folgen (▶ Abb. 6.5).

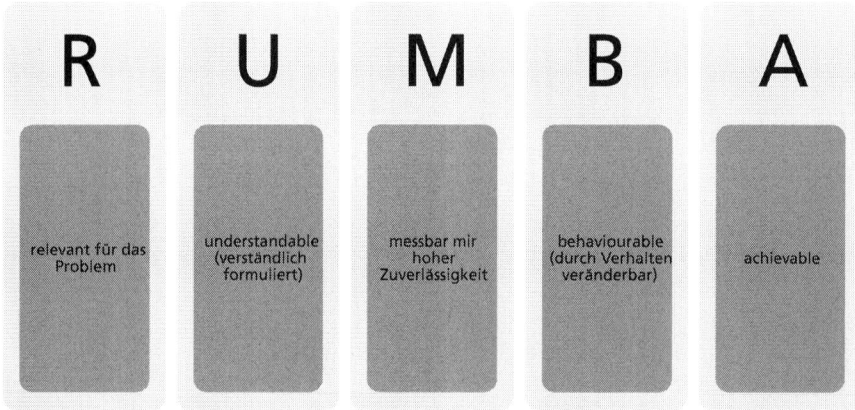

Abb. 6.5: RUMBA-Regel

Diese Voraussetzungen sind notwendig, um die beteiligten Akteure einer Intensivstation in ihren täglichen Handlungen beeinflussen zu können.

Der Einsatz von Indikatoren dient

- der Messung des aktuellen Zielerreichungsgrades (Evaluation),
- der Beschreibung der Veränderungen des Zielerreichungsgrads über die Zeit (Monitoring) und
- als Hinweis auf Situationen die ein Eingreifen erfordern (Alarmfunktion).

Diese Indikatoren dienen als Hilfsmittel, um die vorher definierten Ziele zu beschreiben und auszuwerten. Es gilt bei der Definition von Zielen zu beachten, dass diese klar beschrieben sind. Hilfreich hierfür ist, Ziele SMART zu formulieren, damit diese erreichbar und überprüfbar sind. SMART ist ein Akronym, dass sich aus den fünf einzelnen Schritten der Zielformulierung zusammensetzt (▶ Kap. 2.4).

Im Rahmen von Qualitätssicherungsmaßnahmen in Form einer Evaluation in einer Abteilung oder eines Peer-Review-Prozesses wird das Vorhandensein und die Umsetzung eines Standards oder SOP (Standard Operating Procedures) überprüft (Struktur). Die Immobilisierung ist bei Bedarf schriftlich angeordnet (Prozess) und die Summe der nicht mobilisierten PatientInnen ohne medizinische Begründung ist gleich null. Die Mobilisierung der mobilisierbaren PatientInnen erfolgte nach Stufenschema (Ergebnis).

6.3.2 Fazit

Die Behandlung kritisch erkrankter PatientInnen ist geprägt von komplexen interprofessionellen Prozessen. Diese Prozesse nach den Regeln der »Evidence-based Medicine« bzw. des »Evidence-based Nursing« durchzuführen, ist herausfordernd und soll schließlich den bestmöglichen Erfolg für die individuelle PatientIn ermöglichen.

Literatur

Berenholtz SM, Dorman T, Ngo K, Pronovost PJ. (2002); Qualitative review of intensive care unit quality indicators. J Crit Care ;17:1–1

Braun JP, Mende HM. (2010) Qualitätsindikatoren in der Intensivmedizin: wozu?. Anästh Intensivmed;51: 809–822

Deutsche Interdisziplinäre Vereinigung für Intensiv- und Notfallmedizin (DIVI) (2022). PEER REVIEW QUALITÄTSINDIKATOREN INTENSIVMEDIZIN 4. AUFLAGE 2022 https://www.divi.de/joomlatools-files/docman-files/publikationen/peer-review/220310-qualitaetsindikatoren-intensivmedizin-divi-peer-review.pdf 04.05.2022

Kumpf, O. et al. (2021): [Quality Assurance in Intensive Care Medicine: Peer Reviews and Quality Indicators]. Anasthesiol Intensivmed Notfallmed Schmerzther, 56, S. 12–27.

Die Autorinnen, die Autoren

Daniel Aebersold, Schweiz, ehemaliger Langzeitpatient auf der Intensivstation.

Jochen Bräunig, Dr. rer. medic., Physiotherapeut und Medizinwissenschaftler, Zentrale Einrichtung Therapeutische Gesundheitsberufe, Universitätsklinikum Münster, Deutschland.

Rolf Dubb, B.Sc. M.A., Fachbereichsleitung, Akademie der Kreiskliniken Reutlingen GmbH, Reutlingen, Deutschland.

Sabrina Eggmann, Dr. phil, MSc, Physiotherapeutin und Therapieexpertin im Bereich Respiratory auf der Intensivstation am Inselspital, Universitätsspital Bern, Schweiz.

Matthias Thomas Exl, MSc, RN. Universitätsklinik für Intensivmedizin, Universitätsspital Bern (Inselspital), Universität Bern, Bern, Schweiz.

Silke Filipovic, Physiotherapeutin, B.Sc., Freiberuflerin, Wolfsburg, Deutschland.

Rahel Frohofer, Physiotherapeutin, MSc, Fachbereichsexpertin Intensivmedizin, Physiotherapie Ergotherapie USZ, Universitätsspital Zürich, Schweiz.

Julius J. Grunow, Dr. med., Charité – Universitätsmedizin Berlin, Klinik für Anästhesiologie mit Schwerpunkt operative Intensivmedizin, Berlin.

Valentine Stefanicki Hanschur, Physiotherapeutin, MaS, Therapie Spezialistin Intensivstation, Schweizer Paraplegiker-Zentrum Nottwil, Schweiz.

Carsten Hermes, M.Sc., Freiberufler, Master of Science Pflege Fachkrankenpfleger Anästhesie und Intensivpflege, Praxisanleiter, Betriebswirt (IHK) im Sozial- und Gesundheitswesen, Bonn.

Marie-Madlen Jeitziner, PhD, RN. Universitätsklinik für Intensivmedizin, Universitätsspital Bern (Inselspital), Universität Bern, Bern, Schweiz.

Arnold Kaltwasser, B.Sc. Lehrer für Pflegeberufe, Fachbereichsleitung, Akademie der Kreiskliniken Reutlingen GmbH, Deutschland.

Hajime Katsuwaka, Physiotherapeut, PhD, Academic Research, The Japanese Society for Early Mobilization, Tokyo, Japan.

Angela Kindler, MSc, Physiotherapeutin und Therapieexpertin, Institut für Physiotherapie, Inselspital, Universitätsspital Bern, Schweiz.

Silke Klarmann, Physiotherapeutin, Leitung des Therapiezentrum imland gGmbH, Rendsburg, Deutschland.

Ruth Stauffer Lacorcia, Physiotherapeutin, MSc, Institut für Physiotherapie, Schwerpunkt Pädiatrie, Inselspital, Universitätsspital Bern, Schweiz.

Jonas Maurer, M.Sc., Physiotherapeut, Institut für Physiotherapie, Inselspital, Universitätsspital Bern, Schweiz.

Hendrik Mende, Dr. med., Facharzt für Anästhesie, Intensivmedizin und Allgemeinmedizin, Arztpraxis am Rathausplatz & Intensivzentrum Filstal, Salach.

Béatrice Jenni Moser, MSc, RN. Universitätsklinik für Intensivmedizin, Universitätsspital Bern (Inselspital), Universität Bern, Bern, Schweiz.

Stefan Nessizius, Physiotherapeut, Institut für Physikalische Medizin und Rehabilitation, Bereich Innere Medizin/Intensivstation, Unikliniken Innsbruck, Österreich.

Peter Nydahl, Dr. rer. hum. biol., BScN MScN, GKP, Universitätsklinikum Schleswig-Holstein, Kiel.

Oliver Rothaug, B.Sc., M.A., Leitung Weiterbildung zur Fachkraft für Intensiv- und Anästhesiepflege. Bildungsakademie der Universitätsmedizin Göttingen, Deutschland.

Stefan J. Schaller, Prof. Dr. med. Dr. med. univ., (1) Charité – Universitätsmedizin Berlin, Klinik für Anästhesiologie mit Schwerpunkt operative Intensivmedizin (CVK, CCM), (2) Technische Universität München, Fakultät für Medizin, Klinik für Anästhesiologie und Intensivmedizin.

Silke Stebner, Physiotherapeutin, Fachbereich Neurologie, Klinikum Darmstadt, Deutschland.

Martin L. Verra, PD Dr. phil., MPTSc, Dipl. Physiotherapeut OMTsvomp®, Direktor Institut für Physiotherapie, Inselgruppe, Universitätsspital Bern und Universität Bern, Schweiz.

Christa Villinger, Physiotherapeutin, MaS, Fachbereich Respiratory, Universitätsspital, Inselspital, Bern, Schweiz.

Franziska Wüthrich, Physiotherapeutin, M.Sc., Physiotherapie Ergotherapie USZ, Universitätsspital Zürich, Schweiz.

Stichwortverzeichnis

A

ABCDEF-Ansatz   24
ABCDEF-Maßnahmenbündel   13
ADLs (Activities of daily living)   163
Aktive Übungen   34
Aktivität   12, 27, 31–33, 46, 62, 68, 75, 76, 79, 124, 127, 131, 132, 135, 137, 173
Aktivitäten des täglichen Lebens   16, 21, 33, 34, 102, 129, 130, 160
Ampelsystem   177
Atemphysiotherapeutische Übungen   34

B

Barrieren   73, 80, 83, 106–109, 111, 118, 132, 149, 176, 177, 179, 181
Belastbarkeit   54, 98, 100, 125, 160, 171
Bettkante   32–34, 36, 39, 41, 48, 53, 57, 76, 83, 89, 90, 92, 93, 100, 117, 126, 150, 157, 163, 164, 177
Bettmobilität   34
Bettruhe   12, 15, 16, 45, 151
Beweglichkeit   83, 103, 126, 164
Bewegungstherapie   27
Bewusstsein   50, 60, 61, 68, 133
Body-Mass-Index (BMI)   120
Borgskala   42, 99

C

Checkliste   117
Chelsea Critical Care Physical Assessment Tool   75, 79
Confusion Assessment Method for the Intensive Care Unit (CAM-ICU)   65
CPAx   68, 75–77, 79, 98–100, 102

D

Dauer   21, 25, 26, 38, 39, 45, 52, 53, 56, 58, 82, 97, 167
Dekonditionierung   15, 17, 69

Delir   21, 24–27, 37, 39, 60, 63, 65–68, 109, 126, 132, 133, 137, 139, 143, 176
Delirium   13, 14, 16, 17, 21, 24–26, 29, 66, 67, 108, 110, 171
Dosierung   31, 32, 38, 39, 45, 70, 92, 109, 159
Dynamometrie   71, 72
Dysphagietherapie   102

E

ECLS   155–161
Ergotherapie   102, 104, 105, 127, 162, 166, 168, 185, 187
Evidenz   36–40, 56, 80, 81, 93, 131, 156, 178
extrakorporalen Membranoxygenierung (ECMO)   111

F

Fahrrad   157
Familienangehörige   27
Förderfaktoren   132, 133
Formen   31, 34, 50, 57, 94, 102
Frequenz   38, 56, 58
Frühmobilisation   12, 24, 27, 30–35, 50, 54, 60, 75, 81, 85, 107, 109, 110, 120, 126, 128–131, 133, 134, 136, 137, 152, 182
Frühmobilisierungsprotokolle   80, 82, 86
Frührehabilitation   21, 24, 32, 38, 44, 96, 99, 112, 120
Funktionale Übungen   34

G

Gehen   27, 35, 41, 42, 50, 52, 62, 77, 112, 128, 129, 137, 143, 177
geriatrisch   124
Gewichtigkeit   120, 122
Gleichgewicht   70, 103, 124, 126, 129
Goal Attainment Scale   46, 103

H

Hilfsmittel 34, 39, 41, 52, 89, 90, 94, 100, 103, 104, 113, 120, 122, 123, 128, 129, 137, 150
Hindernis 120, 178
Hindernisse 107, 132, 176
Hustenkraft 97

I

ICU Mobility Scale 50–52, 54, 55
Immobilität 15–17, 20, 31, 32, 109, 124, 125, 133
IMS 50–54, 177
inspiratorisches Muskeltraining 98, 172
Instabilität 16, 43, 44, 83, 107, 108, 124, 137, 176
Intensität 16, 39, 52, 56–58, 70, 82, 88, 118, 124, 167, 177
Intensive Care Delirium 66
intensivstationserworbene Muskelschwäche 69
interdisziplinäres Team 27

K

Känguru-Methode 136
Kind 131, 135, 137
Kinder 106, 133–137
Kognitive Übungen 35
körperliche Funktionen und Aktivitäten 75
Kraft 12, 39, 46, 69–73, 98–100, 102, 103, 106, 120, 137, 155, 158, 165
Kraftmessung 69–71, 73
Kultur 108, 120, 132, 149, 151, 152, 178, 179

L

Lebensqualität 18, 21, 22, 24, 26, 27, 39, 68, 77, 125, 160, 171, 173
Leistungsfähigkeit 17, 40, 104, 124, 171
Logopädie 102, 104, 162, 168

M

Maßnahmen 17, 24, 25, 27, 32, 33, 50, 57, 75, 78, 80–82, 100, 109, 110, 114, 127–132, 134, 136, 139, 140, 157, 164, 167, 168, 180, 182
Material 91, 93, 115, 117, 129, 132, 137
Medical Research Council Score 83, 103

Medical Research Council Skala 73
Medical Research Council Summenscore 37, 68
Meilenstein 91
Meta-Analysen 37
Mobilisationslevel 40, 53, 82, 83, 90
Mobilisationsmaßnahmen 31, 32, 167, 168
Mobilisationsziel 27, 54, 83
Mobilisierungsniveau 57
Mobilisierungsteam 174–176
Mobilität 15, 32, 33, 35, 46, 47, 57, 75, 77, 124, 127, 128, 137, 160, 181
Mobilitätslevel 20, 47, 57, 92
Mobilitätsprotokolle 178
Mobilization Quantification Score (MQS) 52
multiprofessionellen Zusammenarbeit 108
Muskel 20, 69–71, 75, 102, 128
Muskelkraft 16, 19, 37, 39, 68, 99, 126
Muskelschwäche 16, 20, 37, 69, 73, 75, 92, 93, 97, 98
– intensivstationserworbene 45, 75

N

Neuromuskuläre Elektrische Stimulation 34, 37
Notfälle 94, 96
Nursing Delirium 67

P

peak cough flow (PCF) 97
Personalmangel 81, 149, 150, 176
PICS 18, 21–23, 27, 131
Positionswechsel 134
Post Intensive Care Syndrome 13, 131
Post Intensive Care Syndrome in pediatrics 131
Post-Intensivstationssyndrom 18
Prähabilitation 170, 171, 173
Prävention 13, 21, 25, 27, 96, 131, 133

R

RASS 61, 65, 141, 143, 176
Rehabilitation 22, 33, 36, 38, 39, 44, 49, 50, 55, 58, 62, 68, 86, 94, 96, 98, 100–104, 112, 119, 125, 128, 131, 138, 152, 169, 174, 186
Rehabilitationsbedürfnisse 46, 79, 88

Richmond Agitation Sedation Scale   61
Roboter   34

S

Säuglinge   131
Sceening Checklist (ICDSC)   66
Sceening Checklist (Nu-DESC)   67
Schmerz   24, 43, 60, 62, 65, 68, 126
Schmerzassessments   24, 64, 65
Schmerzen   19, 24, 25, 42, 62, 63, 65, 73, 89, 92, 108, 125, 132, 154, 176
Schrägsitz   34, 48, 113, 116
Sedation   13–15, 29, 61, 97, 110, 132, 133
Sedierung   12, 13, 25, 29, 46, 58, 61–63, 68, 107, 109, 125, 137, 156, 157, 164, 176
Selbständigkeit   13, 15, 20, 33, 38, 68, 93, 103, 124, 125, 129, 130
Sensibilität   102, 103, 163
Sicherheit   28, 37–40, 54, 80, 89, 95, 108, 114, 118, 128, 156, 158
Sicherheitsereignisse   40, 41, 44, 94
Sicherheitskriterien   42, 43, 56, 80, 81, 88, 89, 109

SMART-Ziele   103
Spontanatmungsphase   56, 97, 98
Surgical Intensive Care Unit Optimal Mobilisation Scale (SOMS)   82
Surgical Intensive Care Unit Optimal Mobilisation Score (SOMS)   50, 55, 80

T

Tonusveränderungen   167
Trainingskriterien   56
Transfers   34, 77, 96, 127, 129, 158
Typ   57, 69

U

Übungstherapie   32

W

Weaning   12, 88, 96–100, 103, 165
Widerstandsübungen   34, 171

Piktogramme

📖	Definition	💡	Merke
🔍	Info	✍️	Tipps für die Praxis
📇	Erfahrungsbericht	👪	Fallbeispiel